2023年度江苏省高校哲学社会科学研究课题
（2023SJYB0935）

基础护理学实验指导（第2版）

主　审　王建军（江苏省南通卫生高等职业技术学校）

主　编　周鸣鸣　于淑梅　宋绍征

副主编　钟小惠　杨小仙　何　慧

编　者（以姓氏笔画为序）

于淑梅（无锡太湖学院）

王瑞丽（无锡太湖学院）

王燕君（无锡太湖学院）

王燕辉（无锡太湖学院）

田静静（无锡太湖学院）

刘敏杰（无锡太湖学院）

杨小仙（无锡太湖学院）

杨梦雪（无锡太湖学院）

杨晨晨（无锡太湖学院）

何　慧（江苏省南通卫生高等职业技术学校）

宋绍征（无锡太湖学院）

陈　思（无锡太湖学院）

周　云（无锡太湖学院）

周鸣鸣（江苏省南通卫生高等职业技术学校）

赵春艳（无锡太湖学院）

钟小惠（无锡太湖学院）

俞　玮（无锡太湖学院）

顾乐盈（无锡太湖学院）

徐　焱（无锡太湖学院）

唐　凤（无锡太湖学院）

梁永春（无锡太湖学院）

梁　晓（无锡太湖学院）

葛心茹（无锡太湖学院）

潘　慧（无锡太湖学院）

U0380191

东南大学出版社

SOUTHEAST UNIVERSITY PRESS

·南京·

图书在版编目（CIP）数据

基础护理学实验指导 / 周鸣鸣，于淑梅，宋绍征主
编. —2 版. —南京：东南大学出版社，2024.1
　ISBN 978 - 7 - 5766 - 1298 - 1

　Ⅰ. ①基… Ⅱ. ①周… ②于… ③宋… Ⅲ. ①护理学
-实验-高等学校-教材 Ⅳ. ①R47 - 33

　中国国家版本馆 CIP 数据核字（2024）第 016891 号

责任编辑：胡中正　**责任校对**：张万莹　**封面设计**：余武莉　**责任印制**：周荣虎

基础护理学实验指导（第 2 版）

主　　编	周鸣鸣　于淑梅　宋绍征
出版发行	东南大学出版社
出 版 人	白云飞
社　　址	南京四牌楼 2 号　邮编：210096　电话：025 - 83793330
网　　址	http://www. seupress. com
电子邮件	press@seupress. com
经　　销	全国各地新华书店
印　　刷	兴化印刷有限责任公司
开　　本	787 mm×1092 mm　1/16
印　　张	22. 25
字　　数	560 千字
版　　次	2024 年 1 月第 2 版
印　　次	2024 年 1 月第 1 次印刷
书　　号	ISBN 978 - 7 - 5766 - 1298 - 1
定　　价	65. 00 元

＊ 本社图书若有印装质量问题，请直接与营销部调换。电话（传真）：025 - 83791830。

修订前言

　　《基础护理学实验指导》(第2版)是培养护理本科学生必须具备的岗位核心能力的实训指导教材,也是临床护理专业课程的基础教材。本教材在编写过程中,以"应用性、创新性"为度,以"突出技能,注重人文"为原则,以职业能力和综合素质为核心。通过临床案例导入的思考,将技能操作与临床实践紧密结合,全面提高学生的实践能力和临床思维能力,致力于培养"专业知识、实践能力、职业素养三位一体"的护理应用型人才。

　　本教材以培养学生的护理专业核心能力为主线,始终贯穿护理人文教育,紧跟时代发展。本次修订在上一版的基础上,适当补充了与临床联系紧密的新技术和新方法,新增20余项临床护理实践的前沿知识和技能,如"环甲膜穿刺技术、造口护理技术、咽拭子采集、PICC穿刺和维护技术"等等。为了使该书能真正成为一本具有先进性,实用性的书籍,在编写过程中,我们参考了大量的相关资料,严格依据《基础护理学》教材及配套教材《基础护理技术实训指导》进行编写,但对部分基础护理项目附加了一些内容,如"静脉留针置输液法"附加了"静脉输液更换药物操作流程""输液泵使用操作""静脉输液药物配置操作",以及新增"静脉留置针维护操作流程"等内容。同时还新增各种引流护理操作、基础护理综合技能实验项目及在操作流程中加入了常用沟通交流语言范例。实验前后设有思考问题,旨在启发学生对实际护理问题的思考,培养学生分析问题、解决问题的能力。结合医学技术发展和患者护理需求,本次修订新增了"新生儿脐部护理、血糖监测和造口护理"等专科护理操作技术和操作规范,有利于加强护士专科护理能力。此外,本书第一章设立了护士礼仪与行为规范训练,充分体现职业素养培养在临床基础护理操作中的重要性。

　　《基础护理学实验指导》(第2版)分为三章:第一章为护士礼仪与行为规范训练流程及要点,包括临床常用基础操作语言规范与行为规范的训练;第二章为基础护理学实验操作流程及要点,包括常用的 42 个实验项目,87 项基础护理技术操作。本次修订新增的护理技术操作包括"整理床单位、手卫生消毒、协助患者移向床头、跌倒预防、冰帽降温、患者出入院护理、静脉留置针维护操作流程、PICC 穿刺和维护技术、环甲膜穿刺技术、咽拭子采集法、动脉采血、胃肠减压护理、脑室引流护理、胸腔闭式引流护理、"T"管引流护理和膀胱冲洗",以及"听诊胎心音、早产儿暖箱护理、新生儿脐部护理、光疗技术、造口护理和血糖监测"的专科护理操作。每个实验项目均临床情境导入,实验目标与目的、护士素质要求、操作前准备、沟通解释用语范例、操作流程图示与要点、注意事项等,目标明确,解释用语范例通俗易懂。操作流程简单明了,并在流程要点中以不同字体的形式加入了临床常用的沟通解释用于范例元素,重点培养学生的操作沟通能力,使护生知道每一项操作的关键点,便于重点掌握,知道其正确的操作方法及物品的合理摆放等。第三章为基础护理实验操作规范评分标准。评分标准从准备、评估、操作步骤、终末处理、综合评价、理论提问或健康指导等方面进行了说明,并设定了考核环节的对比性考核。本次新增的护理实验操作配有相应的评分标准,评分标准可操作性强,便于学生自练、自测,也便于教师在实验技能考试时对成绩的评定及各考核环节的考核成绩进行动态对比观察,有利于对教学效果进行对比性研究,做到了技能考试有标准可依、有据可查。

本着知识、能力、创新、素质并重的原则,按照医院实际工作过程安排教学过程,运用案例分析,以语言沟通能力为突破口,突出对学生能力的培养和综合素质的提高,加强专科护理能力,实现教学和临床实习的无缝对接。本教材主要供全国高等医药院校护理专业学生使用,同时可供其他层次护理教学及临床护理工作者参考。

本教材是江苏省社会哲学课题 2023SJYB0935 "双一流"建设背景下我国应用型本科高校护理学专业人才培养体系的构建研究课题成果,由无锡太湖学院健康与护理学院和南通卫生高等职业技术学校的一线教师及临床护理专家共同协作编写。由于时间仓促、能力有限,本书不足之处在所难免,希望广大读者及时发现该书存在的不足并及时反馈给我们。

编 者
2023.10.26

第1版前言

《基础护理学实验指导》是培养护理本科生必须具备的岗位核心能力的实训指导教材，也是临床护理专业课程的基础。本教材在编写过程中，以"应用性、创新性"为度，以"突出技能，注重人文"为原则，以职业能力和综合素质为核心。通过临床案例导入的思考，将技能操作与临床实践紧密结合，全面提高学生的实践能力和临床思维能力。致力于培养"专业知识、实践能力、职业素养三位一体"的护理应用型人才。

为了使该书能真正成为一本具有先进性、实用性的书籍，在编写过程中，我们参考了大量的相关资料，严格依据《基础护理学》教材及配套教材《基础护理技术实训指导》进行编写，但对部分基础护理项目进行了附加了相关内容，如"口腔护理"附："经口气管插管病人的口腔护理"，"静脉留置输液"附"静脉输液更换药物操作""输液泵使用操作""静脉输液药物配制操作"等，同时还增加各种引流护理操作、基础护理综合技能实验项目及在操作流程中加入了常用沟通交流语言范例。我们还在第一章设立了护士礼仪与行为规范训练流程及要点，充分体现职业素养培养在临床基础护理操作中的重要所在。

《基础护理学实验指导》教材编写分为三章：第一章护士礼仪与行为规范训练，包括临床常用基础操作语言规范与行为规范的训练。第二章基础护理学实验操作流程及要点，包括常用的三十个实验项目。每个实验项目均设立案例导入、实验目标与要求、护士的素质要求、操作准备、沟通解释用语范例、操作流程图示与要点、注意事项等。操作流程简单明了，并在流程要点中以不同字体的形式加入临床常用的沟通解释用语用于示范，重点训练学生的操作沟通能力，使护生知道每一项操作的关键点,便于重点掌握,知道其正确的操作方法,物品的合理摆放等。第三章基础护理实验操作规范评分标准。评分标准从准备、评估、操作步骤、终末处理、综合评价、理论提问或健康指导等方面进行说明,并设定考核环节的对比性考核。评分标准可操作性强,便于学生自练、自测,也便于教师进行实验技能考试时对成绩的评定及各考核环节考核成绩的动态对比观察,有利于对教学效果的对比性研究,做到了技能考试有标准可依、有据可查。

本着知识、能力、创新、素质并重的原则,按照医院实际工作过程安排教学过程,运用案例分析,以语言沟通能力为突破口,突出对学生能力的培养和综合素质的提高,实现教学和临床的无缝对接。本书主要供全国高等医药院校护理专业学生使用,同时可供其他层次护理教学及临床护理工作者参考。

本教材由无锡太湖学院护理学院和徐州医科大学护理学院的一线教师和临床护理专家共同协作编写。由于时间仓促、能力有限,本书的不足之处在所难免,希望广大读者及时发现该书存在的不足并及时反馈给我们。

编　者
2019.04

目录

第一章
护士礼仪与行为规范训练

临床情境导入

　　年轻的护士小王,某日参加同学生日会,参加聚会前就把头发染成紫红色,额前特别挑染两撇黄色刘海,配上银白色的眼影及深蓝的唇彩,涂上蓝色指甲油。聚会后她马上赶到病房上夜班,心想夜班没有人会注意自己的装束,就穿上工作服,佩戴好燕尾帽。凌晨,她轻轻走进病室核查一位术后发热的老太太的体温,老太太半睡半醒时看到一位妆彩缤纷的白衣女子正凝视着她,不由得一声惊呼。

> 病人为何会惊呼?
> 护士小王如此妆容为何不适宜?

实验目标

　　1. 护士职业礼仪,是护士工作岗位上应当遵守的行为规范。通过实验训练,使学生养成良好的姿态,培养自信与职业独特的美;规范行为,提升素养,为今后能够适应护理工作的需要打下良好的基础。

　　2. 要求护生态度端正、认真、严谨;衣着整洁,穿戴规范,衣帽符合要求;举止端庄大方。

护士素质要求

　　1. 仪表举止:仪表大方,举止端庄,态度和蔼,轻盈矫健。
　　2. 服装服饰:服装、鞋帽整洁,发型、着装符合要求。

实验目的

　　要求护生学会正确地进行面容修饰,穿戴规范,掌握正确的站姿、坐姿、蹲姿、行姿等。

操作前准备

用物准备→
> 护士帽、护士服、护士鞋、椅子、病历夹、治疗盘、治疗车等。

1

操作步骤

1. 使用礼貌准确的语言→

> 称谓性用语,如老师、小朋友、同志、叔叔、阿姨等。使用时需礼貌、热情、温和。

> 商量性用语,如对不起、请、劳驾、打扰了、别客气、好吗等。使用时需中肯而委婉。

> 询问性用语,如"您好,感觉怎么样? 哪里不舒服?"等。使用时需耐心、温柔、柔和。

> 指令性用语,如"请您握紧拳头""请您深呼吸,谢谢"。使用时需准确、亲切、简明。

> 介绍性用语,如"您好,我叫××,是您的责任护士,您有事请找我"等。

> 临床常用礼貌用语。如"您好,请问有什么要帮助的吗?""您好,您哪里不舒服?""您请坐下,请稍等一下,医生马上就来。""请您稍等一下,检查结果要20分钟才能出来。""您看还有哪些方面要我解释的呢?""请您把鞋子脱下,躺下来好吗?""请您把裤子稍微退下来一点,我给您打针。""您好,我来为您整理一下床铺好吗?""我把窗户打开透透气,您看行吗?""您好,我来给您做(治疗、操作),您现在方便吗?""对不起,这个问题我也不明白,我帮您问问医生好吗?""对不起,我正在给另一位病人做治疗,请稍等一下,我马上就来好吗?""祝贺您康复出院,请您多保重。""如果有什么不舒服,请随时与我们联系。"

> 护士不能讲的伤害病人的语言。如"你怎么这么烦?怎么又按铃了?""你的静脉不好打,老是打不进去,烦死了!""叫,叫什么叫,怕疼就不要生(对产妇)。"

2. 工作发式→

> 总体要求整洁、简练、方便、自然、发不过肩。

3. 面部修饰→

> 形象端庄、整洁简约、淡妆上岗,自然柔和,得体大方。

4. 手的修饰→

> 勤于洗手,不戴手饰,不留长指甲,不涂指甲油。

5. 护士服着装→

> 仅供护士上班时着装,宜佩戴工作牌,整洁、合体,衣扣整齐,护士自己的衣服不外露,整体装束力求简约端庄。

6. 燕尾帽佩戴→	➤ 头发前不遮眉,后不过肩,侧不掩耳,燕尾帽要洁净无皱褶,轻巧扣在头顶,两边微翘。前后适宜,距前发际 4~5 cm,发卡固定于帽后,以低头或仰头时不脱落为度。
7. 口罩的佩戴→	➤ 保持清洁美观,不可露口鼻,不使用时不宜挂于胸前。
8. 护士鞋的要求→	➤ 以平跟或浅坡跟软底为宜,白色或乳白色为佳,要注意防滑,舒适干净。
9. 站姿训练→	➤ 正确姿势:挺胸,收颌,目视前方,嘴微闭,面带笑容。肩部放松,双手自然下垂或双手相交握于腹前。头、颈、腰成直线;双腿或脚跟并拢,脚尖分开,分开的两脚尖之间距离约 10 cm,其张角约为 45°,呈"V"形。 ➤ 禁忌站姿:全身不够端正;双腿叉开过大;手脚随意乱动;表现自由散漫,站立时随意扶、拉、倚、靠。 ➤ 站姿练习:①身体背着墙站好,后脑、肩、腰部以及足跟均能与墙壁紧密接触,说明站姿是正确的,如无法接触,则需慢慢训练。②利用顶书本的方法来练习。头顶书本,腰部、上身挺直,下颌内收。
10. 坐姿训练→	➤ 正确坐姿:①方位:讲究"左进右出",即落座时从左侧一方走向座位,从右侧一方离开座位。②姿势:落座时背对座位,可将右脚后移半步,待腿部接触座位边缘后,先用双手摆平裙摆,再轻轻坐下。不应发出嘈杂的声音。③深浅:坐下之后不应坐满座位,占座位 2/3 即可。④角度:上身挺直,头部端正,目视前方或面对交谈对象。上身与大腿、大腿与小腿,应当均为直角。⑤舒展:就座后双腿并拢,两脚后移或并拢或一前一后。 ➤ 禁忌坐姿:①头部:仰头或是低头,左顾右盼,闭目养神,摇头晃脑。②上身:上身前倾、后仰、歪向一侧。③手部:双手抱于脑后、将肘部支撑在桌上、双手夹在大腿中间等。④腿部:双腿放开过大、高跷二郎腿、抖动或骑在座位上。
11. 蹲姿训练→	➤ 正确蹲姿:右脚向前或向后一步,下蹲后双腿并拢,一高一低,互为依靠。 ➤ 禁忌蹲姿:面对他人,使他人不便;背对他人,对别人不够尊重。

12. 行姿训练→

> 正确行姿:①全身伸直,昂首挺胸:护士行走时应精神饱满,要面朝前方,头部端正,昂首挺胸,背部、腰部、膝部要避免弯曲,使全身看上去形成一条直线。双目平视,下颌微收,面容平和自然,身体重心居中。②起步前倾,重心在前:在站立的基础上,行走时身体应稍向前倾,以胸带步,身体的重心应落在前面的脚掌,当前脚落地后和离地时膝盖一定要伸直,踏后脚时再稍微松弛,并立刻使重心前移。③脚尖前伸,步幅适中:行进时,伸出的脚尖应向前,不要向内或向外。同时应保持步幅大小适中。正常的步幅应为一脚之长。④直线前进,自始至终:行进时,双脚行走的轨迹,应呈现为一条直线,小步前进。步态轻快、稳健,两臂自然均匀摆动,幅度为30°左右。腰部至脚部始终都保持以直线的形状进行移动。

> 禁忌行姿:①行走时方向不明确,忽左忽右。②行走时左顾右盼、东摇西晃、勾肩搭背、嬉笑打闹等。③行走时用力过猛,声响过大。④行走时,内"八"字或外"八"字步。⑤病区内行走应靠右侧通行,与病人同行时,不要抢行或中间穿行,多人行走不并排横行。

13. 手姿训练→

> 正确手姿:①端治疗盘:双手握于盘的两侧,掌指托盘,双肘靠近腰部,前臂与上臂呈90°角,双手端盘平腰处,重心保持于上臂,取放、行进平稳,不触及护士服。开门时不能用脚踢,应用肩部将门轻轻推开。②持病历夹:用手掌提病历夹边缘中部,放在前臂内侧,持物手靠近腰部。③推车行进:护士位于车后,双手扶把,双臂均匀用力,重心集中于前臂,行进、停放平稳。④持交班本:手臂呈90°角,左手掌托住,右手扶持,身体挺直。

> 禁忌手姿:①失敬于人的手姿:掌心向下挥动手臂,勾动示指或拇指外的其他四指招呼别人,用手指指点他人。②不卫生的手姿:在他人面前搔头皮、掏耳朵、抠鼻孔等。③不稳重的手姿:双手乱动、乱晃,或是抬胳膊、抱大腿等手姿。

14. 操作解释礼仪训练→

> 操作前:解释操作目的、病人应做的准备、操作方法及操作过程中病人可能会出现的反应、征询病人的意见。

> 操作中:指导病人配合的方法,鼓励病人坚持,安慰病人。

> 操作后:询问病人的感觉,交代必要的注意事项,感谢病人的配合。

第二章
基础护理学实验操作流程及要点

实验一　铺床法

 01 备用床

临床情境导入

　　李某,女,63岁,农民。主诉上腹部胀痛1月余,病人于入院前1月无明显诱因出现上腹部胀痛,呈阵发性,以饱食后显著,体重近半月来减轻4公斤,胃镜检查显示为胃癌,门诊以"胃癌"收入院。

> ➤ 作为病区的护士,为接收病人首先应做好哪些准备工作?
> ➤ 患者出院后护士应该铺什么床? 铺此种床的目的是什么?

实验目标

能正确为新病人准备安全、整洁、舒适的床单位。

护士素质要求

1. 仪表举止:仪表大方,举止端庄,态度和蔼,轻盈矫健。
2. 服装服饰:服装、鞋帽整洁,发型、着装符合要求。

实验目的

保持病室整洁、美观,准备接收新患者。

操作前准备

1. 环境准备→	➤ 清洁通风、无病人治疗和进餐。
2. 护士准备→	➤ 衣帽整洁,修剪指甲,洗手,戴口罩。

| 3. 用物准备→ | ➤ （以被套法为例）治疗车、床、床垫、床褥、棉胎或毛毯、枕芯、大单或床褥罩、被套、枕套。 |

操作步骤

1. 携用物至病人床旁→	➤ 将铺床用物按操作顺序放于治疗车上，推至病人床旁。 ➤ 有脚轮的床，固定脚轮闸，必要时调整床的高度，移开床旁椅放于床尾处。 ➤ 自下而上将枕芯、枕套、棉胎、被套、大单、床褥摆放于椅面上。
2. 移开床旁桌→	➤ 向左侧移开床旁桌，距床 20 cm 左右。
3. 检查床垫→	➤ 检查床垫或根据需要翻转床垫。
4. 铺床垫→	➤ 将床褥齐床头平放于床垫上，将对折处下拉至床尾，铺平床褥。
5. 铺大单→	➤ 将大单中缝对齐床中线后展开。 ➤ 铺近侧床头、床尾大单。 　铺床角法：距床头 30 cm 处向上提起大单边缘，使其同床边垂直，以床沿为界，上半三角覆盖于床上，下半三角平整地塞于床垫下，再将上半三角翻下塞于床垫下。 ➤ 中部拉紧塞于床垫下。 ➤ 转至对侧，同法铺对侧大单。
6. 套被套→	➤ 取已折叠好的被套放于床上，展开被套，平铺于床上，被套开口端的上层翻转向上约1/3。 ➤ 将"S"型折好的棉胎置于被套开口处，底边与被套开口对齐，将棉胎上缘中部拉至被套封口中部。 ➤ 充实远侧棉胎角于被套顶角处。展开远侧棉胎，平铺于被套内。 ➤ 充实近侧棉胎角于被套顶角处。展开近侧棉胎，平铺于被套内，盖被的上缘平齐床头放下。 ➤ 护士移至床尾中间，逐层拉平盖被。 ➤ 护士至左侧床头，将盖被铺成被筒。于床两侧分别将盖被尾端向内折叠于床尾或塞于床垫下。
7. 套枕套→	➤ 在床尾套枕套，将枕头横放于床头盖被上。

8. 移回床旁桌、椅→ | ➤ 保持病室整齐、美观。

9. 推治疗车离开病室→ | ➤ 放于指定位置。

10. 洗手。

评价

1. 床单中缝与床中线对齐,四角平整、紧扎。
2. 棉胎与被套吻合好,被头充实,盖被平整,两边内折对称。
3. 枕头平整、充实。
4. 注意节力原则。

注意事项

1. 操作中要注意节力原则。
2. 病室及病人床单位环境整洁、美观。
3. 符合铺床的实用、耐用、舒适、安全的原则。
4. 床单中缝与床中线对齐,四角平整,紧扎。
5. 被头充实,盖被平整,两边内折对称。
6. 枕头平整、充实,开口背门。

课后反思

1. 备用床铺床法的心得体会有哪些?
2. 铺床过程中,如何省力?

02 麻醉床

临床情境导入

李某,女,63 岁,农民,门诊以"胃癌"收治入院。拟今日 8:30 在全麻下行胃大部分切除术,护士将病人送入手术室。术后转入 ICU 病房。

➤ ICU 病房护士应铺何种床? 如何操作?
➤ 操作过程中的注意事项有哪些?

实验目标

能正确为麻醉手术后病人准备安全、整洁、舒适的床单位。

护士素质要求

1. 仪表举止:仪表大方,举止端庄,态度和蔼,轻盈矫健。
2. 服装服饰:服装、鞋帽整洁,发型、着装符合要求。

实验目的

1. 便于接收和护理麻醉手术后的病人。
2. 使病人安全、舒适,预防并发症。
3. 避免床上用物被污染,便于更换。

操作前准备

1. 评估病人→
> 病人的诊断、病情、手术和麻醉方式、术后需要的抢救或治疗物品等。

2. 环境准备→
> 病室内无病人进行治疗或进餐,清洁、通风等。

3. 护士准备→
> 衣帽整洁,修剪指甲,洗手,戴口罩。

4. 用物准备→
> 床上用物:床垫、床褥、棉胎或毛毯、枕芯、大单、橡胶单2条、中单2条、被套、枕套按顺序放于治疗车上。
> 麻醉护理盘:①治疗巾内:开口器、舌钳、通气导管、牙垫、治疗碗、氧气导管或鼻塞管、吸痰导管、棉签、压舌板、平镊、纱布或纸巾。②治疗巾外:电筒、心电监护仪(血压计、听诊器)、治疗巾、弯盘、胶布、护理记录单、笔。
> 另备输液架,必要时备好吸痰装置和给氧装置等。

操作步骤

1. 携用物至病人床旁→
> 同备用床。

2. 移开床旁桌→
> 同备用床。

3. 检查床垫→
> 同备用床。

4. 铺床褥→
> 同备用床。

5. 铺大单→
> 同备用床,铺好近侧大单。

6. 铺橡胶单和中单→	➤ 于床中部铺一橡胶单和中单,余下部分塞于床垫下。 ➤ 床头铺另一橡胶单,将中单铺在橡胶单上,余下部分塞于床垫下。中线要对齐,各单应平铺、拉紧、防皱褶。 ➤ 护士转至床对侧,用相同方法,铺好对侧大单、橡胶单和中单。
7. 套被套→	➤ 同备用床。
8. 于床尾向上反折盖被底端齐床尾,系带部分内折整齐→	➤ 盖被尾端向上反折 25 cm。

9. 将背门一侧盖被内折,对齐床缘。

10. 将近门一侧盖被边缘向上反折,对齐床缘。

11. 将盖被三折叠于背门一侧→	➤ 盖被三折上下对齐,外侧齐床缘,便于病人术后被移至床上。
12. 套枕套→	➤ 同备用床。枕头横立于床头,枕套开口端背门,使病室整齐、美观。

13. 移回床旁桌、床旁椅。

14. 将麻醉护理盘放置于床旁桌上,其他物品按需要放置。

15. 推治疗车离开病室。

16. 洗手。

评价

1. 床单中缝与床中线对齐,四角平整、紧扎。

2. 棉胎与被套吻合好,被头充实,盖被平整,两边内折对称。

3. 枕头平整充实。

4. 注意节力原则。

5. 用物准备齐全。

注意事项

1. 操作中要注意节力原则。

2. 橡胶单和中单应根据病人的麻醉方式和手术部位放置。

3. 中单要遮盖橡胶单,避免橡胶单与病人皮肤直接接触。

4. 视季节及室温增减盖被或调节室温,必要时给予热水袋。

5. 保证护理术后病人的用物齐全,使病人能及时得到抢救和护理。

课后反思

1. 用物是否准备齐全?
2. 铺床过程中,如何省力?

03 卧床病人更换床单法

临床情境导入

病人刘某,男,64 岁,腰椎外伤术后 7 天,为保持床铺的清洁舒适,现需要为其更换床单。

➤ 更换床单前的评估内容有哪些?
➤ 更换床单的操作方法及注意事项有哪些?

实验目标

能正确为长期卧床病人准备安全、整洁、舒适的床单位。

护士素质要求

1. 仪表举止:仪表大方,举止端庄,态度和蔼,轻盈矫健,面带微笑。
2. 服装服饰:服装、鞋帽整洁,发型、着装符合要求。

实验目的

1. 保持病人的清洁,使病人感觉舒适。
2. 预防压疮等并发症的发生。

操作前准备

1. 评估病人并解释→	➤ 病人评估:病人的病情、意识状态、活动能力、配合程度等。 ➤ 解释:向病人及家属解释更换床单的目的、方法、注意事项及配合要点。 　**用语范例:**"您好! 刘大爷,昨晚睡得好吗? 伤口还疼吗? 您的床单、被套、枕套都有些脏了,我们将为您更换。您看可以吗?"
2. 病人准备→	➤ 了解更换床单的目的、方法、注意事项及配合要点。

3. 环境准备→

> 同病室内无病人进行治疗或就餐等。酌情关闭门窗，按季节调节室内温度。必要时用屏风遮挡病人。

4. 护士准备→

> 衣帽整洁，修剪指甲，洗手，戴口罩。

5. 用物准备→

> 大单、中单、被套、枕套、床刷及床刷套，需要时备清洁衣裤。将准备好的用物叠放整齐并按使用顺序放于护理车上。

操作步骤

1. 推护理车至病人床旁

> 解释
> **用语范例**："现在我为您更换床单，您不用担心，您只要配合我就好。"

2. 放平床头和膝下支架。

3. 移开床旁桌椅→

> 移开床旁椅，放于床尾处。
> 移开床旁桌，距床 20 cm 左右。

4. 移病人至对侧→

> 松开床尾盖被，将病人枕头移向对侧，并协助病人移向对侧，病人侧卧、背向护士。

5. 松近侧污单→

> 从床头至床尾将各层床单从床垫下拉出。

6. 清扫近侧橡胶单和床褥→

> 上卷中单至床中线处，塞于病人身下。
> 清扫橡胶单，将橡胶单搭于病人身上。
> 将大单上卷至中线处，塞于病人身下。
> 清扫床褥。

7. 铺近侧清洁大单、近侧橡胶单和清洁中单→

> 将大单中缝对齐床中线后展开。
> 将近侧大单向近侧下拉展开，将对侧大单内折后卷至床中线处，塞于病人身下。
> 铺近侧床头角，铺近侧床尾角。
> 移至床中间处，两手下拉大单中部边缘，塞于床垫下。
> 铺平橡胶单，铺清洁中单于橡胶单上，近侧部分下拉至床缘，对侧部分内折后卷至床中线处，塞于病人身下，将近侧橡胶单和中单边缘塞于床垫下。

8. 移病人至近侧→

> 协助病人平卧，将病人枕头移向近侧，并协助病人移向近侧，病人侧卧、面向护士，躺卧于已铺好床单的一侧。

9. 松对侧污单→	➢ 护士转至床对侧,从床头至床尾将各层床单从床垫下依次拉出。
10. 清扫对侧橡胶单和床褥→	➢ 上卷中单至中线处,取出污中单,放于护理车污衣袋内。 ➢ 清扫橡胶单,将橡胶单搭于病人身上。 ➢ 将大单自床头内卷至床尾处,取出污大单,放于护理车污衣袋内。 ➢ 清扫床褥。
11. 铺对侧清洁大单、近侧橡胶单和清洁中单→	➢ 同备用床步骤铺对侧大单。 ➢ 放平橡胶单,铺清洁中单于橡胶单上,将对侧橡胶单和中单边缘塞于床垫下。
12. 摆体位→	➢ 协助病人平卧,将病人枕头移向床中间。
13. 套被套→	➢ 同备用床步骤将被套平铺于盖被上。 ➢ 自污被套内将棉胎取出,装入清洁被套内。 ➢ 撤出污被套。 ➢ 将棉胎展平,系好被套尾端开口处系带。 ➢ 折背筒,床尾余下部分塞于床垫下。
14. 更换枕套。	
15. 铺床后处理→	➢ 移回床旁桌、床旁椅。 ➢ 根据天气情况和病人病情,摇起床头和膝下支架,打开门窗。 ➢ 推护理车离开病室。 ➢ 洗手。

评价

1. 棉胎与被套吻合好,被头充实,盖被平整,两边内折对称。
2. 清扫顺序正确。
3. 注意节力原则。
4. 满足病人身心需要,病人感觉舒适、安全。

注意事项

1. 生命体征不平稳、心肌梗死等病人避免搬动;协助病人翻身时,不得有拖、拉、推等动作,应运用力学原理。

2. 操作中要注意节力原则;动作轻柔、幅度小,勿拍打或抖动床单、枕头和被子,避免污染和灰尘飞扬。

3. 中单要遮盖橡胶单,避免橡胶单与病人皮肤直接接触;床单中线与床中线对齐,四角平整、紧扎;被头、枕头平整、充实,枕头开口背门。

4. 操作中要注意观察病人的反应,一旦遇到病情变化,应立即停止操作并及时处理。

5. 操作中注意与病人的交流,正确使用床栏,保证病人安全、舒适,不可过多翻动和暴露病人,注意保暖以及保护病人隐私。

6. 骨折病人或牵引病人保持牵引的位置;带有各种导管的病人,应先从无引流管的一侧开始更换,注意保持导管通畅,防止引流管的脱落;必要时夹闭引流管,防止引流液倒流,更换结束后重新开放。

课后反思

1. 卧床病人更换床单法的心得体会有哪些?
2. 铺床过程中,是否保护了病人安全?

 ## 04 整理床单位

临床情境导入

病人王某,男,64 岁,腰麻后晨间护理,为保持床单位的清洁舒适,现需整理床单位。

➤ 整理床单位前的评估内容有哪些?

➤ 扫床单的顺序是什么?

实验目标

能正确为住院病人准备安全、整洁、舒适的床单位。

护士素质要求

1. 仪表举止:仪表大方,举止端庄,态度和蔼,轻盈矫健。
2. 服装服饰:服装、鞋帽整洁,发型、着装符合要求。

实验目的

1. 保持床单位的整洁、美观、舒适。
2. 及时观察受压部位皮肤情况。

操作前准备

1. 环境准备→	➤ 清洁通风、无病人治疗和进餐。
2. 护士准备→	➤ 衣帽整洁,修剪指甲,洗手,戴口罩。

3. 用物准备→

> 护理车上备清洁大单、被套、枕套、扫床刷及扫床巾、弯盘、清洁衣裤、快速手消毒剂。

操作步骤

1. 解释评估→

> 评估患者床单位清洁情况。
> 评估患者病情、意识、活动、合作程度、皮肤及伤口管路情况。
> 向患者解释目的,取得配合。
> 评估病室环境是否安全,温湿度是否适宜。
> **用语范例**:您好,昨晚睡得好吗? 伤口还疼吗? 为了保持您床单位的清洁、舒适,现在我要为您整理床单位。您能够配合我吗? 好的,现在我为您整理床单。

2. 移床旁椅→

> 洗手,戴口罩,携用物至患者床旁。移开床旁桌距床20 cm,移椅于床旁适当处。

3. 放平支架→

> 酌情放平床头及床尾支架,拉起对侧床挡。

4. 协助患者翻身侧卧→

> 松床尾盖被,移枕至对侧。协助患者移向对侧并侧卧,背向护士。观察受压皮肤情况。
> **用语范例**:现在我要给您翻身,您将双手交叉放在胸前,双腿屈曲,我来协助您转向对侧……好的,我现在给您扫床。

5. 扫床单→

> 由床头至床尾松开近侧各层床单。
> 依次扫净中单、橡胶中单上的渣屑。
> 扫净大单,按铺被用床法铺好大单。
> 拉平橡胶中单及中单,一起塞入床垫下。
> 移枕至近侧,让患者平卧,拉起近侧床挡。转至对侧,协助患者侧卧,背向护士。
> 同上法逐层扫净各单,拉平,铺好。

6. 摆体位→

> 协助患者平卧,移枕至患者头下,拉平衣裤。

7. 整理盖被→

> 将棉絮与被套头端对齐,逐层拉平。放下床挡。将盖被边缘向内折叠与床沿平齐,尾端向下折叠与床垫平齐。

8. 整理枕头→

> 在床边椅上整理,使四角充实,放于患者头下,开口端向下或背门。
> **用语范例**:您的床单位已经整理好了,您感觉舒服吗? 请您休息,您现在还有其他需要吗? 好的,谢谢您的配合。

9. 还原床旁桌、椅。

10. 取舒适体位→

> ➤ 酌情摇起床头、床尾支架，协助患者取舒适卧位。
> ➤ 酌情开窗通风，询问患者需要，行相关知识宣教。

11. 清理用物，洗手，取口罩。

评价

1. 棉胎与被套吻合好，被头充实，盖被平整，两边内折对称。
2. 清扫顺序正确。
3. 注意节力原则。
4. 满足病人身心需要，病人感觉舒适、安全。

注意事项

1. 操作过程中，无其他患者进食。
2. 选择适合季节的棉絮。

课后反思

1. 整理床单位的过程中是否遵循力学的节力原则？
2. 扫床的顺序能否倒置？

实验二　手卫生消毒

临床情境导入

　　某医疗机构门诊部手术室一名医生手表面（外科手）经检测菌落总数结果为 25 CFU/cm²，不符合《医院消毒卫生标准》和《医务人员手卫生规范》关于外科手消毒后医务人员手表面的细菌菌落总数应≤5 CFU/cm² 的要求。机构负责人表示，检测结果不合格是医务人员未能按规定严格执行消毒隔离制度所致，承诺会立即整改。

> ➤ 请按照医务人员规范的手卫生消毒程序，进行手卫生消毒技术操作。

实验目标

能按规定严格执行消毒隔离制度完成手卫生消毒。

护士素质要求

1. 仪表举止：仪表大方，举止端庄，态度和蔼，轻盈矫健。

2. 服装服饰:服装、鞋帽整洁,发型、着装符合要求。

实验目的

1. 去除指甲、手前臂的污物和暂居菌。
2. 将常居菌减少到最低程度。
3. 抑制微生物的快速再生。

操作前准备

1. 环境准备→

> 清洁、宽敞,符合外科洗手要求各类。水池设计合理,水花飞溅少;干手物放置在不易被水花溅湿的地方。

2. 护士准备→

> 衣帽整洁,卷衣袖至上臂下 1/3 处,戴帽子和口罩,修剪指甲,取下手表、饰物等。

3. 用物准备→

> 清洁剂(通常为肥皂或含杀菌成分等洗手液)、洗手池设备、擦手纸或毛巾或干手机、盛擦手纸或毛巾的容器,必要时备指甲剪。

操作步骤

1. 手部准备→

> 锉平甲缘,清洁指甲下的污垢。取下手部饰物及手表。

2. 打开水龙头→

> 调节合适水流和水温。

3. 涂抹清洁剂→

> 湿润双手,关上水龙头并取适量清洁剂均匀涂抹至整个手掌、手背、手指。

4. 洗手→

> 按七步洗手法认真揉搓双手:
> ①掌心相对,手指并拢相互揉搓;
> ②掌心相对手背沿指缝相互揉搓,两手交替进行;
> ③掌心相对,双手交叉沿指缝相互揉搓;
> ④洗指背弯曲各手指关节,半握拳把指背放在另一手掌心旋转揉搓,双手交换进行;
> ⑤洗拇指一手握另一手大拇指旋转揉搓,双手交换进行;
> ⑥洗指尖弯曲各手指关节,把指尖合拢在另一手掌心旋转揉搓,双手交换进行;
> ⑦必要时,手掌握住腕旋转揉搓,两手交叉。

5. 冲洗→

> 打开水龙头,流水洗净。

6. 关闭水龙头→

> 用擦手纸或毛巾擦干或在干手机下烘干双手。

评价

动作熟练、准确,消毒隔离操作规范。

注意事项

1. 手部不佩戴戒指等饰物。

2. 认真清洗指甲、指尖、指缝和指关节等易污染的部位。

3. 当手部有血液或其他体液等肉眼可见污染时,应洗手;当手未受到患者血液、体液等物质明显污染时,可以使用免洗手消毒剂消毒双手代替洗手。

4. 应当使用一次性纸巾或干净的小毛巾擦干双手,也可以用干手机烘干双手,毛巾一用一消毒,避免手部污染。

5. 洗手指征:

(1) 直接接触每个患者前后,接触不同患者之间;

(2) 从同一患者身体的污染部位移动到清洁部位时;

(3) 接触患者黏膜、破损皮肤或伤口前后,接触患者的血液、体液、分泌物、排泄物、伤口敷料之后;

(4) 穿脱隔离衣前后,摘手套后;

(5) 进行无菌操作前后,处理清洁、无菌物品之前,处理污染物品之后;

(6) 当医务人员的手有可见的污染物或者被患者的血液、体液污染后。

课后反思

1. 如何确保手部消毒到位?

2. 哪些动作属于禁忌动作?

实验三 无菌技术操作

临床情境导入

病人李某,女,80岁,脑中风后长期卧床2个月,因肺内感染入院,查体见尾骶部皮肤破溃约2 cm,有黄色渗出液。现二便失禁,不能自行翻身。

> 现在医生要为她进行局部换药,请您按医嘱为其准备换药物品。

01 使用无菌持物钳

实验目标

熟练运用无菌技术操作方法对病人进行护理。

护士素质要求

1. 仪表举止:仪表大方,举止端庄,态度和蔼,轻盈矫健。
2. 服装服饰:服装、鞋帽整洁,发型、着装符合要求。

实验目的

取放和传递无菌物品,保持无菌物品的无菌状态。

操作前准备

1. 环境准备→ ➤ 温湿度适宜,安静整洁,光线适中,清洁宽敞,定期消毒。

2. 护士准备→ ➤ 衣帽整齐,修剪指甲,洗手,戴口罩。

3. 用物准备→ ➤ 无菌持物钳、盛放无菌持物钳的容器。

操作步骤

1. 查对→
   - ➤ 检查并核对物品的名称、有效期、灭菌标识。
   - ➤ 第一次开包使用时,应记录打开日期、时间并签名,4 小时内有效。

2. 取钳→
   - ➤ 打开盛放无菌持物钳的容器盖,手持无菌持物钳上 1/3 处,闭合钳端,将钳移至容器中央,垂直取出,关闭容器盖。
   - ➤ 手不可触及容器盖内面。
   - ➤ 盖闭合时不可从盖孔中取、放无菌持物钳。
   - ➤ 取、放时,钳端不可触及容器口边缘。

3. 使用→
   - ➤ 保持钳端向下,在腰部以上视线范围内活动,不可倒转向上。

4. 放钳→

> 用后闭合钳端,打开容器盖,快速垂直放回容器,关闭容器盖。

评价

按照无菌操作原则,正确取放和传递无菌物品,保持无菌物品的无菌状态。

注意事项

1. 严格遵循无菌操作原则。

2. 取、放无菌持物钳时应闭合钳端,不可触及容器边缘;无菌持物钳使用过程中始终保持钳端向下,不可触及非无菌区;到距离较远处取物时,应将持物钳和容器一起移至操作处。

3. 不可用无菌持物钳夹取油纱布、换药或消毒皮肤,防止污染;无菌持物钳一旦污染或可疑污染应重新灭菌。

4. 无菌持物钳干燥法保存时应 4 小时更换 1 次。无菌持物钳湿式保存,应注意:

①盛放无菌持物钳的容器底部垫有纱布,容器深度与钳长的比例适合,消毒液面需浸没持物钳轴节上 2～3 cm 或钳长的 1/2;②无菌持物钳及浸泡容器每周清洁、消毒 2 次,同时更换消毒液(使用频率较高部门应每天清洁灭菌);③取、放无菌持物钳时,不得碰及容器口缘及液面以上容器内壁;④放入无菌持物钳时需松开轴节以利于钳与消毒液充分接触。

课后反思

1. 操作过程中是否严格遵循无菌操作原则?

2. 无菌持物钳操作过程中的几个重要数字,你记住了吗?

 02 无菌包的使用

实验目标

熟练运用无菌技术操作方法对患者进行护理。

护士素质要求

1. 仪表举止:仪表大方,举止端庄,态度和蔼,轻盈矫健。

2. 服装服饰:服装、鞋帽整洁,发型、着装符合要求。

实验目的

从无菌包内取出无菌物品,供无菌操作使用。

操作前准备

1. 环境准备→ ➤ 温湿度适宜,安静整洁,光线适中,清洁宽敞,定期消毒。

2. 护士准备→ ➤ 衣帽整齐,修剪指甲,洗手,戴口罩。

3. 用物准备→ ➤ 无菌持物钳、盛放无菌持物钳的容器。
➤ 无菌包:内放无菌治疗巾、敷料、器械等。

操作步骤

1. 查对→ ➤ 检查并核对无菌包名称、灭菌日期、有效期、灭菌标识,检查无菌包有无潮湿或破损。

2. 开包→ ➤ 将包托在手上,另一只手撕开粘贴的胶带,或解开系带卷放在手上,手接触包布四周外面,依次揭开四角并捏住。

3. 放物→ ➤ 稳妥地将包内物品放在备好的无菌区域内或递给术者。

4. 整理→ ➤ 将包内剩余物品按原折痕包好,标注开包日期、时间。

评价

1. 按照无菌操作原则,从无菌包内正确取出无菌物品。
2. 取出后,无菌包处理妥当。

注意事项

1. 严格遵循无菌操作原则。
2. 打开无菌包时手只能接触包布四角的外周,不可触及包布内面,不可跨越无菌区。
3. 如取出包内部分物品,无菌包检查后平放于清洁、干燥、平坦的操作台上,手接触包布四角外周,依次揭开四角,用无菌持物钳夹取所需物品放在妥当的无菌区,按原折痕包好,注明开包日期及时间,限 24 小时内使用。

课后反思

1. 操作过程中是否严格遵循无菌操作原则?
2. 你认为操作过程中哪个步骤是最难掌握的? 为什么?

03 铺无菌盘

实验目标

熟练运用无菌技术操作方法对患者进行护理。

护士素质要求

1. 仪表举止：仪表大方，举止端庄，态度和蔼，轻盈矫健。
2. 服装服饰：服装、鞋帽整洁，发型、着装符合要求。

实验目的

形成无菌区域以放置无菌物品，供治疗护理用。

操作前准备

1. 环境准备→	➢ 温湿度适宜，安静整洁，光线适中，清洁宽敞，定期消毒。
2. 护士准备→	➢ 衣帽整齐，修剪指甲，洗手，戴口罩。
3. 用物准备→	➢ 无菌持物钳、盛放无菌持物钳的容器、治疗盘。 ➢ 无菌包：内放无菌治疗巾、敷料、器械等。 ➢ 记录纸和笔。

操作步骤

1. 查对→	➢ 检查并核对无菌包名称、灭菌日期、有效期、灭菌标识、有无潮湿或破损。
2. 取巾→	➢ 打开无菌包，用无菌持物钳取一块治疗巾置于治疗盘内。
3. 铺盘→	➢ 以双层底铺盘法为例。 ➢ 铺巾：双手捏住无菌巾一边外面两角，轻轻抖开，从远到近，3折成双底层，上层呈扇形折叠，开口向外。 ➢ 放入无菌物品。 ➢ 覆盖：拉平扇形折叠层，盖于物品上，边缘对齐。
4. 记录→	➢ 注明铺盘日期及时间并签名。 ➢ 铺好的无菌盘有效期为4小时。

评价

按照无菌操作原则,正确铺盘以放置无菌物品,供治疗护理用。

注意事项

1. 严格遵循无菌操作原则。
2. 铺无菌盘区域必须清洁干燥、无菌巾避免潮湿、污染。
3. 铺无菌盘时无菌物品和身体应与无菌盘保持适当距离,手不可触及无菌巾内面,不可跨越无菌区。
4. 铺好的无菌盘尽早使用,有效期不超过 4 小时。

课后反思

1. 操作过程中是否严格遵循无菌操作原则?
2. 铺好的无菌盘有效期是多少?

04 取无菌溶液

实验目标

熟练运用无菌技术操作方法对患者进行护理。

护士素质要求

1. 仪表举止:仪表大方,举止端庄,态度和蔼,轻盈矫健。
2. 服装服饰:服装、鞋帽整洁,发型、着装符合要求。

实验目的

保持无菌溶液的无菌状态,供治疗护理用。

操作前准备

1. 环境准备→	➢ 温湿度适宜,安静整洁,光线适中,清洁宽敞,定期消毒。
2. 护士准备→	➢ 衣帽整齐,修剪指甲,洗手,戴口罩。
3. 用物准备→	➢ 无菌溶液、启瓶器、弯盘、盛装无菌溶液的容器、棉签、消毒液、纸、笔、无菌纱布罐等。

操作步骤

1. 清洁→ ➤ 取盛有无菌溶液的密封瓶,擦净瓶外灰尘。

2. 查对→
➤ 瓶签上的药名、剂量、浓度和有效期。
➤ 瓶盖有无松动。
➤ 瓶身有无裂痕。
➤ 溶液有无沉淀、浑浊或变色。

3. 开瓶→
➤ 用启瓶器撬开瓶盖,消毒。
➤ 待干。
➤ 取无菌纱布,按无菌原则打开瓶塞。

4. 倒液→
➤ 右手持溶液瓶,瓶签向手心。
➤ 旋转冲洗瓶口处。
➤ 由冲洗处倒出适量溶液至无菌治疗碗中。

5. 塞盖→ ➤ 倒好溶液后立即塞盖。

6. 记录→
➤ 在瓶签上注明开瓶日期及时间并签名,放回原处。
➤ 剩余溶液可保存 24 小时。
➤ 剩余溶液仅作清洁操作用。

7. 整理用物并处理。

评价

按照无菌操作原则,倒取无菌溶液,供治疗护理用。

注意事项

1. 严格无菌操作原则;瓶口不可触及手及其他物品。
2. 不可将物品伸入无菌溶液瓶内蘸取溶液,已倒出的溶液不可再倒回瓶内。
3. 已开启的无菌溶液瓶内的溶液,24 小时内有效,余液只作清洁操作用。

课后反思

1. 操作过程中是否严格遵循无菌操作原则?
2. 已开启的无菌溶液瓶内的溶液可保存多长时间?

 05 戴、脱无菌手套

实验目标

熟练运用无菌技术操作方法对患者进行护理。

护士素质要求

1. 仪表举止:仪表大方,举止端庄,态度和蔼,轻盈矫健。
2. 服装服饰:服装、鞋帽整洁,发型、着装符合要求。

实验目的

预防病原微生物通过医务人员的手传播疾病和污染环境,适用于医务人员进行严格的无菌操作时,接触病人破损皮肤、黏膜时。

操作前准备

1. 环境准备→
> 温湿度适宜,安静整洁,光线适中,清洁宽敞,定期消毒。

2. 护士准备→
> 衣帽整齐,修剪指甲,洗手,戴口罩。

3. 用物准备→
> 无菌手套、弯盘。

操作步骤

1. 查对→
> 检查并核对无菌手套袋外的号码、灭菌日期,包装是否完整、干燥。

2. 打开手套袋→
> 将手套袋平放于清洁、干燥的桌面上打开。

3. 取、戴手套→
> 以分次取、戴法为例。
> 一手拎起手套袋开口处,另一只手捏住一只手套的反折部分(手套内面)取出手套,对准五指戴上。
> 未戴手套的手掀起另一只袋口,再用戴好手套的手指插入另一只手套的反折内面(手套外面),取出手套,同时戴好。
> 同时,将后一只戴好的手套的翻边扣套在工作服衣袖外面,同法扣套好另一只手套。

4. 检查调整→
> 双手对合交叉检查是否漏气,并调整手套位置。

5. 脱手套→
> 用戴着手套的手捏住另一只手套腕部外面,翻转脱下。
> 再将脱下手套的手伸入另一手套内,捏住内面边缘将手套向下翻转脱下。

6. 处理→

> 整理用物并处理。
> 洗手。
> 脱口罩。

评价

按照无菌操作原则,正确地取、戴无菌手套。

注意事项

1. 戴手套时应选择合适手掌大小的手套尺码;修剪指甲以防刺破手套。

2. 戴手套时手套外面(无菌面)不可触及任何非无菌物品;已戴手套的手不可触及未戴手套的手及另一手套的内面;未戴手套的手不可触及手套的外面。

3. 戴手套后双手应始终保持在腰部或操作台面以上视线范围内的水平;如发现有破损或可疑污染应立即更换;脱手套时避免强拉,应翻转脱下,手套外面(污染面)在内,注意勿使手套外面(污染面)接触到皮肤;脱手套后应洗手。

4. 诊疗护理不同病人之间应更换手套;一次性手套应一次性使用;戴手套不能替代洗手,必要时进行手消毒。

课后反思

1. 操作过程中是否严格遵循无菌操作原则?

2. 你认为哪种取、戴手套的方法更为方便?

实验四 穿、脱隔离衣

临床情境导入

病人,张某,男性,18岁,发热8天,体温最高达40℃,脉搏100次/分,表情淡漠,巩膜微黄,肝肋下触及边缘,质软,脾侧位触及1 cm,质软,右下腹疼痛。肝功 ALT 68 u/L,血清总胆红素 32 mmol/L,诊断急性肝炎。

> 1. 此病人属于哪类隔离病人?

> 2. 此种疾病的传播途径是什么?

> 3. 现在请您按规范的穿脱隔离衣程序,穿好隔离衣进入病区为其进行护理操作。

实验目标

能遵循隔离原则完成隔离技术基本操作。

护士素质要求

1. 仪表举止:仪表大方,举止端庄,态度和蔼,轻盈矫健。
2. 服装服饰:服装、鞋帽整洁,发型、着装符合要求。

实验目的

保护医务人员避免受到血液、体液和其他感染性物质污染,或用于保护病人免受感染。

操作前准备

1. 环境准备→　➢ 清洁、宽敞。

2. 护士准备→　➢ 衣帽整洁;修剪指甲、取下手表;卷袖过肘,洗手,戴口罩。

3. 用物准备→　➢ 隔离衣一件,挂衣架,手消毒用物。

操作步骤

1. 洗/消毒手,戴口罩。

2. 取衣、查对隔离衣→
➢ 查对隔离衣长度是否合适,有无潮湿、破损、污染。
➢ 右手提隔离衣领,与同侧肩平齐。

3. 穿袖→
➢ 隔离衣内(清洁)面向自己,一手持衣领,另一手伸入袖内穿好衣袖。同法穿好另一衣袖。

4. 系领、系袖口→
➢ 手持衣领,由领子中央顺着边缘由前向后系好衣领;扣好袖口或系上袖带,需要时用橡皮圈束紧袖口。

5. 系腰带→
➢ 分别将两侧衣边捏住,在身后对齐叠紧。腰带背后交叉,回到前面打活结(一找带子,二捏中间,三捏边)。

脱隔离衣

1. 松开腰带、在前面打活结。
2. 解开袖扣,塞好衣袖,消毒手,浸泡,待干。

3. 解领扣、脱衣袖→
➢ 一手伸入另一侧衣袖内口,拉下衣袖过手,用被衣遮住的手捏住另一衣袖的外面拉下袖子,将衣袖拉过手,解开活结。手捏衣领带子,避免衣领带子污染。

4. 挂好备用,消毒手,摘口罩→

> 清洁面朝外:挂于半污染区。
> 污染面朝外:挂于污染区。
> 每日更换一次,如有污染、潮湿立即更换。

评价

动作熟练、准确,无菌操作规范。

注意事项

1. 隔离衣只能在规定区域内穿脱,穿前检查有无潮湿、破损,长短能全部盖住工作服。

2. 穿隔离衣时,手在指定区域活动,上不过肩,下不过腰。

3. 隔离衣每天更换,如有潮湿污染立即更换。

4. 穿脱过程避免污染衣领、面部、帽子和清洁面,始终保持衣领清洁。

5. 穿袖子时两眼正视前方,下颌稍稍抬起,以免口罩触及隔离衣。双肘外展,以免触及帽子。

6. 穿好隔离衣后双手保持在腰部以上视线范围以内;不得进入清洁区,避免接触清洁物品。

7. 消毒手时不能沾湿隔离衣,隔离衣也不能触及其他物品。

8. 脱下隔离衣挂在半污染区,清洁面向外;挂在污染区则污染面向外。

9. 记忆诗:手提衣领穿左手;再伸右臂齐上托;系好领口扎袖口;折襟系腰半曲肘。

课后反思

1. 如何确保无菌服的无菌?
2. 哪些动作属于绝对禁忌?

实验五 病人搬运法

 01 轮椅搬运法

临床情境导入

病人刘某,女性,64岁,咳嗽、咳痰、呼吸困难不能平卧,门诊以"慢性肺源性心脏病,心功能不全"收治入院。现病人遵医嘱进行胸部CT检查。

> 此病人适用于哪种搬运方法运送检查?
> 运送途中的注意事项有哪些?

实验目标

能正确使用轮椅搬运不能行走、不能起床的病人入院、出院、检查、治疗或进行室外活动。

护士素质要求

1. 仪表举止：仪表大方，举止端庄，态度和蔼，轻盈矫健。
2. 服装服饰：服装、鞋帽整洁，发型、着装符合要求。

实验目的

护送不能行走但能坐起的病人入院、出院、检查、治疗或室外活动。帮助病人活动，促进血液循环及体力恢复。

操作前准备

1. 评估病人并解释→

> 病人评估：评估病人的体重、意识状态、病情与躯体活动能力及配合程度；解释相关事项，取得病人同意，了解轮椅运送的目的、操作流程及配合要点。

2. 病人准备→

> 了解轮椅运送目的、方法、注意事项及配合要点，情绪稳定，愿意配合。

3. 环境准备→

> 温湿度适宜，安静，整洁，地面平坦，道路通畅。
> 移开障碍物，保证环境宽敞。

4. 护士准备→

> 衣、帽、鞋、头发整齐，修剪指甲，洗手、戴口罩。

5. 用物准备→

> 轮椅（各部件的性能良好），根据季节备毛毯、别针，需要时备软枕。

操作步骤

1. 洗/消毒手、戴口罩。

2. 检查轮椅，核对、解释→

> 检查轮椅，保持各部件完好备用。
>
> **用语范例：**"您好，我是护士小王，请问您叫什么名字？请给我看一下您的腕带，××，王医师让您去拍个胸片，由于您身体比较虚弱。用轮椅送您好吗？"

3. 推轮椅及用物至床旁→

> 轮椅与床尾平齐，面向床头，固定刹车、翻起脚踏板。

4. 扶病人坐起、指导病人移向轮椅→

> 需用毛毯时,将毛毯平铺在轮椅上端高于病人肩部约 15 cm 扶病人坐起,穿衣,穿鞋。
> 指导病人左手扶轮椅外侧扶手,慢慢移到轮椅上。护士站在轮椅后方,稳住轮椅,翻起脚踏板,让病人双脚置于其上(必要时脱鞋垫软枕:病人如有下肢水肿,溃疡或关节疼痛,可在轮椅脚踏板上垫一软枕)。
> **用语范例:**"天气有点凉,给您准备床毛毯。""您扶住椅子的扶手,尽量往后坐。"

5. 保暖。

6. 整理床单位成暂空床→

> 观察病人面色、脉搏,有无疲劳、头晕等不适症状;推轮椅下坡时速度要慢,妥善安置病人体位,保证安全,必要时倒拉轮椅;过门槛时翘起前轮,使病人头、背后倾,并嘱病人抓紧扶手。

7. 推病人去目的地→

> **用语范例:**"走,我们坐好了,去做检查吧。""您扶住椅子的扶手,尽量往后坐。"

8. 检查结束,安置好病人→

> 将轮椅推至床尾制动,翻起脚踏板,协助上床,安置好病人。
> **用语范例:**"××,检查完了,您好好休息,我会常来看您的。"

9. 终末处理,洗手,记录。

评价

毛毯使用方法得当,外观美观,运用节力原则。病人安全舒适。

注意事项

1. 经常检查轮椅,保持各部件完好,随时取用。使用轮椅前,检查刹车是否灵敏,轮胎气量是否充足。

2. 注意观察病人面色和脉搏,有无疲劳、头晕等不适。告知病人在搬运过程中,如感到不适立刻向护士说明,防止意外发生。运送过程中保证输液和引流的通畅,特殊引流管可先行夹闭,防止牵拉脱出,搬运结束及时恢复开放引流。

3. 病人坐不稳或轮椅下坡时,速度要慢,妥善安置病人体位,保证安全,可用束腰带保护病人;在推轮椅行走过程中,病人身体尽量向后靠,双手抓住扶手,以防前倾;遇到上坡下坡要保证椅背处于下方。

4. 病人如有下肢水肿、溃疡或关节疼痛等,可将脚踏板抬起,并垫软枕,以抬高双脚。

5. 过门槛时翘起前轮,使病人头、背后倾,并嘱病人抓紧扶手。

6. 右侧肢体障碍者,轮椅与床尾呈 45°角;左侧肢体障碍者,轮椅与床头呈 45°角(以轮椅在病床的右侧为例),便于病人配合入座。

02 平车搬运法

临床情境导入

病人李某,女性,35 岁,从高处坠落致腰椎骨折而急诊入院。医嘱:半小时后入手术室进行手术。护士在将病人移至平车时应采取何种搬运法?

➤ 护士在将病人移至平车时应采取何种搬运法?

➤ 护士在将病人运送至手术室的过程中需要注意哪些问题?

实验目标

1. 能正确使用平车搬运不能行走、不能起床的病人入院、出院、检查、治疗或进行室外活动。

2. 能够正确运用人体力学原理减轻操作过程中力的付出,提高工作效率。

护士素质要求

1. 仪表举止:仪表大方,举止端庄,态度和蔼,轻盈矫健。

2. 服装服饰:服装、鞋帽整洁,发型、着装符合要求。

目的

能正确使用平车运送病人,操作熟练,运用节力原则,保证安全。护送不能起床的病人入院、做特殊检查、治疗、手术或转运。

操作前准备

1. 评估病人并解释→

➤ 病人评估:病人的病情、体重、意识状态、肢体肌力、配合能力、有无约束,各种管路情况、病情与躯体活动能力及配合程度;向病人及家属解释搬运的步骤及配合法。

2. 病人准备→

➤ 了解搬运的步骤及配合要点,情绪稳定,愿意配合。

3. 环境准备→

➤ 温湿度适宜,安静,整洁,地面平坦,道路通畅。移开障碍物,保持环境宽敞。

4. 护士准备→

➤ 衣、帽、鞋、头发整洁,修剪指甲,洗手、戴口罩。

5. 用物准备→

> 检查平车,保持各部件完好备用。平车备好垫子、枕头、盖被折于一边,必要时备中单、木板、记录单、笔。

操作步骤

1. 核对医嘱,了解运送目的,洗/消毒手、戴口罩。

2. 推平车及用物至床旁核对、解释→

用语范例:"您好,我是护士××,请问您叫什么名字?请给我看下您的腕带,××,王医生让您去拍X光、做心电检查,根据您的受伤情况,我用平车送您去检查可以吗?"

3. 协助病人整理衣着→

> 将各种导管妥善放置,避免移动中滑脱,搬运时管道避免受压或液体逆流。
> **用语范例:**"您好,我们慢一点,不着急。"

4. 协助病人移向平车→

> 平车移至床边,紧靠,调整平车高度与床同高或稍低,刹住平车。
> 病人平移至床侧,靠近平车,向对侧翻转,或将过床器边缘部分插入病人身下,移动病人,让其滑动至平车中央。
> 撤去过床器,安置病人于合适、安全的卧位。
> 协助病人移向平车顺序:上身、臀部、下肢依次移向平车。

5. 重新检查各种导管→妥善固定

用语范例:"让我再来看一下您身上的尿管有没有被压。来,请您向平车中间移,慢一点,××,我们现在就去检查。"

6. 盖好盖被、整理床位。
7. 松开平车刹车,推至指定地点。
8. 检查结束送病人回病房,安置病人、终末处理。
9. 洗手,记录。

评价

盖被子时露出头部,包好脚部,两侧边缘整齐美观,运用节力原则。

注意事项

1. 使用平车前,检查刹车是否灵敏,轮胎气量是否充足。
2. 移动病人时动作要轻稳、协调一致,尤其是多人移动病人时,护士身体尽量靠近病人,以保持平衡和节力。

3. 保证病人的安全舒适,妥善安置病人,头部置于平车的大轮端,推车时小轮在前,车速适宜,拉起护栏,护士应站在病人的头侧,便于观察病情,注意病人的面色、呼吸及脉搏的变化。

4. 推平车上坡下坡时,保证病人头部处于高位,以减少不适。颅脑损伤、颌面部外伤及昏迷的病人,应将头偏向一侧。

5. 搬运病人时妥善安置导管,避免脱落、受压或液体逆流。特殊引流管可先行夹闭,防止牵拉脱出(注意搬运结束及时恢复开放引流)。

6. 推车过门时应先将门打开,不可用车撞门,以免震动病人或损坏物品。

课后反思

1. 搬运过程中有哪些措施是防止病人受伤的?
2. 哪些步骤是禁忌的?

实验六 约束带的使用

临床情境导入

病人刘某,男性,64 岁,诊断"右肺下叶占位",手术后回 ICU 病房,病人烦躁不安,术后有多根引流管,为保证安全和治疗、护理的顺利进行,我们将对他进行约束。

➤ 如何选择约束工具?
➤ 注意事项是什么?

实验目标

能根据病人的病情及需要,正确选择和科学使用约束带,保证病人安全。

护士素质要求

1. 仪表举止:仪表大方,举止端庄,态度和蔼,轻盈矫健。
2. 服装服饰:服装、鞋帽整洁,发型、着装符合要求。

实验目的

正确使用约束带,保护躁动的病人,限制身体或约束失控的肢体活动,防止病人自伤或坠床,确保病人安全,保证治疗、护理顺利进行。

操作前准备

1. 评估病人并解释→ ➤ 病人评估：评估病人的年龄、意识、活动能力、全身及约束部位的皮肤力及配合程度；评估病人/家属的心理状况，对使用约束带的认知和接受程度；告知家属约束的目的、时间和方法，请家属在告知书上签字。

2. 病人准备→ ➤ 了解使用约束带的目的、方法、注意事项及配合要点，愿意配合。

3. 环境准备→ ➤ 温湿度适宜，安静，整洁。

4. 护士准备→ ➤ 衣、帽、鞋清洁整齐，修剪指甲，洗手，戴口罩。

5. 用物准备→ ➤ 宽绷带、肩部及膝部约束带、棉垫、弯盘、记录单、笔。

操作步骤

1. 核对医嘱，了解约束目的。
2. 洗/消毒手、戴口罩。

3. 将用物携至床旁，核对、解释→ 　　**用语范例**："您好，××，我是管床护士××，请问您叫什么名字？请给我看一下您的腕带，因为您现在有各种引流管，非常不舒服，为了避免您难受的时候不受控制拔管，我们会将您的右手适当地约束一下，主要是短期内的一个保护措施，请您配合一下，手臂动一下，这支手臂没有受过外伤吧？"

4. 评估及处理→ ➤ 评估病人病情、意识状态及配合程度。
➤ 向病人及家属介绍约束带作用、目的、方法。
➤ 评估肢体活动情况及肌力情况，病人家属对约束带的作用及使用方法的了解及配合程度。

5. 协助病人排便、摆放合适体位。

6. 固定约束带，观察肢体血运→ ➤ 先约束上肢腕关节，视病情再决定是否约束肩、踝关节。
➤ 松紧程度应以能够插入 1～2 指为宜。
➤ 约束带系于床栏隐蔽处，以病人看不见、摸不着为宜。
　　用语范例："请配合一下，我给您把右手固定住，可以吗？……在约束过程中，您有任何需求可以随时告诉我，好吗？"

7. 安置病人，整理床铺，健康指导。

8. 洗手、记录→

> 记录约束带使用原因、时间、约束带数目、约束部位、解除约束时间、执行人。
> 班班交接、每2h活动肢体1次，并观察局部皮肤情况。

评价

约束带松紧程度应以能够插入 1～2 指为宜,病人血运通畅无不适。约束带系于床栏隐蔽处,病人看不见、摸不着。

注意事项

1. 严格掌握约束带的应用指征,维持病人的自尊。使用前做好心理护理,取得病人及家属的理解和配合。

2. 实施约束时,将病人肢体处于功能位置,松紧适宜,密切观察约束部位的皮肤颜色,并定时松解,保证病人的安全、舒适。

3. 约束带下应垫衬垫,固定须松紧适宜(一般以能伸入 1～2 指为宜)。注意观察受约束部位的皮肤颜色,必要时进行局部按摩,促进血液循环。

4. 保护性约束属于制动措施,使用时间不宜过长,病情稳定或治疗结束后,应及时解除约束。需要较长时间约束者,每 2 小时解除约束带一次并活动肢体、按摩受压部位。

5. 准确交班并记录使用约束的原因、时间、约束带的数目、约束带的部位、约束带部位的皮肤状况、每次观察结果、执行的护理措施及解除约束带的时间。

课后反思

1. 如何观察病人血运情况?
2. 一旦病人出现不良反应应如何处理?

实验七 协助病人翻身侧卧——轴线翻身法

临床情境导入

病人张某,女性,48 岁,腰椎外伤术后 6 小时,由于刀口疼痛,病人不能自行更换体位,需要护士协助翻身。

> 护士应选择哪种方法协助翻身?
> 操作注意事项有哪些?

实验目标

能按正确的方法协助病人变换卧位。

护士素质要求

1. 仪表举止：仪表大方，举止端庄，态度和蔼，轻盈矫健。
2. 服装服饰：服装、鞋帽整洁，发型、着装符合要求。

实验目的

协助颅骨牵引、脊柱损伤、脊柱手术、髋关节手术后的病人翻身，使其感到舒适、安全，满足检查、治疗和护理的需要，预防并发症的发生。

操作前准备

1. 评估病人并解释→
- 病人评估：评估病人的年龄、体重、病情、治疗情况、心理状态及配合程度，确定翻身方法和所需用物。
- 检查病人损伤部位、伤口情况和管路情况。
- 向病人及家属解释，使之了解翻身侧卧的目的、过程、方法及配合要点。

2. 病人准备→
- 了解翻身的目的、方法、注意事项及配合要点，情绪稳定，愿意配合。

3. 环境准备→
- 评估环境的隔离要求。

4. 护士准备→
- 洗手（七步洗手法），修剪指甲，戴口罩，视病人情况决定护士人数。

5. 用物准备→
- 视病人情况备好枕头、床挡。

操作步骤

1. 将用物携至床旁，核对、评估、解释→
- 评估病人病情、意识、皮肤、活动耐力。
- 观察有无导管、牵引、夹板固定，移动障碍，评估体重。

  用语范例：护士甲："您好，我是护士××，请问您叫什么名字？请给我看一下您的腕带。您现在已经术后6小时，生命体征都在正常范围，伤口渗血很少，伤口疼痛厉害吗？不是很疼，是吧？那就可以翻身了，早翻身可以让您更舒适，而且不会发生褥疮。您不用紧张，我和护士乙一起来帮您，您只要按我们的要求配合就可以，没什么痛苦。"

2. 护士甲、乙站于病人同侧,护士甲移去枕头,护士乙松开被尾→	➢ 护士甲:将双手分别置于病人的颈肩部和腰部。 ➢ 护士乙:将双手置于病人的臀和腘窝部。 　甲、乙同时将病人抬起移向近侧,分别托扶病人的肩、腰部和臀、膝部,轻推,病人转向对侧卧位。 　**用语范例:** 护士乙:"来,把双腿屈起来。"护士甲:"好,再把您的两只手交叉在胸前,就这样,您做得非常正确。我先把您平移到我们这一侧,这样翻身后就不至于睡在床的边缘,增加坠床的危险。"
3. 翻身→	➢ 翻身角度应小于60°,注意为病人保暖,并防止坠床。 ➢ 翻身过程始终保持病人的肩、腰、髋在同一水平。 ➢ 各种管路保持通畅。
4. 调整体位→	➢ 护士甲将一软枕置于病人背部、胸前。 ➢ 护士乙将一软枕放于两膝之间,使病人安全舒适,必要时使用床栏。 　**用语范例:** 护士甲:"好了,没有增加您的疼痛吧,翻个身是不是舒服多了? 你的双手可以随意摆放,我在您的背部放一个枕头,这样您就舒服了。"护士乙:"好,您双腿怎么舒服就怎么摆放,如果您双腿自然弯曲起来,我再帮您在两腿之间放一个枕头就更舒适了。"
5. 整理床单位,健康指导→	**用语范例:** 护士甲:"我们已经为您翻好身了,有几点需要交代给您:由于您才术后6小时,所以仍以平卧位为主,以防止压迫伤口出血,一般2小时翻身一次,每次侧卧位15分钟左右,最好不超过30分钟。"护士乙:"是的,另外在以后的康复阶段,无论您自己翻身还是您家人协助翻身一定要保持肩部、腰部、髋部在同一水平面上,避免脊柱扭曲。"护士甲:"××,您安心休息,我们会常来看您的。"

6. 整理用物。

7. 洗手,记录翻身时间。

评价

操作时使病人头、颈、肩、腰、髋保持在同一水平。

注意事项

1. 护士应注意节力原则。翻身时让病人尽量靠近护士,使重力线通过支撑面来保持平衡,缩短重力臂而省力。

2. 移动病人时动作应轻稳、协调一致,不可拖拉以免擦伤皮肤。应将病人身体先抬起再行翻身。翻身时应注意为病人保暖并防止坠床。

3. 轴线翻身法翻转时要维持躯干的正常生理弯曲,避免由于躯干扭曲,加重脊柱骨折、脊髓损伤和关节脱位。翻身后,需用软枕垫好肢体,以维持舒适而安全的体位。

4. 根据病人病情及皮肤受压情况,确定翻身间隔的时间。如发现皮肤发红或破损应及时处理、酌情增加翻身次数,同时记录于翻身卡上并做好交接班。

5. 若病人身上有各种导管或输液装置,应先将导管安置妥当,翻身后仔细检查导管是否有脱落、移位、扭曲、受压,保持导管通畅。

6. 为手术病人翻身前应先检查伤口敷料是否潮湿或脱落,如已脱落或被分泌物浸湿,应先更换敷料并固定后再行翻身,翻身后注意伤口不可受压;颈椎损伤的病人,勿扭曲或旋转病人的头部,以免加重神经损伤而引起呼吸肌麻痹而死亡;颈椎或颅骨牵引者,翻身时不可放松牵引,并使头、颈、躯干保持在同一水平位翻动;翻身后注意牵引方向、位置以及牵引力是否正确;颅脑手术者,头部转动过剧可导致脑疝,导致病人突然死亡,故应于健侧卧位或平卧;石膏固定者,应注意翻身后患处及局部肢体的血运情况,防止受压。

课后反思

1. 轴线翻身法为什么要让头、颈、肩、腰、髋保持在同一水平?
2. 操作过程中有哪些禁忌?

实验八　协助患者移向床头

临床情境导入

病人李婷,女,66岁,长期卧床,消瘦,管床护士小王晚间查房时发现病人身体滑向床尾,为保持舒适感,现需协助其移向床头。

➤ 根据病人情况,应采取何种搬运方法?
➤ 移动过程中如何节力?

实验目标

能正确促进自理能力欠缺的卧床病人的舒适。

护士素质要求

1. 仪表举止:仪表大方,举止端庄,态度和蔼,轻盈矫健。
2. 服装服饰:服装、鞋帽整洁,发型、着装符合要求。

实验目的

帮助患者移向床头,调整卧位,促进舒适。

操作前准备

1. 环境准备→

> 清洁通风、无病人治疗和进餐。

2. 护士准备→

> 衣帽整洁,修剪指甲,洗手,戴口罩。

3. 用物准备→

> 平车、毛毯或棉被。必要时备中单、过床易。

操作步骤

1. 解释评估→

> 核对患者信息。
> 评估患者病情、意识状态、自理能力、肢体肌力、配合程度。
> 评估患者体位是否舒适,肢体、关节是否处于功能位,了解有无约束、管路、牵引及夹板等,身体有无移动障碍。
> 向患者解释。

　　用语范例:5床您好,我是您的管床护士小王,请您配合一下我的核对,告诉我您的名字好吗? 核对无误。您现在身体已经滑向床尾,为保持您的舒适感,我们要将您移向床头,您能配合我们吗?

2. 搬运患者→

> 一人帮助患者移向床头法
　1. 使患者仰卧屈膝,双手握住床头板,双脚蹬床面。
　2. 护士用手稳住患者双脚,同时在臀部提供助力,使其上移。
　3. 放回枕头,为患者盖好盖被,抬高床头。

　　用语范例:李婷,我马上要为您进行操作了,在移动的过程中如果您有任何不适请随时告诉我。

> ➤ 二人帮助患者移向床头。
> 1. 方法①：两人分别站在床的两侧，交叉握住患者颈、肩及腰臀部，两人同时用力，协助患者抬起，移向床头。或两人分别站于床的两侧，交叉托住患者颈、肩、腰臀部，两人同时用力，抬起患者移向床。
> 方法②：两人同侧，一人托住患者颈、肩及腰部，另一人托住臀部及腘窝，同时抬起患者移向床头。
> 2. 放回枕头，为患者盖好盖被，抬高床头。

3. 整理解释→

> ➤ 1. 整理床单位。
> ➤ 2. 嘱患者休息。
>
> **用语范例**：李婷，操作已完毕，您觉得这样躺着舒服吗？我将呼叫器放在您的枕边，有事请按铃，我们也会随时巡视病房的，您好好休息，谢谢您的配合。

评价

1. 注意节力原则。
2. 满足病人身心需要，病人感觉舒适、安全。

注意事项

1. 注意遵循节力原则。
2. 护士动作应轻稳，避免对患者拉、拽等动作，防止关节脱位，使患者舒适、安全。

课后反思

1. 移动过程中是否做到避免拖、拽病人？
2. 移动过程中，面对体重较大的病人，如何节力？

实验九　跌倒预防

临床情境导入

　　病人王某，男，66 岁，偏瘫，为防住院期间发生跌倒，现需为其做跌倒风险评估。
> ➤ 做跌倒风险评估的目的是什么？
> ➤ 跌倒风险评估的注意事项有哪些？

实验目标

掌握跌倒预防技术及跌倒风险评估。

护士素质要求

1. 仪表举止:仪表大方,举止端庄,态度和蔼,轻盈矫健。
2. 服装服饰:服装、鞋帽整洁,发型、着装符合要求。

实验目的

采取相应的预防措施,降低患者意外跌倒的风险,确保住院期间的安全。

操作前准备

1. 环境准备→ | ➤ 清洁通风、无病人治疗和进餐。
2. 护士准备→ | ➤ 衣帽整洁,修剪指甲,洗手,戴口罩。
3. 用物准备→ | ➤ 跌倒危险评分表。

操作步骤

1. 核对患者信息。

2. 解释评估→

> ➤ 向患者解释,为患者安置舒适体位。
> ➤ 评估环境:光线、地面等。
> ➤ 评估患者:年龄、意识、自理能力、步态、既往病史、目前病情及用药情况,有无家属留陪等。
>
> **用语范例:** "5床,您好,我是您的责任护士小王,请您配合一下我的核对,告诉我您的名字好吗? ……核对无误。
>
> 为了防止您住院期间发生跌倒,我现在要为您做跌倒风险评估,目的是清除潜在的跌倒危险因素,提供安全环境,利于病情的稳定及恢复,现在您能配合我吗?
>
> 好的,根据评估,您属于跌倒高危人群,需要特别注意预防跌倒,现在我来教会您如何防范。"

3. 调低病床→

> ➤ 调低病床,固定好脚刹车及床栏。教会患者床挡的使用方法及注意事项。

> 将呼叫器放在患者易取处,告知呼叫器的使用方法,告知患者减少夜间下床频率,衣服大小适宜、穿防滑鞋等。
> 患者使用轮椅或平车时,将搬运工具先固定、扶好护栏、告知使用中注意事项。
> 督促患者按时服药,告知患者服药后注意事项,密切观察用药反应,尤其对给予镇静剂及抗高血压类药物的患者。

4. 健康教育→

    用语范例:"我已为您固定好病床,床栏和呼叫器的使用方法是……

    您起床时先不要着急,如出现头晕、双眼发黑、下肢无力、行走不稳和不能移动时请立即原地坐下或靠墙,呼叫他人帮助,若是在厕所,请按红色预警按钮。

    因为您目前有跌倒风险,所以我为您挂上"预防跌倒"警示牌,这段时间请您不要单独行动,活动时也需要人陪护。现在我把床挡帮您放好,我将水杯、便器放在您能拿到的地方,呼叫器已放置于您的枕边,如果您有什么需要,请随时按铃,我们也会随时巡视病房的,您现在感觉怎么样? 还有什么需要吗? 您好好休息。谢谢您的配合。"

5. 床头卡标识→

> 床头卡按跌倒评分标准挂预防跌倒标识。

6. 定时巡视→

> 定时巡视患者,严密观察生命体征及病情变化,合理安排陪护。

7. 填写护理记录单。

评价

病人的跌倒预防意识有所提高。

注意事项

1. 定时巡视,严密观察患者的生命体征及病情变化。
2. 加强对患者及家属的安全教育,提高防范意识。
3. 加强心理护理,了解患者需要,给予必要的生活护理和帮助。
4. 地面保持干净无水迹、无障碍物、走廊整洁、通畅、光线明亮。

1. 改变体位欲活动时应遵守什么？
2. 跌倒预防的健康教育包括哪些？

实验十　冰帽降温

临床情境导入

　　某 22 岁大学生，在进行体能考核的时候突然晕倒，送往急诊救治。入院时患者体温 41℃，昏迷状态，肤色发红，诊断为劳力性热射病合并肝损害，急忙收入科室进行进一步抢救治疗。

➤ 1. 如何对其先用冰帽进行降温？
➤ 2. 采用冰帽降温有哪些注意事项？

实验目标

1. 掌握冰帽降温的一般步骤。
2. 掌握模拟冰帽降温实验过程中的护患沟通要领，加强术语练习。

护士素质要求

1. 仪表举止：仪表大方，举止端庄，态度和蔼，轻盈矫健。
2. 服装服饰：服装、鞋帽整洁，发型、着装符合要求。

实验目的

1. 为高温患者降温。
2. 为患者实施头部降温，防止脑水肿。

操作前准备

1. 环境准备→	➤ 清洁通风、无病人治疗和进餐。
2. 护士准备→	➤ 衣帽整洁，修剪指甲，洗手，戴口罩。核对医嘱。
3. 用物准备→	➤ 冰帽、冰块、毛巾，棉垫，橡胶单，中单，软枕、盆等。

操作步骤

1. 评估与核对→

> 评估患者年龄、病情、意识、治疗情况、头部皮肤状况及合作程度。
> 评估患者对冷的敏感性和耐受性。
> 向患者/家属解释目的、方法、注意事项及配合要点。
> 核对医嘱,准备用物。
> 核对患者床号、姓名、住院号,评估患者。向患者解释使用冰帽的目的。

2. 冰帽的制作与使用→

> 洗手,戴口罩。
> 将去除棱角的冰块擦干装入冰帽,在冰帽内垫好毛巾。
> 携用物至床旁,再次核对。
> 助患者取平卧位。
> 取下枕头,肩下铺好橡胶单和中单。
> 将患者的头置于冰帽中,在枕后、耳郭和颈部垫好棉垫,必要时,颈下垫小软枕,保持呼吸道通畅。
> 随时检查冰块的融化情况,及时更换与添加。
> 观察局部血液循环和体温变化情况。

3. 整理与解释→

> 整理床单位,处理用物。
> 做好解释指导,询问需要。
> 洗手、脱口罩。

4. 记录→

> 冰帽使用期间,局部皮肤情况。
> 体温变化情况。

评价

1. 动作熟练准确,操作规范。
2. 沟通合理准确,表达清晰。

注意事项

1. 注意监测肛温,肛温不得低于 30℃。

2. 随时检查冰帽有无破损、漏水现象,冰块融化后及时更换与添加;布套或毛巾套潮湿后应立即更换。

3. 观察患者皮肤情况,严格交接班制度,如患者发生皮肤苍白、青紫或者有麻木感时,应当立即停止使用,防止冻伤发生。

4. 应当保护患者耳部,防止发生冻伤,防止产生继发效应。

课后反思

1. 如何确认冰帽佩戴良好？
2. 若因操作不当发生冻伤该如何处理？

实验十一　患者入院护理

临床情境导入

病人王某，男，65 岁，原患有"高血压"，这次感觉头痛、头晕来门诊就医，医生检查后，嘱病人到检验室进行化验，结果出来后，医生开出住院证要病人到内科住院观察。

➢ 作为住院区的护士，为接收病人需要做哪些入院准备？

实验目标

熟练掌握患者入院护理的操作要点。

护士素质要求

1. 仪表举止：仪表大方，举止端庄，态度和蔼，轻盈矫健。
2. 服装服饰：服装、鞋帽整洁，发型、着装符合要求。

实验目的

1. 帮助患者尽快适应环境，消除紧张、焦虑等不良心理情绪。
2. 做好入院处理和入院宣教。
3. 满足患者安全舒适的需求。

操作前准备

1. 环境准备 →	➢ 清洁通风、无病人治疗和进餐。
2. 护士准备 →	➢ 衣帽整洁，修剪指甲，洗手，戴口罩。
3. 用物准备 →	➢ 治疗盘内（体温计、血压计、听诊器），患者服一套，酌情备指甲剪、剃须刀、气垫床、中单或看护垫等。

操作步骤

1. 准备操作→
> - 接到通知,准备床单位。
> - 洗手。

2. 入院前→
> - 迎接新患者,自我介绍、核对相关信息。
> - 填写患者入院相关资料。
> - 为患者戴上手腕带。
> - 测量患者体重,妥善安置患者于病床。

3. 入院后→
> - 测量患者的生命体征。
> - 评估患者,填写入院护理记录。
> - 向患者进行入院介绍。
> - 完成患者的清洁等生活护理,协助更换病员服。
> - 通知医生接诊患者,必要时协助体检、抢救及治疗。
> - 洗手,取口罩。

4. 完善记录→
> - 实施护理记录。
> - 观察病情及患者对治疗护理的反应。

评价

操作熟练、规范,无缺项,与病人沟通自然,语言通俗易懂。

注意事项

1. 入院介绍工作视患者病情而定。

2. 如患者意识清楚,病情较轻,可先进行入院介绍及评估,再通知医生接诊,根据医嘱进行治疗及护理。

3. 如患者病情较重,则应先将患者妥善安置至病床并通知医生接诊,遵医嘱进行治疗,入院介绍可稍后进行。

课后反思

1. 你认为操作过程中有无缺项?

2. 你认为是否与患者沟通顺利,帮助患者适应了医院环境?

实验十二　患者出院护理

临床情境导入

　　患者王某,女,30岁,妇科检查:有少量流血,阴道后穹窿抽出暗红色不凝血液,尿妊娠试验阳性。诊断:异位妊娠。现患者治疗结束,医生下达出院医嘱。

　　➤ 1. 护士需做哪些出院护理准备?

　　➤ 2. 患者出院后,护士还需做些什么?

实验目标

1. 熟练掌握患者出院护理的操作。
2. 学会书写出院记录。

护士素质要求

1. 仪表举止:仪表大方,举止端庄,态度和蔼,轻盈矫健。
2. 服装服饰:服装、鞋帽整洁,发型、着装符合要求。

实验目的

1. 指导患者遵医嘱继续按时接受治疗或定期复诊。
2. 为患者提供心理支持,促进尽快重返社会。
3. 指导患者办理出院手续。
4. 清洁、整理、消毒床单位,准备迎接新患者。

操作前准备

1. 环境准备→ | ➤ 清洁通风、无病人治疗和进餐。

2. 护士准备→ | ➤ 衣帽整洁,修剪指甲,洗手,戴口罩。

3. 用物准备→ | ➤ 出院患者联系卡、床上用物一套。

操作步骤

1. 核对医嘱→

> 核对医嘱,确认患者出院日期及时间。
> 通知患者及家属,协助做好出院准备。

2. 解释评估→

> 评估患者,注意患者情绪变化。
> 根据患者的康复状况进行出院指导。
> 发放满意度调查表,听取患者住院期间的意见和建议。

3. 执行出院医嘱→

> 执行出院医嘱,终止各种治疗和护理,做好出院登记。
> 指导患者办理出院手续,解除腕带。
> 协助患者清理用物。
> 护送患者离开病房。
> 患者床单位按出院常规行终末处理。
> 铺好备用床,准备迎接新患者。
> 整理用物,洗手。

4. 完善记录→

> 整理出院记录。
> 完成出院护理记录。

评价

1. 患者满意度高。
2. 出院记录填写正确、规范。

出院指导

1. 指导患者出院后饮食、服药、休息、功能锻炼及遵医嘱按时接受治疗或定期复诊方面的注意事项,必要时可为患者或家属提供书面资料。
2. 指导患者及家属有关的护理知识和技能。
3. 告知患者复诊的时间及地点。

课后反思

1. 我们应该如何进行患者出院护理?
2. 患者出院护理过程中,我们该注意些什么?

实验十三 口腔护理

临床情境导入

　　李某,男,72 岁,因"肺炎"收治入院。应用抗生素数周。护士每日 2 次为其进行特殊口腔护理。近日发现口腔黏膜和舌苔上出现白色片状分泌物,不易拭去。

　　➤ 护士在为其进行口腔护理时需要评估哪些内容?
　　➤ 该病人出现了什么问题?
　　➤ 护士应为其选择何种口腔护理溶液? 其作用是什么?
　　➤ 在口腔护理时应注意什么?

实验目标

能正确运用所学知识为病人进行口腔护理和相关健康教育。

护士素质要求

1. 仪表举止:仪表大方,举止端庄,态度和蔼,轻盈矫健。
2. 服装服饰:服装、鞋帽整洁,发型、着装符合要求。

实验目的

　　保持口腔清洁、湿润,预防口腔感染等并发症;去除口臭、口垢,促进舒适,增进食欲;观察口腔状况,协助疾病诊断。

操作前准备

1. 评估病人并解释→

> ➤ 病人评估:评估病人的意识、自理能力、口腔黏膜是否完整、酸碱度、有无义齿等及配合程度。
> ➤ 向病人及家属解释口腔护理的目的、方法及配合要点,征得同意愿意配合。
>
> 　　**用语范例:**"您好! 我是护士××,请问您叫什么名字? ××是吧,请让我核对您的腕带信息,由于疾病原因您暂时不能吃东西,也不能刷牙,为了预防口腔感染,我将给您做口腔护理,用棉球擦洗口腔,您看可以吗?"
>
> 　　"请张嘴,让我看看口腔,有没有义齿? 好了,请将嘴唇抿一下,测 pH,您口腔 pH 显示为中性,我们用生理盐水给您做口腔护理,会有淡淡咸味,您稍事休息,我去准备物品。"

2. 病人准备

> 了解口腔护理的目的、方法、注意事项及配合要点，取舒适、安全、易于操作的体位。

3. 环境准备→

> 安静、宽敞、清洁、明亮、温度适宜操作。

4. 护士准备→

> 洗手（七步洗手法）、修剪指甲，戴口罩。

5. 用物准备→

> 评估用物：
> 治疗车上层：治疗盘内压舌板、手电筒、pH 试纸、无菌棉签、漱口杯、温开水及吸水管。
> 治疗车下层：弯盘。

> 操作用物：
> 治疗车上层：治疗盘内口腔护理包、弯盘、压舌板、手电筒、漱口液（根据 pH 选择）。必要时：石蜡油、开口器、外用药、棉签、吸痰管。
> 治疗车下层：生活垃圾桶和医用垃圾桶（或弯盘）。

操作步骤

1. 用物携至床旁，再次核对。

2. 垫巾、放弯盘，治疗车上打开口腔护理包→

> 取治疗巾垫于颌下，在治疗车上打开口腔护理包，置弯盘于口角旁，治疗碗于床头柜。

3. 协助病人漱口，湿润嘴唇→

> 协助病人漱口（若为昏迷病人禁止漱口）。
> **用语范例**："请漱一下口……来，吐到弯盘里。先湿润一下嘴唇。"

4. 血管钳持棉球擦洗口腔→

> 左手拿有齿镊，右手拿弯血管钳（上牙向下，下牙向上）。

> 拧棉球方法：有齿镊在上，弯血管钳在下，两者成 90°，不可触碰。昏迷者禁忌漱口，痰液过多时吸出。

> 擦洗方法：外侧和内侧竖向擦洗；咬合面螺旋式擦洗；颊部 U 形擦洗。动作轻柔，棉球不宜过湿。

> 擦洗顺序：对上侧→对下侧→近上侧→近下侧→对侧内上→对侧上咬合面→对侧内下→对侧下咬合面→对侧颊部→近侧内上→近侧上咬合面→近侧内下→近侧下咬合面→近侧颊部。

> "W"形擦洗硬腭、"S"形擦洗舌面。
> **用语范例**："来，请您把舌头伸出来。""请咬合牙齿，张开嘴唇，擦洗外面。"

5. 协助漱口→ | ➤ 用手电筒,检查口腔(若为昏迷病人应清点棉球),治疗巾擦嘴角后撤去。
　　用语范例: "请张口,让我看看你的口腔情况。现在很舒服吧?"

6. 安置病人,健康指导→ | 　　**用语范例:** "××,牙给您擦洗好了,很舒服吧?今后每天都要注意口腔卫生,既舒适,又预防感染,您安心休息,还有什么需要帮助的吗?有事请按铃,我会经常来看您的。"

7. 消毒手、处理用物。
8. 洗手、记录。

评价

动作轻柔、准确,操作正规,护患关系融洽。

注意事项

1. 根据口腔情况选择合适的漱口液。口唇干裂者,先用温水湿润,再张口检查,防止出血。擦洗后,涂上石蜡油。

2. 昏迷病人禁止漱口,棉球蘸水不可过湿,以不能挤出液体为宜,防止因水分过多造成误吸;擦洗时注意夹紧棉球,每次一个,操作完毕清点棉球,防止遗留在口腔内;正确使用开口器、舌钳、压舌板,如需用张口器,应从臼齿处放入。

3. 擦洗时,动作宜轻,尤其对凝血功能差的病人,防止碰伤黏膜和牙龈,勿触及软腭、咽部。擦洗牙齿内、外面时,应纵向擦洗,由内而外;弧形擦洗颊黏膜;擦洗硬腭及舌面时勿伸入过深,以免引起恶心;每次擦洗只用一只棉球,且不宜过湿。

4. 化疗、放疗、使用免疫抑制剂的病人可以用漱口液清洁口腔。但漱口液不宜长期频繁使用,使用药用漱口水应遵医嘱。

5. 有活动义齿应先取下再进行操作,取下的义齿应放入冷水杯中,勿将义齿浸于热水或乙醇中,以免变色、变形和老化。口腔清洁后佩戴义齿。

6. 对长期使用抗生素和激素的病人,应注意观察口腔内有无真菌感染。

7. 传染病病人的用物需按消毒隔离原则进行处理。

课后反思

1. 如何根据病人的口腔问题选择不同的漱口水?
2. 有哪些禁忌?

附:常用漱口液

根据口腔 pH、药理作用选用不同溶液

溶液	作用	酸碱性	适用情况
生理盐水	清洁口腔,预防感染	中性	清洁口腔
朵贝尔溶液	轻微抑菌,除臭	中性	口腔轻度感染
0.02%呋喃西林溶液	清洁口腔,广谱抗菌	中性	清洁口腔
1%～3%过氧化氢溶液	遇有机物时,放出新生氧,抗菌除臭	偏酸性	口腔感染、出血、溃疡
1%～4%碳酸氢钠溶液	为碱性溶液,用于真菌感染	偏酸性	真菌感染
2%～3%硼酸溶液	为酸性防腐剂,抑菌	偏碱性	细菌感染
0.1%醋酸溶液	用于铜绿假单胞菌感染等	偏碱性	细菌感染
活性银离子漱口液	杀菌、预防或消除炎症	中性或偏碱性	口腔溃疡、急性咽炎

实验十四　床上擦浴

临床情境导入

病人王某,男,68 岁,脑中风后偏瘫 2 年,现生命体征平稳,为保持病人皮肤清洁,需要护士给予床上擦浴。

➤ 擦浴前应进行哪些评估?

➤ 正确的操作程序及注意事项有哪些?

实验目标

能正确运用所学知识为病人进行床上擦浴和进行相关健康教育。

护士素质要求

1. 仪表举止:仪表大方,举止端庄,态度和蔼,轻盈矫健。
2. 服装服饰:服装、鞋帽整洁,发型、着装符合要求。

实验目的

1. 保持皮肤清洁,使病人身心舒适。
2. 促进皮肤血液循环,预防皮肤感染和压疮等并发症发生。
3. 促进病人身体放松,增进护患关系。
4. 协助病人活动肢体,防止肌肉挛缩和关节僵硬等并发症发生。

操作前准备

1. 评估病人并解释→

> 评估病人的年龄、病情、意识、心态、皮肤、自理能力、有无引流管及伤口状况及配合情况。向病人及家属解释床上擦浴的目的、方法及配合要点,协助排便。
>
> 　**用语范例:**"您好! 我是护士××,请问您叫什么名字? ××是吧,请让我看看您的腕带。由于您最近……为了让您感到舒适,现在准备给您全身进行温水擦澡,您只要稍微翻身配合就可以了。来,让我先检查您的全身皮肤卫生情况,好,您稍事休息,我去准备物品。"

2. 病人准备→

> 了解床上擦浴的目的、方法、注意事项及配合要点。情绪稳定,全身状况良好,根据需要排便,愿意配合。

3. 环境准备→

> 温湿度适宜,调节室温至 24～26 ℃,关好门窗,用屏风或床帘遮挡。

4. 护士准备→

> 洗手(七步洗手法),修剪指甲,戴口罩。

5. 用物准备→

> 治疗车上层:毛巾 3 条、浴巾 2 条、浴皂、小剪刀、梳子、浴毯、50％乙醇、护肤用品(爽身粉、润肤剂)、脸盆 2 只、清洁被服和衣裤、手消毒液。
>
> 治疗车下层:水桶 2 个(一桶盛热水、另一桶接污水)、便盆、便盆巾、屏风、生活垃圾桶和医用垃圾桶。

操作步骤

1. 将用物携至床旁,协助排便、再次核对,解释→

> 　**用语范例:**"××您好,我再看一下您的腕带,下面我们开始擦澡了,您不要紧张,我会小心一点的,您现在需要排尿吗?"

2. 依次擦洗面颈部、擦洗近侧上肢、清洗手部、擦洗对侧上肢→

> 一条浴巾铺于枕上,另一条置于病人胸前,将毛巾叠成手套状,包于手上并浸湿,擦洗眼部,由内到外,擦干眼部;温水擦洗前额、面颊、鼻部、颈部和耳根,并用浴巾擦干。
>
> 脱去近侧衣袖,盖好浴毯,移走近侧上肢浴毯,将浴巾纵向铺于病人上肢下面,清洗上肢并用浴巾擦干。擦洗力量要足以刺激肌肉组织,促进血液循环。
>
> 浴巾对折,放于床边,协助病人将手浸于脸盆中洗净并擦干,根据情况修剪指甲,同法擦洗对侧上肢。

	用语范例："先给您洗洗眼睛。""再给您洗洗脸,脖子和耳朵。""现在再擦擦上肢。""让我给您泡泡手吧,这样舒服些。"
3. 擦洗胸部、腹部→	➤ 浴巾盖于胸前,浴毯向下折叠至脐部,一手掀起浴巾一边,另一手包好毛巾擦洗胸部后擦干皮肤。 ➤ 浴巾纵向盖于胸腹部,浴毯向下折叠至会阴部,一手掀起浴巾一边,另一手擦洗腹部。注意洗净脐部和腹股沟皮肤褶皱处,防止受凉。 　　**用语范例**："××,现在给您擦洗前胸部和腹部了,别紧张,我会慢点的。"
4. 擦洗背部→	➤ 协助病人取侧卧位,背向护士。浴巾纵向铺于病人身下,浴毯盖于肩部和腿部。从颈部至臀部擦洗并按摩背部。注意洗净臀部和肛门褶皱处,减少暴露。按摩手法见背部按摩护理。 　　**用语范例**："××,下面我们来擦擦后背并按摩一下,你会感到很舒服的。"
5. 协助穿清洁上衣,换水、擦洗下肢→	➤ 协助穿清洁上衣(肢体活动障碍者先穿患侧再穿健侧)。浴毯盖胸腹部。 ➤ 脱裤,浴毯撒至床中线,盖于远侧腿部,浴巾纵向铺于近侧腿部下面,洗净近侧下肢并擦干。 ➤ 同法擦拭对侧下肢。 　　**用语范例**："来,请穿上衣服……好的,您没什么不舒服的吧? 那现在准备擦洗下肢好吗?"
6. 协助穿清洁裤子、泡洗足部→	➤ 穿裤至大腿,卷起裤腿,一手托小腿,将足部轻轻放于盆内,浸泡擦洗。根据情况修剪指甲,如果足部过于干燥可使用润肤剂。 　　**用语范例**："××,下面我们来泡泡脚,您会感到很舒服的。"
7. 清洗会阴部→	➤ 浴巾盖好上肢和胸部,浴毯盖好下肢,暴露会阴,按会阴部护理清洗。 　　**用语范例**："××,下面我们来洗一下会阴,您会感到很舒服的。"
8. 整理衣服、梳头、安置舒适体位、整理床单元、用物→	**用语范例**："××,感觉舒服吗? 谢谢您的配合,有什么问题及时呼叫我,我也会经常来巡视病房的。您好好休息吧。"

9. 洗手、记录。

评价

仪表端庄,态度和蔼,病室整洁,动作轻柔、准确。注意保护病人隐私。

注意事项

1. 注意保暖,控制室温,随时调节水温,及时为病人盖好浴毯。天冷时可在被内操作。

2. 操作中注意节时省力,动作敏捷、轻柔,减少翻动次数,通常 15~30 分钟完成擦浴。

3. 擦浴过程中注意观察病情变化及皮肤情况,如出现寒战、面色苍白、脉速等征象,应立即停止擦浴,并给予适当处理。

4. 按顺序擦洗,注意洗净腋窝、腹股沟等皮肤褶皱处。操作时注意体贴病人,注意保护病人隐私,减少身体不必要的暴露,保持水温,防止病人受凉。

5. 擦浴过程中,注意保护伤口和引流管,避免伤口受压、引流管打折或扭曲。

6. 为病人擦浴时,温水毛巾的温度应该在 40~42 ℃,为了保证这个温度,脸盆里的水温应该在 50~52 ℃。但是毛巾温度达到 45 ℃以上,病人容易灼伤。

课后反思

1. 什么样的病人属于该操作的禁忌?
2. 如何保护病人的隐私?

实验十五 床上洗头

临床情境导入

病人王某,男,68 岁,诊断"脑血栓后偏瘫",现生命体征平稳,为保持病人头发清洁,需要护士给予床上洗头。

➤ 洗头前应进行哪些评估?
➤ 正确的操作程序及注意事项有哪些?

实验目标

能正确运用所学知识为病人进行头发护理及相关健康教育。

护士素质要求

1. 仪表举止:仪表大方,举止端庄,态度和蔼,轻盈矫健。

2. 服装服饰:服装、鞋帽整洁,发型、着装符合要求。

实验目的

1. 去除头皮屑和污物,清洁头发,减少感染机会。
2. 按摩头皮,促进头部血液循环及头发生长代谢。
3. 促进病人舒适,增进身心健康,建立良好的护患关系。

操作前准备

1. 评估病人并解释→	➤ 病人评估:评估病人的头发卫生情况,皮脂分泌情况、自理能力及配合情况。向病人及家属解释床上洗头的相关事宜,征得病人同意,使之愿意配合。 　　**用语范例:**"您好,我是护士××,请问您叫什么名字? ××是吧,请让我看看您的腕带,让我检查一下您的头发? 嗯,出汗较多,比较油腻,您一般几天洗一次头? 哦,三天一次,现在是下午时间,您的所有治疗已经结束。我们准备帮您清洗一下,好吗? 您有洗发液,毛巾和梳子吗? ……有是吧? 我先帮您准备好。好,您稍事休息,我去准备其他物品。"
2. 病人准备→	➤ 了解床上洗发的目的、方法、注意事项及配合要点,情绪稳定,愿意配合。
3. 环境准备→	➤ 安静、宽敞、清洁、明亮,温度适宜,便于操作,室温24~26 ℃,关好门窗。
4. 护士准备→	➤ 洗手(七步洗手法),修剪指甲,戴口罩。
5. 用物准备→	➤ 治疗车上层:洗头器、橡胶中单、浴巾、冲洗水壶(40~45 ℃水)、纱布或眼罩、棉球、水温计、电吹风、镜子。 　　自备:毛巾、梳子、洗发液、护肤品(必要时)。 ➤ 治疗车下层:塑料桶、弯盘。

操作步骤

1. 将用物携至床旁,再次核对,解释→	➤ 移开床头柜,床旁椅,按需给予便器。 　　**用语范例:**"××您好,我再看一下您的腕带。下面我们开始洗头了,您不要紧张,我会小心一点的,您现在需要排尿吗?""××,洗发物品都准备好了,马上要给您洗头,麻烦您配合一下。""××,帮您把窗户关一下,否则会受凉,好的,那我们开始吧。"

2. 铺橡胶单、浴巾,放置洗头器等,棉球塞两耳,纱布或眼罩遮盖双眼→

> 解领口,向内反折衣领,小毛巾围于颈部,别针固定,将橡胶中单、浴巾铺于病人头肩下。
> 洗头器放于头下,颈部置于洗头器突起处,排水管伸入床头下方的塑料桶内,将盛有热水的冲洗水壶、毛巾、洗发液置于床头桌上。

　　用语范例:"××,把您的耳朵用棉球塞好,眼睛用纱布遮盖一下,这样水就不会淋进去。"

3. 洗发→

> 取冲洗壶倒热水,将头发润湿,并询问病人水温是否合适,倒适量洗发液于手掌心,用双手轻搓头发。不可用指甲抓洗,以防伤害头皮。再用热水冲洗头发,反复冲洗,直到洗净为止。操作中观察病人的面色,脉搏,呼吸,如有异常,停止洗头。

　　用语范例:"××,水温怎么样? 烫还是凉? 温度刚好是吧? 那我们继续洗吧。"

4. 取下洗头器、棉球、纱布→

> 取下洗头器,眼部纱布,取出耳内棉球。

　　用语范例:"××,已经洗好了,帮您把棉球、纱布取下来。很舒服吧?"

5. 撤去橡胶中单,吹风机吹干头发→

> 毛巾擦净面部水迹,用浴巾将头部包住,撤去橡胶中单。打开包头浴巾,搓干头发,撤去浴巾,吹风机吹干头发。

　　用语范例:"××,帮您把头发擦干一下,马上再用电吹风吹一下。"

6. 梳理头发、协助病人舒适卧位。
7. 整理床单元,开窗通风。
8. 洗手,必要时记录。

评价

病人清洁、舒适,病室整洁;操作正规,护患关系融洽。

注意事项

1. 洗头过程中随时注意观察病情变化,如面色、脉搏、呼吸有异常时停止操作。
2. 护士应运用人体力学原理,身体尽量靠近床边,保持良好姿势,避免疲劳。
3. 病情危重和极度衰弱病人不宜洗发。
4. 注意室温与水温,及时擦干或吹干头发,防止病人着凉。
5. 操作过程中,用指腹部揉搓头皮和头发,力量适中,避免抓伤头皮;洗发时间不宜过久,避免引起病人头部充血或疲劳不适。

6. 注意病人的舒适体位,保护伤口及各种管路,防止水流入眼和耳内,避免沾湿衣服和床铺。

7. 操作中随时与病人交流,询问其感受及需要,给予适当处理。

课后反思

该操作有哪些禁忌?

实验十六　会阴部清洁护理

临床情境导入

病人李××,女,46岁,以"发热待查"收治入院,遵医嘱留取中段尿进行细菌培养。

➢ 如何保证尿标本留取无污染?你应如何进行会阴部的清洁护理?

➢ 注意事项有哪些?

实验目标

能正确运用所学知识为病人进行会阴部护理及相关健康教育。

护士素质要求

1. 仪表举止:仪表大方,举止端庄,态度和蔼,轻盈矫健。
2. 服装服饰:服装、鞋帽整洁,发型、着装符合要求。

实验目的

保持会阴部清洁、舒适,预防和减少感染;为导尿术、留取中段尿标本和会阴部手术做准备;保持有伤口的会阴部的清洁,促进伤口愈合。

操作前准备

1. 评估病人并解释→	➢ 病人评估:评估病人的年龄、病情、意识、心理状态、配合程度;有无尿失禁或留置导尿管;会阴部清洁程度,皮肤黏膜情况,有无伤口、流血及流液情况。 ➢ 向病人及家属解释会阴部清洁的相关事宜,征得病人同意,使之愿意配合。
2. 病人准备→	➢ 了解会阴部护理的目的、方法、注意事项及配合要点,情绪稳定,愿意配合。

3. 环境准备→

> 拉上窗帘或使用屏风遮挡,操作时予以遮挡,减少暴露。

4. 护士准备→

> 洗手(七步洗手法),修剪指甲,戴口罩。

5. 用物准备→

> 治疗车上层:会阴部护理包(治疗碗、棉球、弯盘、镊子或卵圆钳)、手套、壶(内装温开水)尿垫、毛毯。在治疗室配制冲洗液:温开水 39～41 ℃。
> 治疗车下层:便盆及便盆布。

操作步骤

1. 携用物至病房,再次核对,解释,协助病人取仰卧位→

> 关闭门窗,调节室温,注意保暖。屏风遮挡(非单人间病房时),协助病人取仰卧位,协助脱对侧裤腿盖近侧,必要时盖毛毯,垫尿垫、便盆。
>
> **用语范例:**"×床李阿姨您好!物品已准备好了,马上给您会阴部清洁护理。请您双腿屈膝。请稍抬一下臀部,帮您放下尿垫、便盆。"

2. 擦洗会阴→

> 消毒手,弯盘置于病人两腿之间,治疗碗于治疗车上,戴手套擦洗大腿内侧、阴阜、大小阴唇,暴露尿道口和阴道口,由上到下,从会阴部擦向肛门处。
> 原则:擦洗由上到下,由对侧到近侧,注意皮肤褶皱处。每擦一处,更换毛巾不同部位。

3. 冲洗会阴→

> 左手拿水壶,右手持血管钳/卵圆钳,夹棉球边冲水边擦洗会阴(外侧、大小阴唇,肛门)并擦干。注意:清洗动作轻柔,避免损伤会阴部。
>
> **用语范例:**"水温合适吗?有不舒服请告诉我!"

4. 撤去弯盘、便盆、尿垫,脱去手套。

5. 协助病人穿裤子,取舒适卧位、健康指导→

> **用语范例:**"李阿姨,会阴部已清洗干净,舒服许多吧?好好休息,有事请按铃,我们会常来看您的。"

6. 整理床单位,开窗通风,消毒手。

7. 处置室处理用物,洗手、脱口罩、记录。

评价

仪态端庄,态度和蔼,动作熟练、准确,无菌操作,注意保护病人隐私。

注意事项

1. 两把镊子使用时注意区分清洁、污染，严格执行无菌操作原则。

2. 擦洗时动作轻稳，按擦洗顺序擦洗（外侧、大阴唇、小阴唇、尿道、肛门），根据病人情况从污染最小部位至污染最大部位清洗，必要时增加擦洗次数，直到擦净，最后用纱布擦干。

3. 进行会阴擦洗时，棉球擦洗一处需更换一个棉球，用毛巾每擦洗一处需变换毛巾部位。

4. 如病人有会阴部或直肠手术，应用无菌棉球擦净手术部位及会阴周围皮肤。注意观察会阴部皮肤黏膜情况及会阴切口有无红肿，分泌物性质和切口愈合情况。发现异常及时记录并向医生汇报。

5. 擦洗溶液温度适宜，减少刺激；操作中减少暴露，注意保暖，并保护病人的隐私。

6. 女性病人月经期宜采用会阴冲洗；为异性病人进行会阴部护理时，可请一位与病人同性的护士在旁边陪同。

7. 留置导尿者，需做好留置导尿管的清洁与护理：①清洁尿道口和尿管周围，擦洗顺序由尿道口向远端依次擦洗尿管的对侧、上方、近侧、下方。②检查留置导尿管及尿袋开始使用日期。③操作过程中尿管置于病人腿下并妥善固定。④操作后注意导尿管是否通畅，避免脱落或打结。

课后反思

1. 导尿在操作过程中有哪些禁忌？
2. 如何避免病人损伤？

实验十七 背部按摩

临床情境导入

病人张某，女性，80岁，脑血栓后右侧肢体偏瘫半年，3天前因肺内感染收治入院，遵医嘱给予抗感染治疗后，病情好转。但因病人年龄较大，翻身活动不便，需要护士或家属协助。

➤ 您是当班护士，如何对该老人进行背部按摩？

➤ 注意事项有哪些？

实验目标

1. 能正确运用所学知识为病人进行皮肤护理。

2. 能正确运用所学知识对病人进行各种清洁卫生的健康教育。

3. 能正确指导病人采取有效措施预防压疮的发生。

4. 能运用所学知识,正确实施压疮的治疗和护理措施。

护士素质要求

1. 仪表举止:仪表大方,举止端庄,态度和蔼,轻盈矫健。

2. 服装服饰:服装、鞋帽整洁,发型、着装符合要求。

实验目的

1. 促进皮肤血液循环,预防压疮等并发症发生。

2. 观察病人一般情况、皮肤有无破损。

3. 满足病人身心需要,增进护患关系。

操作前准备

1. 评估病人并解释→

> 评估病人,病情稳定、全身状况良好、配合程度、受压处皮肤状况;解释背部按摩目的、方法、注意事项及配合要点,征得病人的同意。

用语范例:"张阿姨您好,我是您的管床护士××,请您配合一下我的核对,告诉我您的名字好吗?""核对无误。遵医嘱我等会要为您做背部按摩,目的是保持您皮肤清洁,促进血液循环,预防压疮等并发症。在做按摩之前,请让我先检查一下您的背部情况……由于长期平卧,您的背部皮肤受压过久,再加上有一点出汗,皮肤有点红。……您现在需要协助排尿吗? 那您先休息,我去准备用物。"

2. 病人准备→

> 了解背部按摩的目的、方法、注意事项及配合要点,情绪稳定,愿意配合。

3. 环境准备→

> 病室安静、整洁、关好门窗,调节室温至 24 ℃以上,用屏风或床帘遮挡。

4. 护士准备→

> 衣帽整洁,修剪指甲,洗手,戴口罩。

5. 用物准备→

> 毛巾、浴巾、按摩油或 50％乙醇、脸盆(内盛温水)、手消毒液。治疗车下层备生活垃圾桶、医用垃圾桶。

操作步骤

1. 携用物至病人床旁→
> 再次核对床号、姓名、手腕带。
>
> **用语范例:**"现在我要为您做背部按摩了,请不要紧张,只要配合一下就行。"

2. 翻身观察,操作者立于病人一侧→
> 协助病人取侧卧位或俯卧位背向护士,病人身体靠近床缘,观察背部骨骼隆凸处皮肤受压情况。

3. 铺浴巾,清洁背部→
> 调节好水温,将浴巾纵向垫于病人身下,暴露病人肩部、背部及臀部,将身体其他部位用盖被盖好。毛巾裹于手上依次擦洗病人颈部、肩部、背部及臀部。

4. 全背按摩→
> 护士呈弓步,两手蘸酒精或按摩油用大、小鱼际从骶尾部开始以环形方式沿脊柱两侧向上按摩至肩部(轻)、再从上臂沿背部两侧转向下按摩至髂嵴部(重),如此有节律地按摩数次。
> 用拇指指腹蘸酒精或按摩油,由骶尾部开始沿脊柱两侧按摩至肩颈处,再向下按摩至骶尾部。
> 协助病人转向另一侧卧位,按摩另一侧髋部(俯卧位则可省略此步骤)。
>
> **用语范例:**"我现在给您按摩了,这样的力量行吗?有什么不舒服和我讲。"

5. 擦干穿衣→
> 撤去浴巾,协助病人穿衣。

6. 安置舒适卧位,整理床单位→
> **用语范例:**"您安心休息,如果有什么不舒服,请及时告诉我,我把呼叫器放在这边,您可以随时按铃叫我,我会经常来看您的。"

7. 整理用物,洗手,记录。

评价

1. 病人了解翻身及背部按摩重要性,能够积极配合。
2. 病人情况良好,受压皮肤得到有效舒缓,无破损,无压疮。

注意事项

1. 操作中注意监测病人生命体征,如有异常立即停止操作。
2. 护士在操作中,应遵循人体力学原则,注意节时省力。

3. 按摩力度足以刺激肌肉组织,避免用力过大造成皮肤损伤。

4. 温水擦背时,避免床单蘸湿,动作要轻柔,勿过多暴露病人,防止病人受伤。

5. 餐后 2 小时内避免拍背,有咯血、肺栓塞、气胸者禁拍背。

课后反思

1. 背部按摩手法有哪些?方向如何?

2. 背部按摩注意事项有哪些?

附:叩背操作流程

1. 评估病人并解释→	➤ 评估病人意识、自主咳嗽、咳痰情况;有无进餐(餐后2小时内避免叩背);有无咯血、肺栓塞、气胸等禁忌证。 **用语范例:**"××您好!我是护士××,您痰液不太容易咳出,我马上给您拍背,这样可使痰液松动而利于咳出。您看可以吗?"
2. 协助病人取合适体位→	➤ 协助病人取侧卧位、半卧位或坐位,操作者立于病人一侧。
3. 五指并拢,叩背→	➤ 操作者五指并拢成空杯状,利用腕力快速有节奏叩击背部(侧胸部)。 ➤ 背部从第十肋间,侧胸从第六肋间开始(由下至上、由外向内),避开乳房及心前区。 ➤ 观察病人的面色、呼吸、咳嗽及排痰情况。 **用语范例:**"我现在给您拍背了,这样的力量行吗?有什么不舒服和我讲。您可配合做深呼吸、咳嗽,有利于痰咳出。"
4. 协助病人漱口。	
5. 安置舒适卧位,健康指导→	**用语范例:**"您安心休息,如果有什么不舒服,请及时告诉我,我把呼叫器放在这边,您可以随时按铃叫我,我会经常来看您的。"
6. 整理床单位,洗手、记录。	

实验十八　生命体征测量

临床情境导入

　　病人李某,女性,49岁,高血压病20余年,急性脑出血术后2天,现病人病情尚未稳定,意识清,左半身偏瘫,肌力Ⅰ级,焦虑,遵医嘱监测生命体征,1 h前查体:体温37.8 ℃,脉搏90次/分,呼吸18次/分,血压160/90 mmHg。仍一级护理,并进行生命体征监测1 h 1次。

➤ 生命体征监测的内容有哪些?如何测量?注意事项有哪些?

实验目标

1. 能运用所学知识,为体温过高病人制定护理措施。
2. 能正确测量和记录体温、脉搏、呼吸、血压,且态度认真、操作规范、数值准确、关心病人。

护士素质要求

1. 仪表举止:仪表大方,举止端庄,态度和蔼,轻盈矫健。
2. 服装服饰:服装、鞋帽整洁,发型、着装符合要求。

实验目的

1. 判断生命体征有无异常。
2. 动态监测生命体征变化,分析了解各种症状。
3. 协助诊断,为预防、治疗、康复和护理提供依据。

操作前准备

1. 评估病人并解释→

　　用语范例:"李阿姨您好,我是您的责任护士××,请您配合一下我的核对,告诉我您的名字好吗?让我看看您的腕带。""核对无误。我将为您测量生命体征,包括体温、脉搏、呼吸、血压,目的是判断您的生命体征有无异常,协助诊断。"

　　"请问您在30分钟内一直躺在床上休息吗?吃过东西、洗过澡吗?运动过吗?服用过什么药物没有?因为这些情况都会影响您的测量结果。""上肢受过外伤吗？动一下我看看……请让我检查一下您的腋窝皮肤情况。""好的，您腋窝下皮肤完好无损，请让我再看一下您的前臂掌侧皮肤，皮肤完好无破损，您这样的体位舒服吗？""李阿姨，待会儿我会选择您的右侧手臂为您测量血压，在操作前，您有什么需要吗？""那您先休息，我去准备用物。"

2. 病人准备→

> 了解测量生命体征的目的、方法、注意事项及配合要点，情绪稳定，愿意配合。

3. 环境准备→

> 病室安静，室温适宜，光线充足。

4. 护士准备→

> 衣帽整洁，修剪指甲，洗手，戴口罩。

5. 用物准备→

> 治疗盘内有血压计、听诊器、体温计、干纱布或含氯消毒液纱巾 1 块、弯盘、记录单、有秒针的表、笔、手消毒液。若测肛温需另备润滑油、棉签、卫生纸。

操作步骤

1. 携用物至病人床旁→

> 再次核对床号、姓名、手腕带。
> **用语范例:**"××您好！我是护士××，请让我看一看您的腕带，现在给您测量一下生命体征，您方便吗？"

2. 测量体温→

> 根据病情选择合适的测量方法，发现体温与病情不符，重新测量。解开衣领，干纱布擦干对侧腋下，将体温计水银端放置腋窝深处，紧贴皮肤，屈臂过胸。
> **用语范例:**"××，您好，请让我看一看您的腕带，好，先给您测体温，请您屈臂过胸，夹紧体温表，测量时间为 10 分钟，您不要紧张，只需要放松就可以了。"

3. 测量脉搏→

> 将病人近侧手臂腕部伸展，置舒适位置，示指、中指、无名指的指端按在病人桡动脉表面，计脉搏次数(30 s)。
> 异常脉搏需测 1 min。脉搏短绌的病人应有 2 名护士同时测量，1 人听心率，1 人测脉搏，同时开始计数 1 min。

4. 测量呼吸→

> 手仍按在病人腕上，观察病人胸部或腹部起伏，统计呼吸次数(30 s)，异常呼吸需测 1 min。
> **用语范例:**"您的脉搏是 76 次/分，呼吸是 16 次/分，是正常的。"

5. 测量血压→

> 卷起上肢衣袖,手臂向上伸直肘部,袖带缠绕,使袖带下缘距肘窝 2～3 cm,松紧合适,血压计"0"点和肱动脉、心脏处于同一水平,听诊器置于肱动脉搏动处,一手稍加固定。
> 偏瘫病人应在健侧手臂测血压。发现血压听不清或异常时应重测。血压计应定期检查。
> 打开水银槽开关,关闭气球气门,打气至肱动脉搏动音消失再升高 20～30 mmHg。
> 缓慢放气,听到第一声搏动时汞柱所指刻度为收缩压,搏动声突然变弱或消失时汞柱所指的刻度为舒张压。
> 取下袖带,驱尽袖带内空气放车上。

6. 安置舒适卧位,整理床单位→

> **用语范例:** "您安心休息,如果有什么不舒服,请及时告诉我,我把呼叫器放在这边,您可以随时按铃叫我,我会经常来看您的。"

7. 整理用物,洗手,记录。

评价

1. 能正确测量和记录体温、脉搏、呼吸、血压,且态度认真、操作规范、数值准确、关心病人。

2. 能正确叙述体温、脉搏、呼吸、血压的正常值。

3. 能正确阐述体温、脉搏、呼吸、血压的生理变化和异常护理。

注意事项

1. 测量生命体征前病人如有剧烈运动、紧张、恐惧、哭闹、进食等情况,应安静休息 20～30 min 后再测量。发现生命体征与病情不符时,应守在床旁重新测量。

2. 瘫痪、一侧肢体外伤或手术的病人生命体征应选择健侧肢体测量。

3. 测量体温前,清点体温计数量,并检查有无破损及水银柱是否在 35 ℃以下。

4. 直肠或肛门手术、腹泻、心肌梗死者禁忌肛温测量;婴幼儿、危重病人、躁动病人,应设专人守护,防止意外;婴幼儿、精神异常、昏迷、口腔疾患、口鼻手术、张口呼吸者禁忌口温测量;腋下有创伤、手术、炎症,腋下出汗较多者,肩关节受伤或消瘦夹不紧体温计者禁忌腋温测量。

5. 小儿、意识不清或不配合者,要注意固定体温表,防止意外。如病人不慎咬破水银温度计,应当立即清除口腔内玻璃碎片,再口服蛋清或牛奶延缓汞的吸收。若病情允许,服用富含纤维食物以加速汞的排出。

6. 测量脉搏按压力度适当,部位、时间准确,勿用拇指诊脉;异常脉搏应测量 1 min,脉搏细弱难以触诊时应测心尖搏动 1 min。脉搏短绌病人,应两人同时分别测量脉搏与心率 1 min。记录方式:心率/脉率。

7. 呼吸受意识控制,因此测量呼吸前不必解释,在测量过程中不使病人察觉,以免紧张,影响测量的准确性。危重病人呼吸微弱,可用少许棉花置于病人鼻孔前,观察棉花被吹动的次数,应计时 1 min。

8. 密切观察血压的病人,应做到四定,即定时间、定部位、定体位、定血压计,有助于测量的准确性和血压值的可比性。

9. 操作者视线与血压计刻度平行。当动脉搏动音听不清或异常时,应分析、排除外界因素,需要重复测量时,应将袖带内的空气驱尽,汞柱降至"0"点,稍等片刻后再测量。必要时,作双侧对照。

10. 《中国高血压防治指南》对血压测量的要求:相隔 1~2 min 重测,取 2 次平均值。若相差 5 mmHg 以上,再测量,取 3 次平均值。

11. 排除影响血压值的因素

①袖带过窄,可使测得的血压值偏高;袖带过宽、橡胶管过长、水银量不足等,测得的血压值偏低。

②被测手臂位置低于心脏,吸烟、进食、运动、膀胱充盈等,可使测得的血压值偏高;被测手臂位置高于心脏,可使测得的血压值偏低。

③袖带缠得过松,测量者视线低于水银柱凹面,可使测得的血压值偏高;反之,测得的血压值偏低。

④放气速度太慢,引起静脉充血,可使测得的舒张压偏高;放气速度太快,可导致来不及听诊到正确血压读数。

课后反思

1. 如何护理体温过高的病人?
2. 如何测量脉搏短促病人的脉搏?

附:测足背动脉搏动操作流程

步骤	内容
1. 评估、解释→	**用语范例:**"李阿姨您好,我是您的责任护士小薛,请您配合一下我的核对,告诉我您的名字好吗?让我看看您的腕带。" "核对无误。我将为您测量足背脉搏,目的是判断您的下肢动脉搏动有无异常,协助诊断。"
2. 测量足背动脉 30 s→	➢ 足背动脉位于内、外踝背侧连线上,趾长伸肌腱与长伸腱之间(位于足背中部大脚趾和第二脚趾之间)。 ➢ 以双手示指中指指腹施加相同压力,寻找并感知两侧足背动脉搏动强弱。
3. 安置病人,健康指导→	**用语范例:**"您足背动脉搏动是正常的,谢谢您的配合,您安心休息,有事请按铃,我也会常来看您的。"
4. 洗手、记录→	➢ 搏动明显减弱或消失为异常,及时汇报医生处理。

附:脉氧仪使用操作流程

1. 检查脉氧仪性能完好→ | ➤ 有检验合格标识、电量充足。

2. 评估、解释→
> ➤ 评估周围环境光照条件,病人吸氧浓度,意识、肢体活动情况、手指皮肤完整性,肢端温暖、无灰指甲、未涂指甲油;必要时评估血气分析。
> 　　用语范例:"您好,我是护士××,请问您叫什么,多大了?请给我看一下您的腕带。××,根据医嘱现在要给您测一下血氧饱和度,请把左(右)手伸给我,让我看一下您手指情况,好吗?"

3. 将脉氧仪套在病人手指上→
> ➤ 感应区对准指甲。
> 　　用语范例:"给您测一下血氧饱和度。您的血氧饱和度是××%,是正常的。"

4. 阅读测定值并记录→
> ➤ 阅读测定值并记录,必要时立即汇报医生。
> 　　用语范例:"××,如果您有什么不适,请按呼叫器,我们也会经常来看您的,谢谢配合。"

5. 安置病人,整理床单位。
6. 终末处理(仪器),洗手,记录。

实验十九　氧气吸入法

临床情境导入

　　病人赵某,男性,75 岁,慢性咳喘20 余年,3 天来咳嗽、咳黄痰、喘息加重入院,病人嗜睡、呼吸困难、口唇紫绀,球结膜水肿,查体:体温 37 ℃,脉搏 114 次/分,血压 110/76 mmHg,呼吸 25 次/分,血气分析:PaO_2 6.7 kPa (50 mmHg),$PaCO_2$ 8 kPa(60 mmHg),桶状胸,两肺叩诊过清音,可闻及散在的干湿啰音,诊断:慢支、肺气肿、肺心病伴肺性脑病。医嘱给予低流量、低浓度、持续吸氧。

> ➤ 氧疗的目的是什么? 方法有哪些?
> ➤ 该病人为何给予低流量、低浓度、持续吸氧?
> ➤ 病人使用氧疗应如何进行监测? 监测内容有哪些?
> ➤ 如何保证用氧安全?
> ➤ 正确的氧疗操作步骤是什么?

实验目标

能运用所学知识,对缺氧病人实施正确的氧气疗法。

护士素质要求

1. 仪表举止:仪表大方,举止端庄,态度和蔼,轻盈矫健。
2. 服装服饰:服装、鞋帽整洁,发型、着装符合要求。

实验目的

1. 纠正各种原因造成的缺氧状态,提高动脉血氧分压(PaO_2)和动脉血氧饱和度(SaO_2),增加动脉血氧含量(CaO_2)。
2. 促进组织的新陈代谢,维持机体生命活动。

◆ 氧气筒吸氧法

操作前准备

1. 评估病人并解释→

> 评估病人的年龄、病情、意识、治疗情况、心理状态及合作程度。
> 检查鼻黏膜是否完好,有无肿胀、炎症、鼻中隔偏曲和鼻息肉。右手持手电筒,左手遮挡光防止光刺眼。
> **用语范例:**"赵大爷您好,我是您的责任护士××,请您配合一下我的核对,告诉我您的名字好吗? 让我看看您的腕带。"
> "核对无误。现在您觉得呼吸不是很顺畅,是吗? 根据医嘱,我来给您吸点氧,吸氧后您会舒服些。吸氧时您的鼻子可能会有点不舒服,请您配合一下。我现在给您检查一下鼻腔,请您把头侧过来,您的鼻腔有哪里不舒服吗?"
> "好的,请问您还有其他需要吗? 那您先休息,我去准备用物。"

2. 病人准备→

> 了解吸氧法的目的、方法、注意事项及配合要点。
> 体位舒适,情绪稳定,愿意配合。

3. 环境准备→

> 室温适宜、光线充足、环境安静、远离火源。

4. 护士准备→

> 衣帽整洁,修剪指甲,洗手,戴口罩。

5. 用物准备→	➢ 治疗盘内:小药杯(内盛冷开水)、纱布、弯盘、鼻氧管、棉签、扳手。 ➢ 治疗盘外:管道氧气装置或氧气筒及氧气压力表装置、用氧记录单、笔、标志、手消毒液。

操作步骤

1. 检查固定氧气筒评估环境→	➢ 检查氧气筒开关,看合格证,固定好氧气筒,取下"满"的标志,打开总开关,清洁气门,迅速关好总开关(吹尘时不可对人),评估环境周围无烟火及易燃物品。
2. 接湿化瓶→	➢ 接湿化装置于流量表,氧气表略后倾接于气门上,初步旋紧,扳手加固使其直立,确认流量表关闭,开总开关,开流量表。
3. 检查是否漏气,将氧气筒推至床边,携用物至床旁→	➢ 检查接头及管道是否漏气(用手自流量表从前到后滑过)、氧气流出是否通畅,关总开关,关流量表,将氧气筒推至床边。
4. 再次核对,取舒适体位。	
5. 清洁鼻腔→	➢ 棉签两根蘸水清洁两侧鼻腔,一侧一根。
6. 连接吸氧管,湿润前端→	➢ 连接一次性吸氧管于流量表,开总开关,开流量表,调节氧流量,检查接头及管道是否漏气,将氧气管放入冷开水中湿润前端,同时确认通畅。将吸氧管前端多余水滴尽。 **用语范例:**"××,现在给您吸氧了。"
7. 吸氧管鼻塞插入鼻孔,固定→	➢ 将吸氧管鼻塞对齐鼻孔,两侧绕过耳后系于颌下。
8. 安置病人→	➢ 调节氧气管的长度,松紧适宜。使用过程中,观察病人缺氧改善情况,排除影响用氧效果因素,按需调节流量。 **用语范例:**"现在吸上氧了,流量已经调好,请不要随意调节流量,如有什么不舒服就告诉我,我会及时来给您调整,请家属不要在病房吸烟,病房不能有明火,不要碰倒氧气筒,油和热的东西不要靠近它。您需要换个体位吗? ……不要是吧? 那您先休息,有事的话请按呼叫器。"

9. 消毒手,记录→

> 记录:吸氧时间,流量大小及吸氧后症状改善情况。

10. 观察→

> 缺氧症状、实验室指标、氧气装置无漏气并通畅、有无氧疗不良反应,有异常及时处理。

11. 停止用氧→

> 先取下鼻氧管,防止引起鼻黏膜损伤。
>
> **用语范例**:"您好,您现在感觉如何? 有什么不适吗? 请配合我的核对,请问您叫什么名字? ××是吧,我是护士××,请让我再次核对您的腕带。经过这段时间的吸氧,您已经没有胸闷、气急症状了,医生也看过您了,现在可以停止吸氧了。"

12. 安置病人、整理床单位。

13. 卸表→

> 关闭总开关,放出余气,关闭流量开关,再卸表。

14. 用物处理→

> 一次性用物消毒后集中处理。
> 氧气筒上悬挂"空"或"满"标志。

15. 洗手,记录。

◆ **中心供氧吸氧法**

操作前准备

1. 评估病人并解释(同氧气筒)。
2. 病人准备(同氧气筒)。
3. 环境准备(同氧气筒)。
4. 护士准备(同氧气筒)。

5. 用物准备→

> 吸氧装置一套,湿化瓶内放湿化液,治疗盘(棉签、手电筒、冷开水、吸氧管、吸氧延长管)、手消毒液、弯盘2个。

操作步骤

1. 检查中心供氧总开关和压力→

> 评估环境周围无烟火及易燃物品。

2. 携用物至床旁,核对、解释,安置舒适体位→

> **用语范例**:"××您好! 我是护士××,请协助我的核对,请问您叫什么名字? ××是吧,请让我核对您的腕带信息。××,您觉得胸闷是吧? 刚刚医生看过您了,需要给您吸氧,吸氧就是把氧气通过吸氧管随着您的呼吸进入肺,改善缺氧症状。"

3. 检查、清洁鼻腔→

> 检查鼻黏膜是否完好,有无肿胀、炎症、鼻中隔偏曲和鼻息肉。
> 右手持手电筒,左手遮挡光,防止光刺眼。

　　用语范例:"让我检查一下您的鼻腔,以前做过鼻腔手术吗? 给您清洁一下。"

4. 安装湿化装置与氧气表→

> 将湿化装置装于氧气表,确认流量表开关关闭,将流量表插入墙上氧气出口,对齐固定孔,用力插入,轻拉接头,证实接紧。

5. 连接一次性吸氧管,调节流量、湿润前端→

> 连接一次性吸氧管,开流量表,调节氧流量,检查接头及管道是否漏气(用手自流量表从前到后划过),将氧气管放入冷开水中湿润前端,同时确认通畅,将吸氧管前端多余水滴尽。

6. 吸氧管鼻塞插入鼻孔固定→

> 将吸氧管鼻塞对齐鼻孔,两侧绕过耳后系于颌下,调节氧气管的长度,松紧适宜。
> 使用过程中,观察病人缺氧改善情况,排除影响用氧效果的因素,按需调节流量。

7. 安置病人舒适体位,整理床单位→

　　用语范例:"现在给您吸上氧了,流量已经调好,请不要随意调节流量,如有什么不舒服告诉我。我会及时来给您调整。请家属不要在病房吸烟,不能有明火,油和热的东西不要靠近它。您需要换个体位吗……不要是吧? 那您好好休息,有事请按呼叫器。我也会经常来看您的。"

8. 处理用物、洗手、记录。

9. 停止吸氧→

> 取下吸氧管,关闭流量开关,取下流量表。

10. 终末处理,洗手,记录。

评价

1. 病人肺部和动脉血氧含量提高;由缺氧引起的各种症状得到改善。
2. 熟练掌握氧气吸入的方法。
3. 操作中态度认真,解释用语规范,符合操作规程,关心体贴病人。

注意事项

1. 用氧前注意检查氧气装置有无漏气,连接是否通畅。
2. 严格遵守操作规程,切实做好安全"四防":防震、防火、防热、防油,保证用氧安全。氧气筒应避免撞击,防止爆炸;应放于阴凉处,严禁烟火和易燃品,至少距明火 5 m,暖气

1 m，以防引燃；氧气表螺旋口勿涂油，也不可用带油的手装卸。

3. 遵守带氧插管、带氧拔管的原则。调节流量顺序：用氧前先调流量；停氧时先拔导管，再关氧气开关；中途改变流量先分离鼻氧管，调好流量再接上。

4. 常用湿化液：冷开水、蒸馏水。急性肺水肿用 20%～30% 乙醇。

5. 氧气筒内氧勿用尽，至少要保留 0.5 MPa（约 5 kg/cm²），以防灰尘进入筒内，于再次充气时引起爆炸。

6. 已用尽或未用或未用完的氧气筒，应悬挂"空"或"满"或"××压力"标志，以便及时调换氧气筒，并避免急用时搬错而影响抢救速度。

7. 用氧过程中，可根据病人的脉搏、血压、呼吸、精神状态、皮肤颜色及湿度等有无改善来衡量氧疗效果，同时配合测定动脉血气分析判断疗效。适当调节氧浓度。

8. 注意加强监测氧疗的疗效及副作用，如缺氧症状改善情况、实验室检查、氧气装置有无漏气、管道是否通畅等。氧疗的副作用包括氧中毒、肺不张、呼吸道分泌物干燥、晶状体后纤维组织增生、呼吸抑制。

课后反思

1. 如何保证用氧安全？
2. 停止吸氧时的先后操作？

实验二十　吸痰法

临床情境导入

病人赵某，女性，78 岁，因脑中风入院。体检：血压 146/90 mmHg，体温 38.7 ℃，脉搏 90 次/分，呼吸 18 次/分，意识不清，并有痰鸣音且无力咳出。

➤ 可采用哪项护理措施帮助病人去除分泌物？
➤ 实施此护理措施的目的、注意事项是什么？

实验目标

能正确归纳吸痰的方法。

护士素质要求

1. 仪表举止：仪表大方，举止端庄，态度和蔼，轻盈矫健。
2. 服装服饰：服装、鞋帽整洁，发型、着装符合要求。

实验目的

1. 清除呼吸道分泌物，保持呼吸道通畅。

2. 促进呼吸功能,改善肺通气。

3. 预防并发症发生。

操作前准备

1. 评估病人并解释→

> 评估病人的年龄、病情、意识、治疗情况,呼吸道分泌物排出能力、鼻腔、口腔黏膜情况,心理状态及配合程度,目前血氧饱和度情况;向病人及家属解释吸痰目的、方法、注意事项及配合要点。
>
> **用语范例:**"阿姨您好,我是您的责任护士××,可以告诉我您叫什么名字吗? 如果我说对了您的名字,您就向我眨眨眼或握握我的手,好吗? 让我看看您的腕带。"
>
> "核对无误。现在您有痰咳不出,呼吸很困难,是吗? 我来给您听一听呼吸音,您的气管内集聚了较多的痰,影响了呼吸。我一会儿从您的嘴里插一根管子进去,帮助您把痰液吸出来,您呼吸就会顺畅了。操作中会有些难受,我会尽量轻柔些,您能配合我吗?"

2. 病人准备→

> 了解吸痰的目的、方法、注意事项及配合要点,情绪稳定,病人体位舒适,愿意配合。

3. 环境准备→

> 病室安静、室温适宜,光线充足。

4. 护士准备→

> 衣帽整洁,修剪指甲,洗手,戴口罩。

5. 用物准备→

> 性能完好的电动吸引器或中心吸引装置。
> 治疗盘:无菌罐(盛无菌等渗盐水),吸痰管 3～4 根(含手套)、纱布、压舌板、棉签、无菌血管钳或镊子、手电筒、听诊器、手消毒液,弯盘必要时备开口器、拉舌钳、电插板、口腔护理用药等。

操作步骤

1. 核对病人→

> 携用物至床旁,核对病人床号、姓名、腕带。

2. 调节→

> 接通电源,打开开关,检查吸引器性能,调节负压,一般成人 40.0～53.3 kPa(300～400 mmHg),儿童低于 40.0 kPa(300 mmHg)。

3. 检查→

> 检查病人口、鼻腔,取下活动义齿。
> 若口腔吸痰有困难,可由鼻腔吸引;昏迷病人可用压舌板或张口器帮助张口。

4. 体位→

> 病人头部转向一侧,面向操作者。

5. 试吸→

> 连接吸痰管,在试吸罐中试吸少量生理盐水(检查吸痰管是否通畅,同时润滑导管前端)。

6. 吸痰→

> 一手反折吸痰导管末端,另一手用无菌血管钳(镊)或者戴手套持吸痰管前端,插入口咽部(10～15 cm),然后放松导管末端,先吸口咽部分泌物,再吸气管内分泌物。
> 插管时不可有负压,以免损伤呼吸道黏膜。

> 若气管切开吸痰,注意无菌操作,先吸气管切开处,再吸口(鼻)部。
> 采取左右旋转并向上提管的手法,以利于呼吸道分泌物的充分吸尽,每次吸痰时间不超过 15 s。
>   用语范例:"给您吸痰了,可能有些不舒服,我尽量轻一点。"

7. 抽吸→

> 吸管退出时,在冲洗罐中用生理盐水抽吸,以免分泌物堵塞吸痰导管。
> 一根吸痰导管只使用一次。

8. 观察→

> 动态评估病人:气道是否通畅;病人的反应,如面色、呼吸、心率、血压等;吸出液的色、质、量。
>   用语范例:"让我再听听您的呼吸音……痰鸣音少多了,您感觉呼吸顺畅些了没有?您经常改变体位、做做深呼吸、多喝水会有利于痰液的排出,减少吸痰的次数。咳痰时用双手按住伤口可减轻疼痛,您试试?"

9. 安置病人→

> 拭净脸部分泌物,体位舒适,整理床单位。
>   用语范例:"您还有什么需要吗?谢谢您的配合,那您安心休息,有事请按铃,我也会常来看您的。"

10. 整理用物→

> 吸痰管按一次性用物处理,玻璃接管浸泡消毒。
> 吸痰用物根据操作性质每班更换或每日更换。

11. 洗手,记录。

评价

1. 清除病人呼吸道分泌物,呼吸道保持通畅。
2. 促进了呼吸功能,改善肺通气。

注意事项

1. 吸痰前,检查电动吸引器性能是否良好,连接是否正确。

2. 严格执行无菌操作,每次吸痰应更换吸痰管;吸痰动作轻稳,防止呼吸道黏膜损伤。

3. 压力调节:成人 300～400 mmHg(40.0～53.3 kPa),儿童低于 40.0 kPa。

4. 吸痰前后,应增加氧气吸入,每次吸痰时间一般不超过 15 s,连续吸痰时,相邻两次间要间隔数秒,以免造成缺氧。如病人吸痰时,临床上有明显的血氧饱和度下降问题,建议吸痰前提高氧浓度;吸痰前的 30～60 s,向儿童和成人提供 100％的氧。

5. 痰液黏稠时,可配合叩击、雾化吸入;气管插管或气管切开者可向气管内滴入少量等渗生理盐水或化痰药物,使痰液稀释,提高吸痰效果。

6. 电动吸引器连续使用时间不宜过久,连续使用不得超过 2 h;贮液瓶液体达 2/3 满时,及时倾倒,以免液体过多吸入马达损坏仪器。贮液瓶内应放少量消毒液,使吸出液不至黏附于瓶底,便于清洗消毒。

7. 建议成人和儿童的吸痰管直径要小于他们使用的气管插管的直径的 50％,婴儿则小于 70％。

课后反思

1. 电动吸引器的正常负压值调节范围是多少?

2. 吸痰时的部位顺序、手法和时间分别是什么?

实验二十一　鼻饲法

临床情境导入

李先生,30 岁,因舌癌做了口腔手术,术后七天不能进食。术后根据医嘱给予鼻饲饮食。

➤ 如何保证李先生的营养?

➤ 鼻饲的操作方法及注意事项有哪些?

实验目标

1. 能运用所学方法进行病人营养状态的评估。

2. 能规范地进行鼻饲法管喂饮食操作。

3. 能正确运用三种方法检查胃管是否在胃内。

4. 能正确运用一般饮食护理的措施对病人进行饮食护理。

护士素质要求

1. 仪表举止:仪表大方,举止端庄,态度和蔼,轻盈矫健。
2. 服装服饰:服装、鞋帽整洁,发型、着装符合要求。

实验目的

对下列不能经口进食病人以鼻导管供给食物和药物,以维持病人营养和治疗的需要:

1. 昏迷病人。
2. 口腔疾患或口腔手术后病人,上消化道肿瘤引起吞咽困难病人。
3. 不能张口的病人,如破伤风病人。
4. 其他如早产儿、病情危重者、拒绝进食者等。

操作前准备

1. 评估病人并解释→

> 评估病人的病情及治疗情况、心态及配合程度,鼻腔的通畅性、黏膜的完整性等。解释鼻饲饮食的目的、操作过程、注意事项及配合要点,使病人情绪稳定,愿意配合。
>
> **用语范例:**"您好,可以告诉我您叫什么名字吗?""哦,李×,我是护士××,由于您做了口腔手术,术后不能经口进食,医生根据您的情况给您插一根鼻饲管,就是将导管从鼻腔插入胃内,从管内灌注流质食物、水分和药物,以保证您的营养需求。操作时会有些不舒服,但我会尽量轻点,请您配合一下好吗?""插管时会有一点不适,您配合我做吞咽动作会使插管更顺利。来,做一下吞咽动作给我看看……很好。""插管前让我看看您的鼻腔……鼻腔通畅,黏膜完整,可以插管,请您稍等,我去准备一下用物,待会儿就过来。"

2. 病人准备→

> 了解鼻饲的目的、方法、注意事项及配合要点,情绪稳定,愿意配合。

3. 环境准备→

> 病室安静、室温适宜,光线充足,环境清洁无异味。

4. 护士准备→

> 衣帽整洁,修剪指甲,洗手,戴口罩。

5. 用物准备→

> 治疗盘：无菌包（治疗碗一只、无齿镊一把）、胃管一根、治疗巾、弯盘2只、纱布2～3块、50 ml注射器、石蜡油、棉签、胶布、别针、标识条、压舌板、听诊器、手电筒、温开水、鼻饲液（温度38～40℃）、消毒洗手液、弯盘2只。
> 停止鼻饲用物：治疗盘内纱布2块、清水、棉签、压舌板、手电筒、消毒洗手液、弯盘。

操作步骤

1. 携用物至病人床旁→

> 再次核对床号、姓名、手腕带。

2. 摇高床头。

3. 清洁双侧鼻腔，标记胃管→

> 备胶布2根，清洁双侧鼻腔，摸到剑突，并做好标记，颌下铺治疗巾。
> **用语范例**："给您清洁一下鼻腔，从这个鼻腔插管。"

4. 打开胃管包，润滑胃管前端，测量长度→

> 打开无菌包前检查无菌包有无潮湿及有效期。
> 打开无菌包，倒石蜡油于纱布上，润滑胃管前端，左手持纱布托住胃管，右手持镊子夹住胃管前端测量插管长度，看好刻度（或标记）。胃管插入长度：发际到剑突的距离，一般成人插入深度45～55 cm。

5. 插管，初步固定→

> 沿一侧鼻孔缓慢插入，插入10～15 cm时嘱病人做吞咽动作，顺势将胃管向前推进至预定长度（45～55 cm）。
> 插管时如有呛咳，呼吸困难，发绀等，提示误入气管，应立即拔出，休息片刻后重插。
> 昏迷病人插管时先头后仰，插入10～15 cm后，左手将病人头托起，使下颌靠近胸骨，再缓慢插胃管至预定长度（45～55 cm）。
> 若病人恶心、呕吐，暂停插入，安慰病人；插入不畅时检查胃管是否盘在口中。
> **用语范例**："我开始给您插胃管了，如果感觉恶心，请做深呼吸，这样可以减轻您的不适。不要紧张……来，想象一下吃面条的感觉，做吞咽动作，嗯，很好！""××，请张开嘴巴，让我看一下胃管是否盘在口腔里……好，没有，现在再检查一下胃管是否在胃里……"
> "口咽部会有异物感，请尽量用鼻子呼吸，不要用力咳嗽，避免胃管咳出，一旦滑出，又要重新插管。"

6. 验证胃管是否在胃内→

> 验证方法：
> 1. 用注射器抽吸出胃液。
> 2. 将胃管开口端置于水中，如有大量气体逸出，证明误入气管。
> 3. 注入 10 ml 空气，用听诊器在胃部能听到气过水声。

7. 固定胃管→

> 用胶布固定胃管于鼻翼两侧。

8. 注入温开水，注入鼻饲液→

> 打开鼻饲液和温开水罐盖，首先注入少量温开水，注入鼻饲液，再注入少量温开水。
> 注意：
> 饲食过程中，防止空气进入。
> 注入液体后反折并提高胃管末端。
> 鼻饲量每次小于 200 ml，间隔时间大于 2 h。
> 鼻饲液温度 38～40 ℃，不可过冷或过热。
> 药片应研碎溶解后注入。

　　用语范例："现在给您喂食了，先给您打点温开水，没有不舒服吧？好，现在给您打米汤，有感觉吧？好，米汤打完了，再打点温开水把管腔冲干净。"

9. 盖好胃管末端，别针固定于上衣，贴胃管标识。

10. 安置病人→

　　用语范例："××，饭给您喂好了，饱了没有？床头抬高要保持 30 分钟，我将胃管别在您的衣服上，您活动时请注意！您就不要经口进食了，我们会定时给您注射食物，药物也会研碎注入。如果有什么不舒服，我把呼叫器放在这边，您可以随时按铃叫我，我们也会经常来看您的。"

11. 处理用物，洗手，记录。

拔除胃管

1. 用物准备→

> 治疗盘：纱布 2 块、清水、棉签、压舌板、手电筒、弯盘 2 只。

2. 核对医嘱、洗手。

3. 携用物至床旁，核对解释目的→

　　用语范例："您好！我是护士××，请问您叫什么名字？××是吧，请让我看看您的腕带。经过治疗，您可以由口进食了，决定给您拔除胃管。拔管没有太大痛苦，您只需屏气配合就可以了。"

4. 拔胃管→	➤ 颌下置弯盘,撤出别针,撕胶布,一手将胃管末端折叠夹紧,纱布向上包裹胃管,迅速拔出。 　　**用语范例:**"请屏气……好了,胃管拔出来了。"
5. 清洁鼻腔,检查鼻腔→	➤ 清洁鼻腔,去除胶布痕迹,检查鼻腔黏膜。 　　**用语范例:**"您没有什么不舒服吧?……我给您清洁一下鼻腔及脸部的胶布痕迹。让我看一下您的鼻腔黏膜……是好的。"
6. 协助取舒适卧位→	**用语范例:**"您现在可以先喝米汤、牛奶等,没有不适再吃稀饭、烂面条等,逐渐过渡到普通饮食。"

7. 处理用物,洗手,记录拔管时间。

评价

1. 熟练为病人插胃管,取得信任及配合,没有引起病人其他不适。
2. 通过鼻导管供给病人食物和药物,维持了病人营养和治疗的需要。

注意事项

1. 插管时动作轻柔,避免损伤食管黏膜,尤其通过食管 3 个狭窄处(环状软骨水平、平气管分叉处、食管通过膈肌处)时。

2. 清醒病人插入胃管至 10～15 cm(咽喉部)时,嘱其做吞咽动作;昏迷病人插管时,先将头后仰,插入 10～15 cm 后,用左手将其头部托起,使下颌靠近胸骨柄,可增大咽喉部通道的弧度,便于胃管顺利通过会咽部,再插入胃管。

3. 插入胃管过程中如病人出现呛咳、呼吸困难、发绀等,表明胃管误入气管,应立即拔出胃管,休息片刻后重新插入;插管中若出现恶心、呕吐,可暂停插管,并嘱病人深呼吸,分散注意力;鼻饲后需保持半卧位 20～30 min。

4. 确认胃管是否在胃内的方法:①置听诊器于病人胃部,快速经胃管向胃内注入 10 ml 空气,听气过水声;②将胃管末端置于盛水的治疗碗中,无气泡逸出;③在胃管末端连接注射器抽吸,能抽出胃液。

5. 每次鼻饲前应证实胃管在胃内且通畅,并用少量温水冲管后再行喂食,鼻饲完毕再次注入少量温开水,冲净胃管,防止鼻饲液积存管腔中凝结堵塞管腔。

6. 鼻饲液温度应保持在 38～40 ℃,避免过冷过热;新鲜果汁与奶液分别注入,防止产生凝块;药片研碎溶解后注入,每次鼻饲量不超过 200 ml,间隔时间大于 2 h。

7. 长期鼻饲者应每天进行 2 次口腔护理,并定期更换胃管,根据胃管特点决定更换的时间,普通胃管每周更换一次,硅胶胃管每月更换一次,一般当晚进食后 2 h 拔出,次日早餐前再插。拔管后注意观察病人进食情况。

8. 食管静脉曲张、食管梗阻的病人禁忌用鼻饲法。

课后反思

1. 如何检查胃管是否在胃内?
2. 灌注食物或者药物时有哪些注意事项?

附:吞咽障碍病人喂食操作流程

1. 用物准备→
> 食物、温开水、餐盒、勺子、水杯、小毛巾或纸巾。

2. 评估病人、根据医嘱核对饮食种类,洗手、戴口罩→
> 评估内容:病人病情、配合能力、吞咽障碍程度(洼田饮水实验)。
> 食物的选择:选择有适当黏性、不易松散、如冻状、糊状食物,避免饼干、面包、干糕点等食品。

3. 核对床头卡,再次检查食物温度、食具清洁度、解释→
用语范例:"您好! 我是护士××,请问您叫什么名字? ××是吧,请您让我看看您的腕带。到吃饭的时间了,饭已经帮您准备好了,我来给您喂饭。"

4. 取合适卧位→
> 协助病人采取健侧卧位,根据病情抬高床头30°~60°,偏瘫侧肩部垫软枕,颌下垫小毛巾或纸巾。

5. 喂食→
> 健侧用勺喂食,尽量将食物送至舌根部,从3~4 ml开始,酌情增加至1勺。嘱病人反复吞咽数次,以使食物全部吞下,成人每次进食量不超过300 ml,进食后30 min内保持半卧位或30°仰卧位,不宜翻身、拍背等。

6. 观察病人进食情况,协助病人清洁面部→
用语范例:"温度可以吧? 慢一点,不着急,有什么不舒服,请及时告诉我。"

7. 指导家属喂食→
用语范例:"下次吃东西时,就按这种办法,注意不要呛到病人,有什么不清楚的,及时叫我,谢谢您的配合。"

8. 整理床单位,处理用物,记录首次进食情况。

注意事项

1. 选择有适当黏性、不易松散,如冻状、糊状食物,避免饼干、面包、干糕点等食品。
2. 勺子的选择:5 ml左右薄而小的勺子。吞咽功能评估达5级者,不可经口喂食,需留置胃管。

附:吞咽功能评估量表(洼田饮水试验)

方法:病人端坐,喝下 30 ml 温开水,观察所需时间和呛咳情况。

1 级(优)　能一次顺利地将水咽下。

2 级(良)　分两次以上,能不呛地咽下。

3 级(中)　能一次咽下,但有呛咳。

4 级(可)　分两次以上咽下,但有呛咳。

5 级(差)　频繁呛咳,不能全部咽下→留置胃管。

评价标准:正常:一次饮完,5 s 之内,即达到 1 级者。

　　　　　可疑:一次饮完、5 s 以上或 2 次饮完,即达 2 级者。

　　　　　异常:即达 3～5 级者,依次为轻、中、重度呛咳。

注意:1. 要求病人意识清楚并能够按照指令完成实验。

　　　2. 进行饮水试验时勿告知病人,以防紧张。

　　　3. 饮水要正确。

实验二十二　洗胃法

临床情境导入

　　病人胡某,女,22 岁,1 h 前与室友一同回宿舍后,因感情受挫服安眠药。室友发现后,立即将昏迷不醒的胡某送往医院,确认为服药在 2 h 之内,护士及时实施抢救工作。

➤ 洗胃前的评估内容有哪些?

➤ 如何正确选择洗胃溶液?

➤ 洗胃操作注意事项有哪些?

实验目标

能按照正确的原则和方法完成洗胃法的操作。

护士素质要求

1. 仪表举止:仪表大方,举止端庄,态度和蔼,轻盈矫健。

2. 服装服饰:服装、鞋帽整洁,发型、着装符合要求。

实验目的

1. 清除胃内毒物或刺激物,减少毒物吸收。

2. 减轻潴留物对胃黏膜的刺激,减轻胃黏膜水肿、炎症等。

操作前准备

1. 评估病人并解释→

> 核对病人,评估生命体征、意识、配合程度和禁忌证。询问如何口服毒物,分析毒物种类、剂量、时间,是否有呕吐及采取急救,是否有胃病史和心脏病史。
>
> **用语范例:**"您好,我是护士××,请问您(或她)叫什么名字,××,请给我看一下您(或她)的腕带,您(或她)刚刚误服了安定 10 片,现在要给您(或她)进行洗胃治疗,就是插一根胃管到胃里,把还没有吸收的药物灌洗出来,这样可以减少对您(或她)的损害,我会注意动作,一定会轻轻的。插到咽喉部的时候,需要您往下咽。来,我们先做次吞咽动作看看……好。您(或她)有没有义齿,有没有胃病?让我看看鼻子和口腔,好,黏膜都是完整的。"

2. 病人准备→

> 了解洗胃的目的、方法、注意事项及配合要点,情绪稳定,愿意配合。

3. 环境准备→

> 病室安静、室温适宜,光线充足,环境清洁无异味。

4. 护士准备→

> 衣帽整洁,修剪指甲,洗手,戴口罩。

5. 用物准备→

> 用物准备:洗胃机一台,性能良好并处于备用状态。
> 治疗盘:胃管、咬口器、洗胃连接管、石蜡油纱布、橡胶单、治疗巾、纱布、压舌板、手电、水温计、一次性 50 ml 灌注器、布胶布、弯盘、听诊器、洗胃溶液(25~38 ℃)按需备量、手套、标本杯(必要时备开口器、舌钳等)、手消毒液、弯盘一只、治疗废弃物筒。

操作步骤

1. 携用物至病人床旁→

> 再次核对床号、姓名、手腕带。

2. 协助取左侧卧位。

3. 测试洗胃机→

> 将洗胃液倒入洗胃桶内,测水温,连接管道,连接电源,打开洗胃机电源开关,试一个循环并清零。

4. 放弯盘、咬口器、润滑胃管前端→

> 摸剑突,胸前围橡胶单及治疗巾,放弯盘,备胶布,戴手套,放咬口器,润滑胃管前端。
>
> **用语范例:**"给您清洁一下鼻腔,从这个鼻腔插管。"

83

5. 插管,初步固定→	➢ 测量长度,插管:发际至剑突再加 10 cm,55 ～ 60 cm。 ➢ 验证胃管在胃内,固定。 验证胃管是否在胃: (1) 将胃管开口端置于水中,如有大量气体逸出,验证误入气管; (2) 用注射器抽吸胃液; (3) 用注射器注入适量空气,用听诊器在胃部听气过水声。 ➢ 一般用注射器抽吸法,可同时留取标本。 ➢ 必要时留标本。 　　用语范例:"我轻轻地送,您往下咽,就像刚才做的那样,好,插好了。"
6. 正确连接胃管于洗胃机,洗胃→	➢ 正确连接胃管,洗胃,先吸再冲,观察病人洗出液及进出液量,至洗出液澄清、无异味。 ➢ 洗胃过程中应严密监测生命体征及进出液量,保证进出液量平衡,每次灌洗量为 300～500 ml,如病人出现异常应立即停止并进行处理。 　　用语范例:"××,没什么不舒服吧? 再坚持一会儿,很快就洗好了,我们配合得很愉快。"
7. 洗胃结束拔管,擦净面部,脱手套→	➢ 洗胃后,必要时遵医嘱胃管内注入导泻液。 　　用语范例:"已经洗好了,您现在感觉怎么样?" 　　"××,我现在给您把胃管拔出来……好,屏口气,已经好了。"

8. 整理床单位,取舒适卧位。

9. 消毒手。

10. 安置病人→	用语范例:"××,您还有哪里不舒服吗? 那您安心休息,我会常来看您的。"

11. 处理用物→	➢ 清洗洗胃机管路,洗胃机擦拭、充电、备用。

12. 洗手,摘口罩,记录。

评价

1. 熟练为病人洗胃,取得信任及配合,没有引起病人其他不适。
2. 洗胃过程中,动作轻柔,避免损伤。

注意事项

1. 注意了解病人中毒情况（时间、途径、毒物种类、性质、量等，来院前是否呕吐）。

2. 急性中毒者：应紧急采用"口服催吐法"，必要时进行洗胃，以减少中毒物的吸收。插管时动作要轻、快，切勿损伤食管黏膜或误入气管。

3. 当中毒物质不明时，洗胃液选择温开水或等渗盐水；吸或抽出的胃内容物送检；毒物性质明确后采用高效解毒剂洗胃。

4. 洗胃过程中密切观察病人的面色、生命体征、意识、瞳孔变化、口、鼻黏膜情况及洗出液的性质、颜色、气味、量等。及时观察并做好相应的急救措施，并记录。

5. 注意病人的心理状态、配合程度及对康复的信心。向病人讲述操作过程可能出现的不适及配合要点，告知家属误吸的风险以取得理解，向其介绍洗胃后的注意事项，针对性地进行心理劝导等。

6. 注意病人胃内毒物清除状况，中毒症状有无缓解或控制；幽门梗阻病人洗胃宜在饭后 4～6 h 或空腹进行；记录胃内潴留量。

7. 洗胃适应证和禁忌证

适应证：非腐蚀性毒物中毒（有机磷、安眠药、重金属类、生物碱及食物中毒等）。

禁忌证：强腐蚀性毒物（如强酸、强碱）中毒、肝硬化伴食管胃底静脉曲张、胸主动脉瘤、近期内有上消化道出血及胃穿孔、胃癌等。病人吞服强酸强碱等腐蚀性药物，禁忌洗胃，以免造成穿孔。可按医嘱给予药物或迅速给予物理性对抗剂，如牛奶、豆浆、蛋清、米汤等以保护胃黏膜。上消化道溃疡、食管静脉曲张、胃癌等病人一般不洗胃，昏迷病人洗胃应谨慎，要防窒息，灌入量低于 500 ml。

8. 预防并发症的发生。如急性胃扩张、胃穿孔、大量低渗溶液洗胃致水中毒、水及电解质紊乱、酸碱平衡失调、昏迷病人误吸或过量胃内液反流致窒息、迷走神经兴奋致反射性心脏骤停。

课后反思

1. 洗胃的禁忌证有哪些？
2. 洗胃操作过程中有哪些注意事项？

实验二十三　导尿术（女病人）

临床情境导入

　　病人李某,女,50 岁,行胃大部分切除术后 8 小时未解小便,情绪紧张,主诉下腹部剧烈胀痛,有尿意,排尿困难。查体:耻骨联合上膨隆,可触及一囊性包块。按医嘱进行导尿术。

➢ 此病人出现什么问题?

➢ 导尿的目的是什么?

➢ 导尿操作过程中注意事项有哪些?

➢ 洗胃前的评估内容有哪些?

实验目标

1. 能规范完成导尿术、留置导尿术的操作。
2. 能用所学知识对留置导尿术病人进行护理。
3. 能用所学知识对排尿异常病人进行健康教育。

护士素质要求

1. 仪表举止:仪表大方,举止端庄,态度和蔼,轻盈矫健。
2. 服装服饰:服装、鞋帽整洁,发型、着装符合要求。

实验目的

1. 为尿潴留病人引流出尿液,减轻痛苦。
2. 协助临床诊断。
3. 为膀胱肿瘤病人进行膀胱化疗。

操作前准备

1. 评估病人并解释→

➢ 评估病人的病情、临床诊断、意识状态、配合程度、心理状况、生活自理能力、膀胱充盈度、会阴部皮肤黏膜及清洁度。评估膀胱充盈状况,会阴清洁情况、尿道口周围皮肤黏膜。

> 用语范例:"您好,我是您的责任护士××,请问您叫什么名字? ××是吧,请让我看看您的腕带。您小便解不出来,已给您……小便仍不能排出,根据医嘱给您导尿。导尿就是将导尿管由尿道口插入膀胱,引出尿液,在导尿的过程中可能有点不舒服,我会尽可能轻一些,请您配合一下。您看可以吗?"

2. 病人准备→

> 病人和家属了解导尿的目的、意义、过程、注意事项及配合操作的要点。
> 清洁外阴,做好导尿的准备。若病人无自理能力,应协助其进行外阴清洁。

3. 环境准备→

> 关闭门窗,调节室温,非单人病房给予屏风遮挡。

4. 护士准备→

> 衣帽整洁,修剪指甲,洗手,戴口罩。

5. 用物准备→

> 一次性导尿包:包括初步消毒(外阴清洁用物)、再次消毒和导尿用物。
> 初步消毒用物:小方盘,内盛数个消毒液棉球袋、镊子、纱布、手套。
> 再次消毒及导尿用物:手套、孔巾、弯盘、气囊导尿管、小药杯 1 个内盛棉球袋 4 个、镊子 2 把、自带无菌液体的 10 ml 注射器,润滑油棉球袋、标本瓶、纱布、集尿袋、方盘、外包治疗巾。
> 手消毒液、弯盘、小橡胶单和治疗巾、浴巾、屏风。便盆及便盆巾,生活垃圾桶和医用垃圾桶。

操作步骤

1. 携用物至病人床旁→

> 再次核对床号、姓名、手腕带。

2. 床旁桌移至床尾,放置便盆。

3. 摆体位、垫巾、脱裤子→

> 脱手套,消毒手,将橡胶单和治疗巾垫于病人臀下,脱对侧裤腿,盖在近侧腿上,被子盖在对侧腿上。注意保暖。必要时近侧大腿加盖大毛巾。
> 用语范例:"来,请仰卧位,我帮您脱下一条裤腿,给您盖在这条腿上。请将两腿屈曲分开。"

4. 消毒外阴→

> 检查导尿包有无过期、破损。治疗车上打开导尿包外包装,置一弯盘于会阴下方,撕开碘附棉球包,置于方盘内,左手戴手套,右手持钳夹碘附棉球消毒外阴部。

> 第一次擦洗顺序,阴阜—对侧大阴唇—近侧大阴唇—对侧小阴唇—近侧小阴唇—尿道口—阴道口—肛门(8个棉球)。擦洗小阴唇时用左手示指和拇指分开两侧大阴唇。
>
> 消毒毕,将弯盘移至床尾,脱手套,方盘及镊子撤至治疗车下。

---

5. 戴手套,铺洞巾

> 在两腿间打开导尿包内包装,导尿包的第一角首先向对侧上方打开,避免手臂跨越无菌区。戴无菌手套,铺洞巾,双手抓住洞巾上两角内侧。洞巾口对准会阴放下,忌拖拉。洞巾应与导尿包包布成无菌区。
>
> **用语范例:**"请您两腿勿动,稍稍坚持一下。"

---

6. 注水试冲气囊,再次消毒会阴→

> 注水试充气囊,确认无渗漏,再抽出撕开碘附棉球包,润滑尿管前端,碘附棉球置于弯盘内,置导尿管于方盘内,左手暴露尿道口,右手持镊子夹取碘附棉球,再次消毒会阴部。
>
> 第二次消毒顺序:尿道口→对侧小阴唇→近侧小阴唇→尿道口(4个棉球)。左手始终暴露尿道口,忌松开。

---

7. 插尿管→

> 消毒毕,右手持血管钳夹持尿管轻轻插入尿道4~6 cm,见尿再插7~10 cm(非气囊尿管插入1~2 cm),左手固定导尿管,右手注水10~20 ml向外轻拉。
>
> **用语范例:**"给您插导尿管了,有点不舒服,您可以哈哈气。""感觉怎样?没有不舒服吧?"

---

8. 放尿,连接尿袋或拔管→

> 放尿毕拔管(非留置),将导尿管与尿袋连接。遵医嘱,留取尿标本。首次放尿不超过1 000 ml。
>
> **用语范例:**"感觉怎样?有不舒服请告诉我!"

---

9. 标识导尿管,妥善放置集尿袋→

> 标识导尿管及尿袋,尿袋由腿下穿过,挂于床边。
>
> 留置尿管者,定时开放和夹闭。
>
> 无特殊限制者,每日饮水大于2 000 ml。
>
> 观察尿液情况,保持会阴部清洁。

---

10. 整理床单位,协助取舒适卧位→

> **用语范例:**"现在尿已经排出了,舒服了吧?还有什么需要吗?那您安心休息,我会常来看您的。"

11. 脱手套,消毒手。

12. 处置室终末处理。

13. 洗手,摘口罩,记录。

14. 拔管→

> ➤ 在膀胱充盈的状态下,抽出气囊内水,嘱病人排尿,冲出尿管。

评价

1. 熟练为病人导尿,取得信任及配合,没有引起病人其他不适。
2. 导尿过程中,动作轻柔,避免损伤。

注意事项

1. 严格执行查对制度和无菌技术操作原则,所有用物必须严格灭菌,以防尿路感染。
2. 注意保护病人的隐私,并采取适当的保暖措施,防止病人着凉。
3. 选择粗细适宜、光滑的导尿管。插管时动作要轻柔、准确,避免损伤尿道黏膜。
4. 对膀胱过度膨胀且极度虚弱的病人,第一次放尿不得超过 1 000 ml。大量放尿可使腹腔内压急剧下降,血液大量滞留在腹腔内,导致血压下降而虚脱;另外膀胱内压突然降低,还可导致膀胱黏膜急剧充血,发生血尿。
5. 为女病人插尿管时,如导尿管误入阴道,应另换无菌导尿管,然后重新插管。老年女性尿道口回缩,插管时应仔细观察、辨认,避免误入阴道。为男病人导尿时,如因膀胱颈部肌肉收缩产生阻力,应稍停片刻,嘱病人深呼吸,减轻尿道括约肌的紧张,再缓缓插入导尿管,切忌暴力。为避免损伤和泌尿系统的感染,必须掌握男、女尿道的解剖特点。
6. 留置导尿注意事项

(1) 保持引流通畅:妥善放置引流管,避免受压、扭曲或堵塞。病人离床活动时,应用胶布将导尿管远端固定在大腿上,以防导尿管脱出。集尿袋不得超过膀胱高度并避免挤压,防止尿液反流,造成逆行感染。

(2) 防止泌尿系统逆行感染:①保持尿道口清洁。女病人用消毒液棉球擦拭外阴及尿道口,男病人用消毒液棉球擦拭尿道口、龟头及包皮,每日 1～2 次。排便后及时清洗肛门及会阴部皮肤。②每日定时更换集尿袋,及时排空集尿袋,并记录尿量。③每周更换导尿管 1 次,硅胶导尿管可酌情延长更换周期。④鼓励病人多饮水,观察尿液。发现尿液混浊、沉淀、有结晶时,应行膀胱冲洗,每周尿常规检查 1 次。

(3) 训练膀胱反射功能:长期留置导尿者,要拔管前可采用间歇性夹管和引流。夹住导尿管,每 3～4 h 开放 1 次,使膀胱定时充盈和排空,促进膀胱功能的恢复。拔管后注意观察病人排尿情况。

(4) 气囊导尿管固定时要注意不能过度牵拉尿管,以防膨胀的气囊卡在尿道内口,压迫膀胱壁或尿道,导致黏膜组织的损伤。

课后反思

1. 导尿术适用于哪些情况?
2. 留置导尿术过程中怎么预防泌尿系统逆行感染?

实验二十四　大量不保留灌肠法

临床情境导入

　　病人龚女士,69 岁,脑中风后偏瘫,在康复治疗过程中,主诉腹胀、腹痛,四天未排便,触诊腹部较硬实且紧张,可触及包块,肛诊可触及粪块。医嘱大量不保留灌肠一次。

➢ 灌肠桶内液面距离肛门是多少?

➢ 当液体灌入 100 ml 时病人感觉腹胀并有便意,正确的护理措施是什么?

实验目标

1. 能规范完成大量不保留灌肠操作技术。
2. 能选择恰当的护理措施对排便异常病人进行护理。
3. 能运用所学知识对排便异常病人进行健康教育。

护士素质要求

1. 仪表举止:仪表大方,举止端庄,态度和蔼,轻盈矫健。
2. 服装服饰:服装、鞋帽整洁,发型、着装符合要求。

实验目的

　　解除便秘、肠胀气;清洁肠道,为肠道手术、检查或分娩作准备;稀释并清除肠道内的有害物质,减轻中毒;为高热病人降温。

操作前准备

1. 评估病人并解释→	➢ 评估病人的年龄、病情、生命体征、临床诊断、灌肠的目的,以及排便、肛周皮肤及黏膜情况,腹部有无包块、胀气,有无灌肠禁忌证。向病人或家属解释灌肠的目的、方法、注意事项、配合要点。 　　**用语范例:**"您好,请先平卧,我检查一下腹部……嗯,平软。让我看一下肛周皮肤及黏膜情况,是完好的。那我去准备用物,马上给您灌肠,请您稍等。"
2. 病人准备→	➢ 病人和家属了解灌肠的目的、过程、注意事项并配合操作,排尿。

3. 环境准备→	➤ 酌情关闭门窗、围帘或屏风遮挡病人。保持合适的病室温度,光线充足。
4. 护士准备→	➤ 修剪指甲,取下腕表,洗手,戴口罩。
5. 用物准备→	➤ 治疗室:量杯、水温计、开水、冷开水、20％肥皂水(或其他灌肠液)、输液架。 ➤ 治疗车上层:治疗盘:灌肠桶(内盛所需灌肠溶液)、肛管、弯盘、手套、石蜡油、棉签、血管钳、卫生纸数张、橡胶单、中单、手消毒液。 ➤ 治疗车下层:弯盘、便盆及便盆布,生活垃圾桶,医用垃圾桶,另备输液架、屏风。 ➤ 配制灌肠溶液:0.1％～0.2％的肥皂液、生理盐水,成人每次用量为500～1 000 ml,小儿200～500 ml,溶液温度一般为39～41 ℃,降温时用28～32 ℃,中暑者用4 ℃。 0.1％～0.2％肥皂水灌肠液配制方法:冷开水750 ml＋热开水250 ml→配成39～41 ℃、约1 000 ml温水＋20％肥皂液(5～10 ml)→0.1％～0.2％肥皂水灌肠液1 000 ml。

操作步骤

1. 核对医嘱。	
2. 携用物至病房核对、解释→	➤ 携用物至病房,EDA等两种方法核对。 ➤ 关闭门窗,调节室温,注意保暖,窗帘遮挡。 ➤ 站于病人右侧、解释操作目的、配合要点。 　　**用语范例:**"您好,我是您的责任护士小王,请问您叫什么名字?""××是吧,请让我看看您的腕带。""××,您已经好几天没有排便了,遵医嘱为您灌肠,就是从肛门里插一根细胶管,从管里灌一些肥皂水,协助您排便,这样,您腹胀就会好一些,我保证在操作时很轻很仔细,请您放心,希望您能配合,可以吗?"
3. 摆体位、垫橡胶单和中单→	➤ 协助病人左侧卧位,臀下垫橡胶单、中单。 　　**用语范例:**"您好!××,物品已准备好,那马上给您灌肠。请您背朝我侧卧,双腿屈膝,尽量靠床边,请稍抬一下臀部,帮您垫一下橡胶单,帮您把裤子下拉一点。"

4. 挂灌肠桶,放置弯盘、润滑肛管、排气→	➤ 灌肠桶挂于输液架上,臀旁放弯盘一只,戴手套,润滑并连接肛管,排气、夹管。 ➤ 高度判断:肛门距灌肠桶底部一般约为"一前臂＋一手＋一拳"。
5. 把肛管插入肛门→	➤ 左手分开两臀,显露肛门,右手拿肛管距前端 2～3 cm,轻轻插入 7～10 cm。 ➤ 注意:插管动作轻柔,避免损伤肠黏膜,若遇阻力可略调整方向。 **用语范例:**"准备好了吗? 给您插管了,您深吸一口气,慢慢呼气。"
6. 固定肛管、松钳放液→	➤ 左手固定,右手松开止血钳,观察病人反应及液面下降情况,若液面下降缓慢或不下降,可转动肛管,以免粪块堵住肛管。 ➤ 观察病人面色并询问有无不适,如腹胀、便意明显,可降低灌肠桶高度,减慢流速,嘱病人哈气。如出现面色苍白、出冷汗、脉速、剧烈腹痛、心慌气急等应立即停止灌肠,给予处理。 **用语范例:**"××,您感觉有温水进去了吧? 会有点胀,别紧张,张口深呼吸,如有其他不适,请及时告诉我。"
7. 拔管→	➤ 右手反折肛管末端,拔管,左手在肛门处用纸包绕肛管,擦肛门,拿肛管前端,分离肛管,置于车下弯盘内。 ➤ 取下灌肠桶,置于治疗车下。 **用语范例:**"××,溶液已灌结束,现在给您拔管,您休息一下,保留 5～10 分钟后排便,如便意紧急,我会协助您床上排便。"

8. 协助排便,撤去橡胶单、中单。

9. 协助穿衣裤,取舒适卧位,开窗通风,消毒手,撤去橡胶单、中单。

10. 处置室处理用物,洗手,脱口罩,记录。

评价

1. 严格遵守查对制度,用物齐备,操作程序正确、熟练,病人安全、舒适。

2. 态度认真,解释用语规范合理,符合操作规程,表现对病人的尊重和关心,注意保暖,保护病人的自尊、隐私。

3. 操作中保持和病人交流,随时询问病人感受,注意观察病人的病情变化。

4. 病人和家属了解灌肠的目的、方法、配合要点,情绪稳定,主动配合,病人积极配合,灌肠后大便排出。

注意事项

1. 灌肠禁忌证:急腹症、消化道出血、妊娠、严重心血管疾病。

2. 正确选用灌肠溶液,掌握溶液的温度、浓度、流速、压力和溶液的量。降温用 28～32 ℃、中暑用 4 ℃等渗盐水灌肠,保留 30 min 后排出,排便后 30 min 测体温并记录。

3. 插管时,动作轻柔,避免损伤黏膜。嘱病人深呼吸与放松,以利肛管插入,灌肠时病人如有腹胀或便意时,应嘱病人张口深呼吸,以放松腹部肌肉,并降低灌肠桶内的高度或减慢流速,以减轻不适;如插管受阻,可退出少许,旋转后缓慢插入,切勿用力插管,以免损伤肠黏膜。

4. 伤寒病人液体量不超过 500 ml,压力要低(液面不超过肛门 30 cm)。为肝性脑病患者灌肠时,禁用肥皂水灌肠,以减少氨的产生和吸收。充血性心力衰竭及水钠潴留患者禁用生理盐水灌肠,以防加重水钠潴留。

5. 灌肠过程中应注意观察病人的病情变化,如发现脉速、面色苍白、出冷汗、剧烈腹痛、心慌气急,应立即停止灌肠并及时与医生联系,采取急救措施。

课后反思

1. 备用床铺床法的适应证有哪些?
2. 肛管插入直肠深度多少?

实验二十五 保留灌肠法

临床情境导入

病人张某,男,60 岁,因腹痛、腹泻、血便半年余,近期逐渐加重收治入院。主诉左下腹痛、腹胀、腹泻(14 次/天)、血便,全身无力、时有关节疼痛。查体:体温 37 ℃,脉搏 110 次/分,呼吸 16 次/分,血压 135/87 mmHg。有内外痔疮。诊断:溃疡性结肠炎(直肠、乙状结肠)。医嘱给予生理盐水 80 ml＋氢化可的松琥珀酸钠 100 mg,每晚睡前保留灌肠一次。

➢ 操作流程及注意事项有哪些?
➢ 保留灌肠的目的是什么?

实验目标

1. 能规范完成保留灌肠的操作技术。

2. 能用所学知识对保留灌肠病人进行健康教育。

护士素质要求

1. 仪表举止:仪表大方,举止端庄,态度和蔼,轻盈矫健。
2. 服装服饰:服装、鞋帽整洁,发型、着装符合要求。

实验目的

镇静、催眠和治疗肠道感染。

操作前准备

1. 评估病人并解释→	➢ 评估病情、生命体征、肠道病变部位、临床诊断,评估意识、心理状态及理解程度,评估病人排便、肛周皮肤黏膜状况。解释灌肠的目的、操作过程、注意事项。
2. 病人准备→	➢ 病人和家属了解灌肠的目的、意义、过程、注意事项及配合操作的要点。
3. 环境准备→	➢ 酌情关闭门窗,围帘或屏风遮挡病人。保持合适的病室温度,光线充足。
4. 护士准备→	➢ 修剪指甲,取下腕表,洗手,戴口罩。
5. 用物准备→	➢ 治疗室:50 ml 注射器、量杯(溶液小于 200 ml)、加温桶。 ➢ 治疗车上层:治疗盘:一次性治疗碗、50 ml 针筒,12 号肛管、温开水(5～10 ml)、弯盘、手套、石蜡油、棉签、血管钳、卫生纸数张、一次性中单、水温计、手消毒液。 ➢ 治疗车下层:弯盘、便盆及便盆布,生活垃圾桶,医用垃圾桶。 ➢ 常用灌肠溶液:药物及剂量遵医嘱准备,灌肠液量不超过 200 ml,溶液温度 38 ℃。①镇静、催眠用 10% 水合氯醛,剂量按医嘱准备。②抗肠道感染药小柴碱,0.5%～1% 新霉素或其他抗生素溶液。

操作步骤

1. 核对医嘱。

2. 携用物至病房,再次核对、垫巾(橡胶单和中单)→

> 携用物至病房,再次核对,立于病床右侧,解释,垫一次性巾单,臀下垫小枕(臀部抬高约 10 cm);关闭门窗,调节室温,注意保暖;屏风遮挡(非单人间病房灌肠时)。
> 慢性菌痢病变部位在直肠或乙状结肠,取左侧卧位。阿米巴痢疾病变多在回肠盲部,取右侧卧位。
> 　　用语范例:"×床,××,您好! 物品已准备好,马上给您灌肠。请您背朝我侧卧,双腿屈膝,尽量靠床边。请稍抬一下臀部,帮您垫一下巾单和小枕,帮您裤子下拉点。"

3. 放置弯盘,润滑肛管,排气,夹管→

> 臀旁放弯盘一只,肛管连接 50 ml 注射器(或灌肠桶),液面距肛门小于 30 cm,戴手套,润滑并连接肛管,排气,夹管。

4. 把肛管插入肛门→

> 左手分开两臀,显露肛门,右手拿肛管距前端 2~3 cm,轻轻插入 10~15 cm。
> 注意:插管动作轻柔,避免损伤肠黏膜。若遇阻力可略调整方向。
> 　　用语范例:"现在给您插管了,您深吸一口气,慢慢呼气。"

5. 固定肛管,松钳,灌液→

> 注意:缓慢推注药液,观察病人面色并询问有无不适,如出现面色苍白、出冷汗、脉速、剧烈腹痛、心慌气急等,应立即停止灌肠,给予处理。
> 左手固定,右手松开血管钳,观察病人反应,灌注药液结束,注入温开水 5~10 ml。
> 　　用语范例:"××,您感觉有药液进去吗? 别紧张,如有其他不适,请告诉我。"

6. 拔管,撤弯盘、撤垫巾,脱手套→

> 右手反折肛管末端,拔管,左手在肛门处用纸包绕肛管,轻揉肛门、擦肛门,拿好肛管前段,分离肛管,置于车下弯盘内。
> 50 ml 注射器(或灌肠桶)置于治疗车下,脱去手套。
> 协助撤去一次性巾单。
> 　　用语范例:"××,溶液已灌结束,现在给您拔管,您休息一下,保留 1 小时,如便意紧急,我会协助您床上排便。"

7. 协助穿裤,整理床单位,取舒适卧位,开窗通风,消毒手。

8. 处置室处理用物,洗手,脱口罩,记录→ | ➤ 记录(灌肠时间,灌肠液的种类、量,病人的反应),1 h后观察大便情况、撤出小枕。

评价

1. 严格遵守查对制度,用物齐备,操作方法和步骤正确、熟练,病人安全、舒适。

2. 态度认真,解释用语规范合理,符合操作规程,表现对病人的尊重和关心,注意保暖,保护病人的自尊、隐私。

3. 操作中保持和病人交流,随时询问病人感受,注意观察病人的病情变化。

4. 病人和家属了解灌肠的目的、方法、配合要点,情绪稳定,主动配合,达到治疗目的。

注意事项

1. 肛门、直肠、结肠等手术后的病人,排便失禁者不宜作保留灌肠。

2. 保留灌肠前嘱咐病人排便,肠道排空利于药液吸收。了解灌肠目的和病变部位,以确定卧位和插入肛门深度。直肠、乙状结肠病变取左侧卧位;回盲部病变取右侧卧位。

3. 根据病情,选择药物。肠道抗感染药物以睡前灌入为宜。

4. 保留灌肠时,应选择稍细的肛管,插入要深,液量不宜过多,压力要低,灌入速度宜慢,以减少刺激,使灌入的药液能保留较长时间,利于肠黏膜吸收。

5. 拔管后轻揉肛门,尽量保留药液 1 h 以上。

课后反思

1. 保留灌肠的禁忌证有哪些?
2. 拔管后尽量保留药液多长时间?

实验二十六　雾化吸入

临床情境导入

病人赵某,女性,70 岁,因急性上呼吸道感染收治入院。体检:血压 140/90 mmHg,体温 38.6 ℃,脉搏 90 次/分,呼吸 18 次/分,意识清,咳嗽、咳痰并有痰鸣音且无力咳出。

➤ 可采用哪些护理措施帮助病人排出痰液?
➤ 操作方法及注意事项是什么?

实验目标

能正确进行超声雾化吸入法、氧气雾化吸入法的操作。

护士素质要求

1. 仪表举止：仪表大方，举止端庄，态度和蔼，轻盈矫健。
2. 服装服饰：服装、鞋帽整洁，发型、着装符合要求。

实验目的

湿化气道，控制感染，改善通气，祛痰镇咳。

操作前准备

1. 评估病人并解释→

> 评估病人的病情，过敏史，呼吸道有无痰液、黏膜水肿等，对雾化吸入法的了解情况，心理状态，配合程度。解释雾化吸入的目的、方法、注意事项、配合要点。

2. 病人准备→

> 病人和家属了解雾化吸入的目的、方法、注意事项及配合要点。

3. 环境准备→

> 酌情关闭门窗，围帘或屏风遮挡病人。保持合适的病室温度，光线充足。

4. 护士准备→

> 修剪指甲，取下腕表，洗手，戴口罩。

5. 用物准备→

> 治疗车上层：雾化吸入装置、雾化吸入药物（根据医嘱配制）、弯盘、治疗巾、纸巾、治疗本，按需备插座、手消毒液。
> 治疗车下层：弯盘2个。
> 药液：抗生素，平喘药，祛痰药，糖皮质激素。

操作步骤

1. 核对医嘱。
2. 携用物至病房。

3. 再次核对、解释、评估→

> EDA等两种方法核对。
> 解释操作目的、配合方法。
> 对于意识不清或疾病所致无法配合的病人可选择面罩式雾化吸入器。

> **用语范例:**"您好! 我是护士××,请问您叫什么名字? ××是吧,请让我再次核对您的腕带。由于您咳嗽、气喘,为了缓解您的不适,医生决定给您进行雾化吸入。就是应用雾化装置将药液分散成细小的雾滴以气雾状喷出,使其悬浮在气体中经鼻或口由呼吸道吸入的方法,这项操作不会有任何痛苦,只要您将口含嘴含在嘴里配合用嘴巴吸气、鼻子呼气就可以了。能配合吧? 好的。"

4. 协助病人取坐位或半坐卧位→

> **用语范例:**"来,我帮您摇高床头,这样的体位您比较舒适且疗效好。"

5. 检查雾化装置,配制药液→

> ➤ 根据病情选择超声雾化吸入、压缩雾化吸入或氧气驱动雾化吸入。
> ➤ 回治疗室,检查雾化吸入装置是否完好,按医嘱配制药物,并将药物置于雾化器内,配制好的药物需请第二人核对。

6. 携带用物至床旁,再次核对,垫治疗巾→

> ➤ 接通电源,打开机器开关,调节适宜的雾量。
> ➤ 氧气驱动者,倾倒湿化瓶内灭菌液体,接上氧源,调节氧流量 6~8 L/min。
> **用语范例:**"××,我开始给您做雾化了,先给您颌下铺一块治疗巾。"

7. 指导病人吸入→

> ➤ 将口含嘴放入病人口中或将面罩置于口鼻部,指导病人吸入。
> **用语范例:**"××,请张开嘴巴将口含嘴含住,用嘴巴吸气,鼻子呼气,不要太用力。保持正常呼吸就可以了。"

8. 观察吸入反应及效果。

9. 治疗结束,关机协助漱口→

> ➤ 治疗毕,取下口含嘴或面罩,关雾化器(或氧气)开关,协助病人漱口,擦干病人面部。
> **用语范例:**"好了,现在雾化治疗已经结束了,我帮您把口含嘴取下,为了防止药物残留在口腔及面部引起副作用,请您漱口、擦脸。"

10. 协助翻身叩背→

> ➤ 协助翻身叩背,指导做有效咳嗽。
> **用语范例:**"现在感觉咳嗽、气喘好点了吧。您安心休息,我会常来看您的,您感觉有痰时,要及时咳出。"

11. 安置病人,整理床单位。

| 12. 消毒手,处理用物→ | ➤ 回处置室处理用物。口含嘴或面罩一人一套,用温水清洗备用。超声雾化螺纹浸泡消毒。 |

13. 洗手,记录,摘口罩。

常用药液:
①抗生素:常用庆大霉素等控制呼吸道感染。
②平喘药:常用氨茶碱、舒喘灵等解除支气管痉挛。
③祛痰药:常用 α-糜蛋白酶等稀释痰液,帮助祛痰。
④糖皮质激素:常用地塞米松等减轻呼吸道黏膜水肿。

评价

动作轻巧、熟练、准确,步骤正确,病人感觉舒适。

注意事项

1. 治疗前检查机器性能,每次持续 15～20 min,连续使用需间隔 30 min。治疗后观察病人痰液排出是否困难。

2. 病人在治疗过程中如出现呼吸困难、胸闷、气喘应停止治疗,汇报医生。

3. 超声波雾化吸入法

(1) 护士熟悉雾化器性能,水槽内应保持足够的水量。水温不宜超过 50 ℃,水温超过 50 ℃或水量不足应关机换水。

(2) 水槽内底部的晶体换能器和雾化罐底部的透声膜薄而质脆,在操作及清洗中动作要轻,防止损坏。

(3) 观察病人痰液排出是否困难,若痰液不易咳出,应拍背以协助痰液排出,必要时吸痰。

(4) 治疗时需要加药,不必关机,直接从盖孔添加即可。若要加水入水槽,必须关机操作。

4. 氧气雾化吸入:正确使用供氧装置,注意用氧安全,室内避免火源;氧气湿化瓶内勿盛水,以免液体进入雾化器内使药液稀释影响疗效;观察及协助排痰,注意观察病人痰液排出情况,如痰液仍未咳出,可予以拍背、吸痰等方法协助排痰。

5. 手压式雾化器雾化吸入法

(1) 喷雾器使用后放置阴凉处(30 ℃以下)保存,外壳定期温水清洁。

(2) 使用前检查雾化器各部件是否完好,有无松动、脱落等异常情况。

(3) 每次 1～2 喷,两次使用间隔时间不少于 3～4 h。

课后反思

1. 雾化吸入的体位有哪些?
2. 雾化吸入的目的有哪些?

实验二十七　口服给药

临床情境导入

　　病人宋某,女性,76 岁,因"上呼吸道感染"收治入院。体检:血压 140/90 mmHg,体温 38.6 ℃,脉搏 90 次/分,呼吸 18 次/分,意识清,咳嗽、咳痰、呼吸困难。遵医嘱氨溴索片一日 3 次、一次 1 片口服,阿莫西林胶囊,一日 3 次、一次 1 片口服。

> ➤ 可采用哪些护理措施帮助病人安全服药?
> ➤ 口服用药的注意事项有哪些?

实验目标

　　能正确完成发药操作。做到态度认真负责、严格查对、方法正确、解释合理、过程完整、无差错发生。

护士素质要求

1. 仪表举止:仪表大方,举止端庄,态度和蔼,轻盈矫健。
2. 服装服饰:服装、鞋帽整洁,发型、着装符合要求。

实验目的

　　协助病人遵医嘱安全、正确地服药,以达到减轻症状、治疗疾病、维持正常生理功能、协助诊断、预防疾病的目的。

操作前准备

1. 评估病人并解释→

> ➤ 病人评估:病情、年龄、意识、用药史、不良反应史及治疗情况;病人的吞咽能力、方式和安全性,有无口腔疾病;病人的配合及遵医行为;对药物的相关知识了解程度。向病人或家属解释口服药物的作用、方法、注意事项和配合要点。
>
> 　　**用语范例:**"您好! 我是护士××,请问您叫什么名字? ××是吧,请让我看看您的腕带。为了更好地治疗疾病,根据医嘱需给您口服药物,您最近吃饭好吗?"××:"还可以"。"咽东西困难吗?"××:"很顺利"。"有没有什么药物过敏?"××:"没有"。"好,您稍事休息,我去准备用物。"

2. 病人准备→

> 了解服药的作用、方法、注意事项及配合要点,情绪稳定,取舒适卧位。

3. 环境准备→

> 环境清洁、安静、光线充足。

4. 护士准备→

> 修剪指甲、取下腕表、洗手、戴口罩。

5. 用物准备→

> 药车、服药本、药卡、饮水管、水壶(内盛温开水)、弯盘、手消毒液等。

操作步骤

1. 核对医嘱。

2. 将用物携至床旁,再次核对、解释→

> 根据医嘱两人核对药物。
> **用语范例:**"××,您好,请让我再看一下您的腕带,好,今天给您服用的药物是××××。"

3. 选择合适的服药体位,再次核对药物→

> 婴幼儿抱起取半坐卧位,管饲病人抬高床头,平卧位病人头偏向一侧。

4. 取药,协助服药→

> 每位病人的所有药物一次性取离药车,每次只取一位病人的药物防止漏发、错发。
> 确保服药到口,若病人不在或因故不能服药,应将药物带回放入延迟服药柜,并做好交班。
> 管饲病人要先将药物碾碎,再注入 20 ml 温开水,溶解。
> 碘剂可放入食物中食用。
> **用语范例:**"××,您好,现在您该服药,这是您的药,这是温开水,请将药服下。"

5. 观察用药后的反应及用药指导→

> 指导病人或家属服药时间、技巧和注意事项。
> 若病人对药物提出疑问,必须重新核对。
> 注意服药后有无呕吐,汇报医生,视情况决定是否补发。
> **用语范例:**"您现在已经将药物服下了,我简单地和您讲解一下这些药物的作用、服用时间、方法及注意事项。"

6. 整理床单位、清理药杯、消毒手。
7. 清洁发药车,洗手,摘口罩、记录。

评价

1. 严格遵守查对制度,操作方法和步骤正确、熟练,病人安全。
2. 态度认真,解释用语规范合理,表现对病人的尊重和关心。
3. 操作中保持和病人交流,随时询问病人感受,注意观察病人的病情变化。
4. 病人和家属了解服药的目的、方法、配合要点,情绪稳定,主动配合。

注意事项

1. 严格执行查对制度。每位病人的所有药物一次取离药车,每次只取一位病人的药物,防止错漏。

2. 发药前要熟悉病人所用药物的作用、不良反应及某些药物服用的特殊要求,收集病人资料,如病人不在或因特殊检查或因手术禁食者,暂不发药,应将药物带回治疗室放入延迟服药柜,并进行严格交班。注意服药后有无呕吐,汇报医生,视情况决定是否补发。

3. 发药时如果病人有疑问,应重新核对,确认无误后,再耐心解释,协助病人服下。需吞服的药物通常用 40～60 ℃温开水送服,不要用茶水服药;婴幼儿、鼻饲或上消化道出血病人所用的固体药,发药前需将药片碾碎溶解后,再注入 20 ml 温开水溶解;增加或停用某种药物时,应及时告知病人;注意药物之间的配伍禁忌。

4. 根据药物性能,指导病人合理用药,以提高疗效,减少不良反应。

(1) 对牙齿有腐蚀作用或使牙齿染色的药物,例如铁剂糖浆、稀盐酸溶液等,服用时应避免与牙齿接触,可用吸管吸入,服药后立即漱口。

(2) 服用铁剂,忌饮茶,以免形成铁盐,妨碍吸收。

(3) 止咳糖浆对呼吸道黏膜起安抚作用,服后不宜立即饮水,以免冲淡药物、降低疗效,如同时服用多种药物,止咳糖浆应最后服用。

(4) 磺胺类药物服药后应多饮水,以防因尿少而析出磺胺结晶,堵塞肾小管;发汗类药物服药后多饮水,以增强药物疗效。

(5) 刺激食欲的药物,宜在饭前服,可刺激味觉感受器,使消化液增多,增加食欲;中药补益药宜饭前服,便于吸收;对胃黏膜有刺激性的药物或助消化药,宜在饭后服,使药物与食物充分混合,减少药物对胃黏膜的刺激。

(6) 强心苷类药物服前应先测量脉率、心率,注意节律变化,如成人脉率低于 60 次/分(小儿低于 80 次/分)或节律不齐,则应停止服药,并报告医生处理。

(7) 驱虫药宜清晨空腹时服;镇静安神药、缓泻药宜睡前服;妇女调经药宜在月经前数日开始服。

(8) 缓释片、肠溶片、胶囊吞服时不可嚼碎。

5. 用药后随时观察药物疗效及不良反应,如有异常情况及时和医生联系,酌情处理。

课后反思

1. 口服给药的心得体会有哪些?
2. 口服给药的目的有哪些?

实验二十八 注射技术

📋 **01 皮内注射**

临床情境导入

病人许某,男,40 岁,2 天前大量出汗后进入冷水中游泳,出现咳嗽、咳痰、发热、畏寒,体温 38 ℃,今晨咳嗽、咳痰加重,并出现胸痛。入院诊断为:急性肺炎。既往有糖尿病史,现胰岛素治疗。医嘱:青霉素药物敏感试验。

➢ 青霉素药物敏感试验前的评估内容是什么? 试验液的配制方法有哪些?

➢ 药物敏感试验的操作步骤、注意事项、观察要点、过敏性休克的急救措施有哪些?

实验目标

1. 能以正确的方法完成皮内注射的操作。
2. 能正确判断皮试试验结果。
3. 能运用所学知识配合医生对青霉素过敏性休克的病人实施急救措施。

护士素质要求

1. 仪表举止:仪表大方,举止端庄,态度和蔼,轻盈矫健。
2. 服装服饰:服装、鞋帽整洁,发型、着装符合要求。

实验目的

1. 进行药物过敏试验,以观察有无过敏反应。
2. 预防接种。
3. 局部麻醉的起始步骤。

操作前准备

1. 评估病人并解释→

> ➢ 评估:病人的病情、治疗情况、用药史、过敏史、家族史;病人的意识状态、是否空腹、心理状态、对用药的认知及配合程度;注射部位的皮肤情况。
> ➢ 解释:向病人及家属解释皮内注射的目的、方法、注意事项、配合要点、药物作用及副作用。

> **用语范例：**"您好，我是护士××，请问您叫什么，请给我看一下您的腕带，××，因为……您需要使用……以前用过吗？过敏吗？酒精过敏吗？有没有其他药物过敏？让我看一下您的手臂……好的，待会儿就在这里进行皮内注射，您稍事休息，我去准备物品。"

2. 病人准备→

> 了解皮内注射的目的、方法、注意事项、配合要点、药物作用及副作用。
> 取舒适卧位，暴露注射部位。

3. 环境准备→

> 清洁、安静、光线适宜。

4. 护士准备→

> 衣帽整洁，修剪指甲、洗手、戴口罩。

5. 用物准备→

> 治疗车上层：
> (1) 注射盘：盛无菌持物钳的无菌容器、皮肤消毒液(75％乙醇)、无菌棉签、无菌纱布或棉球、砂轮、弯盘、启瓶器。
> (2) 无菌盘、1 ml 注射器、4.5 号针头、药液(按医嘱准备)、做药物过敏试验时备皮试急救盒(0.1％盐酸肾上腺素，1 ml 注射器)。
> (3) 医嘱卡。
> (4) 快速手消毒液。
> 治疗车下层：锐器盒，生活垃圾桶，医用垃圾桶。

操作步骤

1. 抽吸药液→

> 按医嘱抽吸药液，置于无菌盘内。

2. 床边核对→

> 携用物至病人床旁，核对病人床号、姓名、腕带。

3. 定位消毒→

> 选择注射部位，常规消毒皮肤，待干。
> 常选择的注射部位有上臂三角肌下缘、两侧腹壁、后背、大腿前侧、大腿外侧等部位。

4. 核对排气→

> 二次核对，排尽空气。
> 操作中查对：病人床号、姓名、药名、浓度、剂量、给药方法及时间。
>   **用语范例：**"开始做皮肤过敏试验了，请您配合一下，好吗？不要紧张，有一点点疼，很快就好。"

5. 进针推药→

> 左手绷紧局部皮肤,右手以平持式持注射器,针头斜面向上,与皮肤呈 5°进针,待针头斜面完全进入皮内后,放平注射器,左手拇指固定针栓,注入药液 0.1 ml,使局部隆起形成一半球状皮丘,皮肤变白并显露毛孔。

6. 拔针→

> 注射毕,快速拔针,交代注意事项。
>   **用语范例:**"许×,皮肤试验做好了,请不要按揉针眼处,以免影响观察结果。不要离开病房,20 分钟后,我来观察结果。如有不适立刻告诉我们,呼叫器放您枕边了,谢谢您的配合。"

7. 再次核对。

8. 操作后处理→

> 协助病人取舒适卧位。
> 清理用物。
> 洗手。
> 记录:注射时间,药物名称、浓度、剂量,病人的反应。

评价

1. 操作熟练,坚持三查七对,皮试液剂量准确,一次注射成功。
2. 患者对操作满意。

注意事项

1. 严格执行查对制度和无菌操作原则。

2. 做药物过敏试验前,护士应详细询问病人的用药史、过敏史及家族史,如病人对需要注射的药物有过敏史,则不可做皮试,应及时与医生联系,更换其他药物。

3. 做药物过敏试验消毒皮肤时忌用含碘消毒液,以免着色影响对局部反应的观察或者与碘过敏反应相混淆。进针角度不可过大,以免注入皮下。注射完毕,拔针不用棉签按压,告知病人不按揉局部,以免影响观察。

4. 为病人做药物过敏试验前,要备好急救药品,以防发生意外。皮试后嘱病人勿离开病室,有不适及时告知医护人员。

5. 药物过敏试验结果如为阳性反应,应告知病人或家属,不能再用该种药物,并记录在病历上。

6. 皮试结果不能确认或怀疑假阳性时,应采取对照试验。方法为:更换注射器及针头,在另一前臂相应部位注入 0.9% 的生理盐水,20 min 后对照观察反应。

课后反思

试述皮内注射的操作要点。

02 皮下注射

临床情境导入

　　病人许某,男,40 岁,2 天前大量出汗后进入冷水中游泳,出现咳嗽、咳痰,发热,畏寒,体温 38 ℃,今晨咳嗽、咳痰加重,并出现胸痛。入院诊断为:急性肺炎。既往有糖尿病史,现胰岛素治疗。医嘱:普通胰岛素一次 16 单位,一日 3 次,餐前 15 min 皮下注射。

➤ 皮下注射的部位选择、进针角度、操作步骤、注意事项有哪些?

实验目标

1. 能以正确的方法完成药物抽吸的操作。
2. 能以正确的方法完成皮下注射的操作。

护士素质要求

1. 仪表举止:仪表大方,举止端庄,态度和蔼,轻盈矫健。
2. 服装服饰:服装、鞋帽整洁,发型、着装符合要求。

实验目的

1. 注入小剂量药物,用于不宜口服给药而需在一定时间内发生药效时。
2. 预防接种。
3. 局部麻醉用药。

操作前准备

1. 评估病人并解释→	➤ 评估:病人的病情、治疗情况、用药史、过敏史;病人的意识状态、肢体活动能力、对用药的认知及配合程度;注射部位的皮肤及皮下组织状况。 ➤ 解释:向病人及家属解释皮下注射的目的、方法、注意事项、配合要点、药物的作用及副作用。 　　**用语范例:**"您好,我是护士××,请问您叫什么名字,请给我看一下您的腕带,××,遵医嘱您需要进行胰岛素皮下注射,让我看一下您的上臂,一会儿就在这儿注射,请您配合一下可以吗?您稍事休息,我去准备物品。"
2. 病人准备→	➤ 了解皮下注射的目的、方法、注意事项、配合要点、药物作用及副作用。 ➤ 取舒适卧位,暴露注射部位。

3. 环境准备→

> 清洁、安静、光线适宜,必要时用屏风遮挡病人。

4. 护士准备→

> 衣帽整洁,修剪指甲、洗手、戴口罩。

5. 用物准备→

> 治疗车上层
  (1) 注射盘:盛无菌持物钳的无菌容器、皮肤消毒液(2%碘酊、75%乙醇或0.5%碘附)、无菌棉签、无菌纱布或棉球、砂轮、弯盘、启瓶器。
  (2) 无菌盘、1~2 ml注射器、5~6号针头、药液(按医嘱准备)。
  (3) 医嘱卡。
  (4) 快速手消毒液。
> 治疗车下层:锐器盒、生活垃圾桶、医用垃圾桶。

操作步骤

1. 抽吸药液→

> 按医嘱抽吸药液,置于无菌盘内。

2. 床边核对→

> 携用物至病人床旁,核对病人床号、姓名、腕带。

3. 定位消毒→

> 选择注射部位,常规消毒皮肤,待干。
> 常选择的注射部位有上臂三角肌下缘、两侧腹壁、后背、大腿前侧、大腿外侧等部位。

4. 核对排气→

> 二次核对,排尽空气。
> 操作中查对病人床号、姓名、药名、浓度、剂量、给药方法及时间。

  用语范例:"1床,许×,您好,您准备好了吗? 请您脱下左侧衣袖,把手抬起撑在腰间好吗?"

5. 进针推药→

> 一手绷紧局部皮肤,一手持注射器,以示指固定针栓,针头斜面向上,与皮肤呈30°~40°,将针头的1/2~2/3快速刺入皮下。松开绷紧皮肤的手,抽动活塞,如无回血,缓慢注射药液。

  用语范例:"开始打针了,不要紧张,有一点点疼,我会尽量轻一点,很快就好。"

6. 拔针按压→

> 注射毕,用无菌干棉签轻压针刺处,快速拔针后按压至不出血为止。

  用语范例:"许×,药已经注射完了,您在此休息一会儿,再过15分钟要按时进餐呦! 有何不适就告诉我,谢谢您的配合。"

7. 再次核对。

8. 操作后处理 →

> 协助病人取舒适卧位。
> 清理用物。
> 洗手。
> 记录:注射时间,药物名称、浓度、剂量,病人的反应。

评价

1. 患者对操作满意,无不良反应。
2. 坚持三查七对,操作熟练,能按无痛注射原则进行操作,无菌观念强。

注意事项

1. 严格执行查对制度和无菌操作原则。
2. 刺激性强的药物不宜用皮下注射。
3. 长期皮下注射者,应有计划地经常更换注射部位,防止局部产生硬结。
4. 针头刺入角度不宜大于45°,以免刺入肌层;过于消瘦者可捏起局部组织,适当减小进针角度;注射少于1 ml的药物,必须用1 ml注射器,保证药液剂量准确。

课后反思

简述皮下注射的注射部位及关键注意点。

03 肌内注射

临床情境导入

病人许某,男,40岁,2天前大量出汗后进入冷水中游泳,出现咳嗽、咳痰、发热、畏寒,体温38℃,今晨咳嗽、咳痰加重,并出现胸痛。入院诊断为:急性肺炎。既往有糖尿病史,现胰岛素治疗。医嘱:青霉素药物敏感试验阴性后青霉素40万单位,一日3次,肌内注射。

> 肌内注射的部位选择、进针角度、操作步骤、注意事项有哪些?

实验目标

1. 能以正确的方法完成药物抽吸的操作。
2. 能以正确的方法完成肌内注射的操作。

护士素质要求

1. 仪表举止:仪表大方,举止端庄,态度和蔼,轻盈矫健。

2. 服装服饰:服装、鞋帽整洁,发型、着装符合要求。

实验目的

用于不宜或不能口服或静脉给药,且要求比皮下注射更迅速发生疗效时。

操作前准备

1. 评估病人并解释→

> 评估:病人的病情、治疗情况、用药史、过敏史;病人的意识状态、肢体活动能力、对用药的认知及配合程度;注射部位的皮肤及肌肉组织状况。
> 解释:向病人及家属解释肌内注射的目的、方法、注意事项、配合要点、药物的作用及副作用。
>   **用语范例:**"您好,我是护士××,请问您叫什么名字,请给我看一下您的腕带,××,您的青霉素试验阴性,遵医嘱进行肌内注射青霉素治疗(就是打屁股针),请您配合一下好吗?您稍事休息,我去准备物品。"

2. 病人准备→

> 了解肌内注射的目的、方法、注意事项、配合要点、药物作用及副作用。
> 取舒适卧位,暴露注射部位。

3. 环境准备→

> 清洁、安静、光线适宜,必要时用屏风遮挡病人。

4. 护士准备→

> 衣帽整洁,修剪指甲,洗手,戴口罩。

5. 用物准备→

> 治疗车上层
> (1) 注射盘:盛无菌持物钳的无菌容器、皮肤消毒液(2%碘酊、75%乙醇或0.5%碘附)、无菌棉签、无菌纱布或棉球、砂轮、弯盘、启瓶器。
> (2) 无菌盘、2～5 ml注射器、6～7号针头、药液(按医嘱准备)。
> (3) 医嘱卡。
> (4) 快速手消毒液。
> 治疗车下层:锐器盒,生活垃圾桶,医用垃圾桶。

操作步骤

1. 抽吸药液→

> 按医嘱抽吸药液,置于无菌盘内。

2. 床边核对→

> 携用物至病人床旁,核对病人床号、姓名、腕带。

3. 安置体位→

> 根据病情不同采取侧卧位、俯卧位、仰卧位或坐位。
> 为使局部肌肉放松,病人侧卧位时上腿伸直,下腿稍弯曲;俯卧位时足尖相对,足跟分开,头偏向一侧;坐位时椅子稍高,便于操作;仰卧位常用于危重及不能翻身病人。
>
> **用语范例:**"×床,许×您好,您准备好了吗? 您打哪边呢? 好的,请您左侧卧位,右下肢伸直,左下肢弯曲。"

4. 定位消毒→

> 选择注射部位,常规消毒皮肤,待干。
> 根据病人病情、年龄、药液性质选择注射部位。

5. 核对排气→

> 二次核对,排尽空气。
> 操作中查对病人床号、姓名、药名、浓度、剂量、给药方法及时间。

6. 进针推药→

> 左手拇、示指绷紧局部皮肤,右手以执笔式持注射器,中指固定针栓,将针头的 $1/2\sim2/3$ 迅速垂直刺入皮肤,松开绷紧皮肤的手,抽动活塞,如无回血,缓慢注射药液。

7. 拔针按压→

> 注射毕,用无菌干棉签轻压针刺处,快速拔针后按压至不出血为止。
>
> **用语范例:**"许×,药已经注射完了,您在此休息一会儿,有何不适马上告诉我,谢谢您的配合。"

8. 再次核对。

9. 操作后处理→

> 协助病人取舒适卧位。
> 清理用物。
> 洗手。
> 记录:注射时间,药物名称、浓度、剂量,病人的反应。

评价

1. 患者对操作满意,无不良反应。
2. 坚持三查七对,操作熟练,能按无痛注射原则进行操作,无菌观念强。

注意事项

1. 严格执行查对制度和无菌操作原则。
2. 两种或两种以上药物同时注射时,注意配伍禁忌。

3. 对 2 岁以下婴幼儿不宜选用臀大肌注射,因其臀大肌尚未发育好,注射时有损伤坐骨神经的危险,最好选择股外侧肌、臀中肌和臀小肌注射。

4. 注射时,切勿将针头全部刺入,以防针头从根部折断。若发生针头折断,应先稳定病人情绪,嘱病人保持原位不动,固定局部组织,以防断针移位,同时尽快用无菌血管钳夹住断端取出;如断端全部埋入肌肉,应速请外科医生处理。

5. 对需长期注射者,应交替更换注射部位,并选用细长针头,以避免或减少硬结的发生,必要时可热敷或进行理疗。

6. 肌内注射各部位定位方法

(1) 臀大肌注射定位法

①十字法:从臀裂顶点向左或右侧划一水平线,再从髂嵴最高点作一垂线,将一侧臀部分为 4 个象限,其外上象限并避开内角(从髂后上棘至股骨大转子连线)即为注射区;

②连线法:取髂前上棘和尾骨连线的外上 1/3 处为注射部位。

(2) 臀中肌、臀小肌注射定位法

①示指中指定位法:操作者以示指尖和中指尖分别置于髂前上棘和髂嵴下缘处,使示指、中指、髂嵴构成一个三角形区域,其示指和中指构成的内角,即为注射区;

②三横指定位法:以病人自己手指宽度为标准,注射部位在髂前上棘外侧三横指处。

(3) 上臂三角肌注射定位法:上臂外侧,肩峰下 2~3 横指处。该处注射方便,但肌肉较薄,只可作小剂量注射。

(4) 股外侧肌注射定位法:该处大血管、神经干很少通过,且注射范围较广,可供多次注射,尤适用于 2 岁以下幼儿。定位方法:取大腿中段外侧,在膝关节上 10 cm,髋关节下 10 cm 处,宽约 7.5 cm 的范围为注射部位。

课后反思

试述肌内注射的目的以及选择注射部位的原则。

04 静脉注射

临床情境导入

病人林某,女,45 岁,三天前,由于感冒,出现咳嗽、少量白色黏痰,并有喘息,有支气管哮喘病史 3 年,今晨咳嗽、咳痰加重,并出现呼吸困难,不能平卧。门诊以"喘息性支气管炎"收治入院。医嘱:氨茶碱 0.125 g 加 50% 葡萄糖 20 ml 静脉注射。

➤ 静脉注射操作步骤、注意事项是什么?

实验目标

1. 能以正确的方法进行药物抽吸的操作。
2. 能以正确的方法完成静脉注射的操作。

护士素质要求

1. 仪表举止：仪表大方，举止端庄，态度和蔼，轻盈矫健。
2. 服装服饰：服装、鞋帽整洁，发型、着装符合要求。

实验目的

1. 注入药物，用于药物不宜口服、皮下注射、肌内注射或需要更迅速发生疗效时。
2. 药物因浓度高、刺激性大、量多而不宜采取其他注射方法。
3. 注入药物进行某些诊断性检查。
4. 静脉营养治疗。

操作前准备

1. 评估病人并解释→

> 评估：病人的病情、治疗情况、用药史、过敏史；病人的意识状态、肢体活动能力、对用药的认知及配合程度；穿刺部位的皮肤状况、静脉充盈度及管壁弹性。
> 解释：向病人及家属解释静脉注射的目的、方法、注意事项、配合要点、药物的作用及副作用。
> 　　**用语范例：**"您好，我是护士××，请问您叫什么名字，请给我看一下您的腕带。林阿姨，由于您有些喘，医生根据您的情况给您开了平喘药氨茶碱，需要从您的静脉注射到体内，注射完后您的呼吸会更顺畅、感觉更舒服。请您配合一下可以吗？好，让我来看看您的血管。……这只手的血管比较清楚，弹性也好，就扎这里了，您稍事休息，我去准备物品。"

2. 病人准备→

> 了解静脉注射的目的、方法、注意事项、配合要点、药物作用及副作用。
> 取舒适卧位，暴露注射部位。

3. 环境准备→

> 清洁、安静、光线适宜，必要时用屏风遮挡病人。

4. 护士准备→

> 衣帽整洁，修剪指甲、洗手、戴口罩。

> 治疗车上层：
>
> (1) 注射盘：无菌持物镊、皮肤消毒液（2%碘酊、75%乙醇或0.5%碘附）、无菌棉签、无菌纱布或棉球、砂轮、弯盘、启瓶器、止血带、一次性垫巾、胶布。
>
> (2) 无菌盘、注射器（规格视药量而定）、6～9号针头、药液（按医嘱准备）。
>
> (3) 医嘱卡。
>
> (4) 无菌手套（股静脉注射使用）、快速手消毒液。
>
> 治疗车下层：锐器盒，生活垃圾桶，医用垃圾桶。

5. 用物准备→

操作步骤

1. 抽吸药液→

> 按医嘱抽吸药液，置于无菌盘内。

2. 床边核对→

> 携用物至病人床旁，核对病人床号、姓名、腕带。

3. 定位消毒→

> 选择合适静脉，在穿刺部位下方放置一次性垫巾，在穿刺部位上方约6 cm处扎紧止血带，常规消毒皮肤，待干。
>
> **用语范例：** "扎根止血带，有点紧……请握紧拳头，开始打针了，不要紧张，有一点点疼，我尽量轻一点，很快就好。"

4. 核对排气→

> 二次核对，排尽空气。
>
> 操作中查对病人床号、姓名、药名、浓度、剂量、给药方法及时间。

5. 进针穿刺→

> 嘱病人轻握拳，以左手拇指绷紧静脉下端皮肤，使其固定。右手持注射器，示指固定针栓（若用头皮针，手持头皮针小翼），针头斜面向上，与皮肤呈15°～30°自静脉上方或侧方刺入皮下，再沿静脉走向滑行刺入静脉，见回血，可再沿静脉走向进针少许。

6. 两松固定→

> 松开止血带，病人松拳，固定针头。
>
> **用语范例：** "林阿姨，穿刺成功了，请松拳，给您推药了，有任何不适可以告诉我。"

7. 推注药液→

> 缓慢推注药液，注药过程中要试抽回血，以检查针头是否仍在静脉内。

8. 拔针按压→

> 注射毕，用无菌干棉签轻压针刺处，快速拔针后按压至不出血为止。

9. 再次核对。

10. 操作后处理→
> 协助病人取舒适卧位。
> 清理用物。
> 洗手。
> 记录：注射时间，药物名称、浓度、剂量，病人的反应。

评价

1. 患者对操作满意，无不良反应。
2. 坚持三查七对，操作熟练，能按无痛注射原则进行操作，无菌观念强。

注意事项

1. 严格执行查对制度和无菌操作原则。

2. 静脉注射应选择粗、直、弹性好、不易滑动的静脉，并避开关节及静脉瓣；长期静脉注射者要保护血管，应有计划地由远心端向近心端选择静脉。

3. 静脉注射对组织有强烈刺激性的药液，一定要在确认针头在静脉后方可推注药液，以免药液外溢导致组织坏死。同时应另备一盛有无菌生理盐水的注射器和头皮针，穿刺成功后，先注入少量生理盐水，确认针头在血管内，再换上抽有药液的注射器（针头不换）进行推药，以防止药物溢于血管外而发生组织坏死。

4. 股静脉注射时如误入股动脉，应立即拔出针头，用无菌纱布紧压穿刺处 5～10 min，直至无出血为止。

5. 根据年龄、病情及药物性质，掌握推药速度，并随时听取病人的主诉，观察病情及局部变化；若需要长时间、微量、均匀、精确地注射药物，有条件时可选择微量注射泵，更为安全可靠。

课后反思

注射化疗或强刺激性药物时应注意什么？

附：微量注射泵使用操作流程及要点

为了使静脉注射药物剂量精确、速度均匀，可使用微量注射泵推注药液。使用注射泵时，除按静脉注射的用物准备外，需另备注射泵、注射泵延长管、抽吸 5～10 ml 生理盐水的注射器。

操作步骤

1. 抽吸药液→
> 将抽吸药液的注射器与泵管相连，妥善固定于注射泵上。

2. 接通电源→

> 根据医嘱调整好注射速度和注射时间。

3. 穿刺固定→

> 将抽吸生理盐水的注射器与头皮针相连,穿刺静脉,成功后固定头皮针。

4. 启动注射泵→

> 分离注射器和头皮针,将注射泵延长管和头皮针相连,按"开始"键启动注射泵,开始推注药液。
> 注意随时观察病人的反应和药液输入的情况。
　　用语范例:"××,注射泵速度调的是每小时 5 ml,请您不要调节速度,我们会及时检测,根据标准调整速度……输注完毕或有其他问题,微量泵会报警,听到报警我们会及时赶来,您不用紧张,输液的手臂不要进行剧烈活动,请您和家属不要随意搬动或者调节输液泵,如有不适感觉就告诉我,我会常来看您的,有事您也可按呼叫铃喊我。"

5. 停止注射泵→

> 药液推注完毕,按"停止"键。拔针、按压,整理床单位。
　　用语范例:"××,您好,您的×××已降至×××,现遵医嘱停用×××,我给您将泵卸下来。"

6. 关闭注射泵→

> 取下注射器,切断电源。

7. 操作后处理→

> 协助病人取舒适卧位。
> 清理用物。
> 洗手。
> 记录:注入药液的时间,药物名称、浓度、剂量,病人的反应。

注意事项

1. 应了解微量注射泵的工作原理,熟练掌握其使用方法。

2. 在使用过程中,应加强巡视。如注射泵出现报警,应查找可能出现的原因,如有气泡、输液管堵塞等情况,应及时处理。

3. 注意观察穿刺部位皮肤情况,防止发生液体外渗,出现外渗及时给予相应处理。

实验二十九　静脉输液法

实验目标

1. 在静脉输液过程中能够正确、合理地选择穿刺部位,并能有意识地保护静脉。

2. 能正确计算静脉输液的速度和时间。

3. 能用正确的方法排除输液过程中出现的各种障碍。

4. 能运用所学知识准确地识别常见的输液反应,并能采取适当的护理措施预防和处理各种输液反应。

5. 能按照正确的步骤和要求完成静脉输液的技术操作。

护士素质要求

1. 仪表举止:仪表大方,举止端庄,态度和蔼,轻盈矫健。

2. 服装服饰:服装、鞋帽整洁,发型、着装符合要求。

实验目的

1. 补充水分及电解质,预防和纠正电解质及酸碱平衡紊乱。

2. 增加循环血量,改善微循环,维持血压及微循环灌注量。

3. 供给营养物质,促进组织修复,增加体重,维持正氮平衡。

4. 输入药物,治疗疾病。

操作前准备

1. 评估病人并解释→

> 评估:病人的年龄、病情、意识状态及营养状况等;病人的心理状态及配合程度;穿刺部位的皮肤状况、静脉充盈度及管壁弹性。

> 解释:向病人及家属解释静脉输液的目的、方法、注意事项及配合要点。

用语范例:"您好,我是护士××,请问您叫什么名字,请给我看一下您的腕带。医生根据您的病情给您开了平喘药,需要打点滴,请您配合一下好吗? 林阿姨,您打哪只手呢? 左手,好,让我来看看您的血管。嗯,这只手的血管弹性挺好,就它吧。由于点滴的时间比较长,请您去解个大小便好吗? 我也去准备一下用物,待会儿就过来。"

2. 病人准备→
> 了解静脉输液的目的、方法、注意事项及配合要点。
> 输液前排尿或排便。
> 取舒适卧位,暴露注射部位。

3. 环境准备→
> 整洁、安静、舒适、安全。

4. 护士准备→
> 衣帽整洁,修剪指甲,洗手,戴口罩。

5. 用物准备→
> 治疗车上层:注射盘用物一套,弯盘、液体及药物(按医嘱准备)、加药用的注射器及针头、止血带、胶布(或输液敷贴)、静脉小垫枕、一次性垫巾、瓶套、砂轮、启瓶器、输液器一套、输液贴、输液卡、输液记录单、手消毒液。
> 治疗车下层:锐器盒,生活垃圾桶,医用垃圾桶。
> 其他:输液架,必要时备小夹板、棉垫及绷带。

操作步骤

1. 核对并检查药物→
> 核对药液瓶签(药名、浓度、剂量)及给药时间和给药方法。
> 检查药液是否过期,瓶盖有无松动,瓶身有无裂痕。将输液瓶上下摇动,对光检查药液有无浑浊、沉淀及絮状物等。

2. 加药
2.1 套上瓶套。
2.2 用开瓶器启开输液瓶铝盖的中心部分,常规消毒瓶塞→
> 消毒范围至铝盖下端瓶颈部。
> 若为袋装液体,则取下袋口处的"拉环",并常规消毒。

2.3 按医嘱加入药物→
> 加入的药物应合理分配,并注意药物之间的配伍禁忌。

3. 插输液器→	➤ 检查输液器质量,无问题后取出输液器,将输液器的插头插入瓶塞直至插头根部,关闭调节器。
4. 核对病人→	➤ 携用物至病人床旁,核对病人床号、姓名、腕带,再次洗手。
5. 排气→	➤ 将输液瓶挂于输液架上。 ➤ 倒置莫菲氏滴管,使输液瓶内的液体流出。当莫菲氏管内的液面达到滴管的 1/2～2/3 满时,迅速转正滴管,打开调节器,使液平面缓慢下降,直至排尽导管和针头内的空气。 ➤ 将输液管末端放入输液器包装袋内,置于治疗盘内。
6. 选择穿刺部位→	➤ 将静脉小垫枕置于穿刺肢体下,铺治疗巾,在穿刺点上方 6～8 cm 处扎止血带,选择穿刺血管。
7. 消毒→	➤ 按常规消毒穿刺部位的皮肤,消毒范围大于 5 cm,待干,备胶布。
8. 二次核对→	➤ 核对病人床号、姓名、腕带,所用药液的药名、浓度、剂量及给药时间和给药方法。
9. 静脉穿刺→	➤ 嘱病人握拳。 ➤ 再次排气。 ➤ 穿刺:取下护针帽,按静脉注射法穿刺。见回血后,将针头与皮肤平行再进入少许。
10. 固定→	➤ 用右手拇指固定好针柄,松开止血带,嘱病人松拳,打开调节器。待液体滴入通畅、病人无不适后,用输液敷贴固定针柄,固定针眼部位,最后将针头附近的输液管环绕后固定。
11. 调节滴速→	➤ 根据病人年龄、病情及药液性质调节输液滴速。通常情况下,成人 40～60 gtt/min,儿童 20～40 gtt/min。 　用语范例:"××,滴速已调好,请您不要随意调节滴速,以防出现意外,您有什么不舒服,请按铃叫我,我也会经常来看您的"。
12. 再次核对→	➤ 核对病人的床号、姓名、腕带,药物名称、浓度、剂量,给药时间和给药方法。

13. 操作后处理→	➤ 协助病人取舒适卧位。 ➤ 将呼叫器放于病人易取处。 ➤ 清理用物,洗手。 ➤ 记录。
14. 更换液体→	➤ 核对第二瓶液体,确保无误。 ➤ 除去第二瓶液体铝盖中心部分,常规消毒。 ➤ 确认滴管中的高度至少 1/2 满,拔出第一瓶内输液插头,迅速插入第二瓶内。 ➤ 检查滴管液面高度是否适合,输液管中有无气泡,待点滴通畅后方可离去。
15. 输液完毕后的处理→	➤ 确认全部液体输入完毕后,关闭输液器,轻揭输液敷贴,用无菌干棉签轻压穿刺点上方,快速拔针,局部按压 1～2 min,至无出血为止。将头皮针头和输液插头剪至锐器盒中。 ➤ 协助病人取舒适卧位。 ➤ 整理床单位,清理用物。 ➤ 洗手,记录。

评价

1. 坚持三查七对,操作熟练,无菌观念强。
2. 手法正确,穿刺一次成功。
3. 顺序正确。

注意事项

1. 严格执行无菌操作及查对制度,预防感染及差错事故的发生。

2. 选择静脉时,避开静脉瓣、关节;根据病情合理安排输液顺序;根据治疗原则,按急、缓及药物半衰期等情况合理分配药物。

3. 长期输液的病人,注意保护和合理使用静脉,一般从远端小静脉开始穿刺(抢救时例外)。

4. 排尽输液管及针头内空气,药液滴尽前要及时更换液体或拔针,严防造成空气栓塞。

5. 注意药物的配伍禁忌,对刺激性大或特殊药物,应在确认针头已经刺入静脉内时再输入。

6. 严格掌握输液的速度。根据病情、年龄、药物性质及心、肺、肾功能调节滴速,并随时听取病人主诉。一般成人 40～60 滴/分,儿童 20～40 滴/分;对有心、肺、肾疾病的病人、老年病人、婴幼儿及输注高渗、含钾或升压药的病人,要适当减慢输液速度;对严重脱水,心肺功能良好的病人可适当加快输液速度。

7. 输液过程中要加强巡视

（1）观察输液管是否通畅，针头或输液器有无漏液，针头有无脱出、阻塞或移位，输液管有无扭曲、受压。对小儿、昏迷或不配合者，输液时穿刺处应加强固定。

（2）观察有无溶液外溢，注射局部有无肿胀或疼痛。有些药物如甘露醇、去甲肾上腺素等外溢后会引起局部组织坏死。如发现上述情况，应立即停止输液并通知医生给予处理。

（3）密切观察病人有无输液反应，如病人出现心悸、畏寒、持续性咳嗽等情况，应立即减慢或停止输液，并通知医生及时处理。每次观察巡视后，做好记录。

课后反思

简述临床补液原则。

实验三十　静脉留置针输液法

临床情境导入

病人于某，女，50岁，三天前，由于感冒，出现咳嗽、少量白色黏痰，并有喘息，有支气管哮喘病史3年，今晨咳嗽、咳痰加重，并出现呼吸困难，不能平卧。门诊以"喘息性支气管炎"收治入院。医嘱：喘定0.25 g加5%葡萄糖250 ml静脉滴注，每日1次。头孢曲松钠3.0 g加5%葡萄糖300 ml静脉滴注，每日1次。

➤ 该病人血管比较难找，为静脉输液带来困难，如何处理？

实验目标

1. 在静脉输液过程中能够正确、合理地选择穿刺部位，并能有意识地保护静脉。

2. 能正确计算静脉输液的速度和时间。

3. 能用正确的方法排除输液过程中出现的各种障碍。

4. 能运用所学知识准确地识别常见的输液反应，并能采取适当的护理措施预防和处理各种输液反应。

5. 能按照正确的步骤和要求完成静脉输液的技术操作。

护士素质要求

1. 仪表举止：仪表大方，举止端庄，态度和蔼，轻盈矫健。

2. 服装服饰：服装、鞋帽整洁，发型、着装符合要求。

实验目的

同"静脉输液法"。

操作前准备

1. 评估病人并解释→

> 评估:病人的年龄、病情、意识状态及营养状况等;病人的心理状态及配合程度;穿刺部位的皮肤状况、静脉充盈度及管壁弹性。
> 解释:向病人及家属解释静脉留置针的目的、方法、注意事项及配合要点。

　　用语范例:"您好,我是护士××,请问您叫什么名字,请给我看一下您的腕带。于×,现在感觉怎样? 还发热吗? 遵医嘱今天将继续为您输液,作用是消炎平喘,要连输5天。您的血管比较难找,普通输液针每次输液都要给您打针,而静脉留置针是将一硅胶软管插入血管,可以保留3～5天,这样不用每次都要打针,减轻反复穿刺带来的痛苦。在输液前,请让我检查一下您的右手情况,请您伸出右手,您的右手皮肤和血管情况良好,那么就选择在您的右手为您穿刺,在输液之前您还有什么需要吗? 输液时间比较长,是否需要先去排尿? 好的,您先休息,我去准备用物。"

2. 病人准备→

> 了解静脉留置针的目的、方法、注意事项及配合要点。
> 输液前排尿或排便。
> 取舒适卧位,暴露注射部位。

3. 环境准备→

> 整洁、安静、舒适、安全。

4. 护士准备→

> 衣帽整洁,修剪指甲、洗手、戴口罩。

5. 用物准备→

> 治疗车上层:注射盘用物一套,弯盘、液体及药物(按医嘱准备)、加药用的注射器及针头、止血带、胶布(或输液敷贴)、静脉小垫枕、一次性垫巾、瓶套、砂轮、启瓶器、输液器一套、输液贴、输液卡、输液记录单、手消毒液。另备一套静脉留置针,封管液(无菌生理盐水或稀释肝素液)。
> 治疗车下层:锐器盒,生活垃圾桶,医用垃圾桶。
> 其他:输液架,必要时备小夹板、棉垫及绷带。

操作步骤

1. 同静脉输液法 1～5。

2. 连接留置针与输液器→
   - 打开静脉留置针及肝素帽或可来福接头外包装。
   - 手持外包装将肝素帽或可来福接头对接在留置针的侧管上。
   - 将输液器与肝素帽或可来福接头连接。

3. 排气→
   - 打开调节器,将套管针内的气体排于弯盘中,关闭调节器,将留置针放回留置针盒内。

4. 选择穿刺部位→
   - 将小垫枕置于穿刺肢体下,铺治疗巾,在穿刺点上方 10 cm 处扎止血带,选择穿刺血管,松开。

5. 消毒皮肤→
   - 第一遍消毒皮肤,8 cm×10 cm 以上,第二遍消毒皮肤范围小于第一遍,待干。
   - 备胶布及透明胶布,并在透明胶布上写上日期和时间。

6. 二次核对→
   - 核对病人床号、姓名、腕带,所用药液的药名、浓度、剂量及给药时间和给药方法。

7. 静脉穿刺→
   - 取下针套,旋转松动外套管。
   - 右手拇指与示指夹住两翼,再次排气。
   - 进针:嘱病人握拳,绷紧皮肤,固定静脉,右手持留置针,在血管的上方,使针头与皮肤呈 15°～30°角进针。见回血后压低角度(放平针翼),顺静脉走向再继续进针 0.2 cm。
   - 送外套管:左手持 Y 接口,右手后撤针芯约 0.5 cm,持针座将针芯与外套管一起送入静脉内。
   - 撤针芯:左手固定两翼,右手迅速将针芯抽出放于锐器收集盒中。

8. 固定→
   - 松开止血带,嘱病人松拳,打开调节器。
   - 用无菌透明敷贴对留置针管作密闭式固定,用注明置管日期和时间的透明胶布固定三叉接口,再用胶布固定插入肝素帽内的输液器针头及输液管。

   　用语范例:"××,穿刺成功,这只手避免剧烈活动,不要提重物和按揉,穿刺部位避免潮湿,贴膜脏污或卷边会及时更换。"

9. 调节滴速→

> 根据病人年龄、病情及药液的性质调节输液滴速。通常情况下,成人 40～60 gtt/min,儿童 20～40 gtt/min。
>
> **用语范例:**"××,滴速已调好,请您不要随意调节滴速,以防出现意外,您有什么不舒服,请按铃叫我,我也会经常来看您的"。

10. 再次核对→

> 核对病人的床号、姓名、腕带,药物名称、浓度、剂量,给药时间和给药方法。

11. 操作后处理→

> 安置卧位。
> 将呼叫器放于病人易取处。
> 整理用物,洗手。
> 记录。

12. 封管→

> 输液完毕,拔出输液器针头,边推注边退针,直至针头完全退出为止,确保正压封管。
> 常规消毒静脉帽的胶塞。
> 用注射器向静脉帽内注入封管液(常用的封管液有:无菌生理盐水,每次用 5～10 ml,每隔 6～8 h 重复冲管一次;稀释肝素溶液,每 ml 生理盐水含肝素 10～100 U,每次用 2～5 ml)。
>
> **用语范例:**"您好,××,请让我看一下您的腕带,您今天所有的药液都输完了,为了保持管道通畅,我要给您封管。"

13. 再次输液的处理→

> 常规消毒静脉帽的胶塞。
> 将静脉输液针头插入静脉帽内完成输液。

14. 输液完毕后的处理→

> 关闭调节器。
> 揭开胶布及无菌敷贴。
> 用无菌干棉签轻压穿刺点上方,快速拔出套管针,局部按压至无出血为止。
> 将静脉输液针头和输液器插头剪至锐器盒中。
> 协助病人取舒适卧位。
> 整理床单位,清理用物。
> 洗手,记录:输液结束的时间,液体和药物滴入的总量,病人有无全身和局部反应。

评价

1. 坚持三查七对,操作熟练,无菌观念强。

2. 手法正确,穿刺一次成功。

3. 顺序正确。

注意事项

1. 留置针型号的选择:根据病人年龄、血管、用药选用最短、最小型号并能满足输液要求的留置针。

2. 宜选择上肢静脉作为穿刺部位,避开静脉瓣、关节部位以及有疤痕、炎症、硬结等静脉;成年人不宜选择下肢静脉进行穿刺;由于重力作用以及下肢处于远心端的影响,下肢的静脉循环不如上肢,下肢静脉瓣较多,下肢输注药物通过心脏泵血达到全身各处起效的时间慢于上肢输液。

3. 小儿不宜首选头皮静脉,小儿头皮皮下脂肪薄,输液过程中一旦发生药物渗出或外渗不易吸收,局部会出现疤痕,影响美观。

4. 接受乳房根治术和腋下淋巴结清扫术的病人应选健侧肢体进行穿刺,有血栓史和血管手术史的静脉不应进行置管。

5. 一次性静脉输液钢针穿刺处的皮肤消毒范围直径应不小于 5 cm,外周静脉留置针穿刺处的皮肤消毒范围直径应不小于 8 cm,应待消毒液自然干燥后再进行穿刺。

6. 应告知病人穿刺部位出现肿胀、疼痛等异常或不适时应及时告知医务人员。

7. 给药前后或使用两种不同药物之间宜用生理盐水脉冲式冲洗导管,即推一下、停一下,使液体在导管内形成涡流,有利于把导管内各个方面的残留药物冲洗干净。如果遇到阻力或者抽吸无回血,应进一步确定导管的通畅性,不应强行冲洗导管。

课后反思

简述静脉留置针操作注意要点。

附:静脉输液更换药物操作流程

临床情境导入

患者,王某,24 岁。阑尾炎术后 1 天,病情平稳。医嘱:持续补液治疗。

➤ 静脉输液更换药物操作注意事项有哪些?

实验目标

1. 掌握静脉输液过程中药物的更换。

2. 准确更换静脉输液药物。

护士素质要求

1. 仪表举止:仪表大方,举止端庄,态度和蔼,轻盈矫健。

2. 服装服饰:服装、鞋帽整洁,发型、着装符合要求。

实验目的

1. 输人药物,治疗疾病。
2. 术后补充水分及电解质,预防水电解质紊乱。

操作前准备

1. 评估病人并解释→ ➢ 病人评估:输液总量、安排顺序、穿刺部位、输液疗效及不良反应。

2. 病人准备→ ➢ 患者静脉输液通畅。

3. 环境准备→ ➢ 病室环境整洁、安静,光线充足,可以进行操作。

4. 护士准备→ ➢ 洗手、戴口罩、衣帽整洁、核对药物。

5. 用物准备→ ➢ 治疗盘、弯盘、静脉用药物(必要时带网套)、床边快速手消毒剂。

操作步骤

1. 携药物至患者床边,核对。

2. 除去液体铝盖中心,再次消毒→ **用语范例**:您好,这瓶药是……,作用是……,可能会出现××反应,如有不适请及时告诉我们。

3. 更换药物,调节滴速→ ➢ 观察穿刺处有无渗血。
用语范例:现在滴速给您调好了,×滴/分,请您或家属不要自行调节,输液完毕请按铃。

4. 观察输液器内有无气泡。
5. 取下空输液袋,再次询问病人有无药物反应。
6. 将输液肢体放于合适位置,根据室温注意保暖。

7. 用物处理→ ➢ 空输液袋放于黑色垃圾袋,输液器放于黄色垃圾袋,针头放于利器盒。

8. 洗手,记录。

评价

1. 严格无菌操作,预防差错事故发生。
2. 根据病情合理安排输液顺序。
3. 换药时观察输液管内有无空气,防止空气栓塞。
4. 注意药物配伍禁忌。

1. 操作中注意查对制度。
2. 观察患者输液中的反应。
3. 防止出现空气栓塞。

课后反思

如何防止空气进入输液管？

附：输液泵使用操作流程及要点

操作步骤

1. 核对医嘱，了解用药目的。

2. EDA 等两种方法核对，并解释→

> **用语范例**："您好，我是管床护士××，请问您叫什么名字？请给我看一下您的腕带，××，现遵医嘱给您用输液泵静脉输入××。输液泵能精确匀速地给药，保证用药安全。有一个静脉置管，等会儿将药液接到这个接头上，接上输液泵后会影响您活动，您是否需要去厕所？请您稍等，我去准备用物，一会儿就来。"

3. 准备用物，洗手，戴口罩。
4. 携用物至病人床旁，再次核对。
5. 接通电源，打开电源开关。
6. 按常规排尽输液管内的空气。
7. 打开"泵门"，将输液管呈"S"形放置在输液泵的管道槽中，关闭"泵门"。
8. 设定每毫升滴数以及输液量限制。
9. 按常规静脉穿刺后，将输液针与输液泵连接。
10. 确认输液泵设置无误后，按压"开始/停止"键启动输液。
11. 当输液量接近预先设定的"输液量限制"时，"输液量显示"键闪烁，提示输液结束。
12. 输液结束时，再次按压"开始/停止"键，停止输液。
13. 按压"开关"键，关闭输液泵，打开"泵门"，取出输液管。

注意事项

1. 护士应了解输液泵的工作原理，熟练掌握其使用方法。

2. 在使用输液泵控制输液的过程中，护士应加强巡视。如输液泵出现报警，应查找可能的原因，如有气泡、输液管堵塞或输液结束等，并给予及时的处理。

3. 对病人进行正确的指导

（1）告知病人，在护士不在场的情况下，一旦输液泵出现报警，应及时打信号灯求助

护士,以便及时处理出现的问题;

(2)病人、家属不要随意搬动输液泵,防止输液泵电源线因牵拉而脱落;

(3)病人输液侧肢体不要剧烈活动,防止输液管道被牵拉脱出;

(4)告知病人,输液泵内有蓄电池,病人如需如厕,可以打信号灯请护士帮忙暂时拔掉电源线,返回后再重新插好。

附:静脉输液药物配制操作流程及要点

临床情境导入

患者,王某,24 岁。腹泻入院 1 天,病情平稳。医嘱:氯化钾 10 ml+氯化钠 500 ml,持续补液治疗。

➤ 药物配制操作流程是什么?

实验目标

遵医嘱执行操作,准确配制药物。

护士素质要求

1. 仪表举止:仪表大方,举止端庄,态度和蔼,轻盈矫健。
2. 服装服饰:服装、鞋帽整洁,发型、着装符合要求。

实验目的

1. 遵医嘱配制药物,剂量准确。
2. 操作规范,遵循无菌操作原则及查对制度。

操作前准备

1. 评估病人并解释→	➤ 病人评估:输液总量、安排顺序、穿刺部位、输液疗效及不良反应。
2. 病人准备→	➤ 患者输液前排尿或排便,取舒适卧位。
3. 环境准备→	➤ 治疗台面清洁,加药区域符合无菌操作要求。
4. 护士准备→	➤ 洗手、戴口罩、衣帽整洁、核对药物。
5. 用物准备→	➤ 治疗盘、弯盘、输液器具、药品、注射器和消毒物品。

操作步骤

1. 检查药液质量,贴加药单→	➤ 核对加药单上药液名称、剂量、浓度、时间,与所备药物是否一致。

2. 开启瓶盖,消毒→　　　➢ 多份药品摆放有效分隔,防止药品混淆。

3. 正确配制药液→
➢ 检查针筒有效期、有无漏气。
注射器内一次只能抽吸一种药物。
药物加入输液袋顺序:首先加入浓度最大、最易溶解的药物,最后加入有颜色的药物,以防遮掩形成的沉淀。

4. 再次核对所加药物→　➢ 根据空安瓿再次核对药液名称、剂量、浓度。

5. 核对无误后在加药单
上注明→
➢ 药瓶、注射器等放于黄色垃圾袋。
药物包装盒毁形,针头等锐器放于锐器盒内。

6. 用物处理、洗手。

评价

遵医嘱配制药物,严格无菌操作原则。

注意事项

1. 添加两种以上药物时注意配伍禁忌。
2. 对医嘱有疑问时,必须重新核对,确认无误后再执行。
3. 发现有药物不良反应及时上报。

课后反思

配制药物时怎样遵循无菌操作原则?

附:静脉留置针维护操作流程

临床情境导入

　　病人林某,女,45 岁,三天前,由于感冒,出现咳嗽、少量白色黏痰,并有喘息,有支气管哮喘病史 3 年,今晨咳嗽、咳痰加重,并出现呼吸困难,不能平卧。门诊以"喘息性支气管炎"收治入院,医嘱:喘定 0.25 g 加 5%葡萄糖 250 ml 静脉滴注。
➢ 静脉输液操作步骤、故障的排除及注意事项有哪些?

实验目标

能按规定严格执行无菌制度完成静脉留置针维护。

护士素质要求

1. 仪表举止:仪表大方,举止端庄,态度和蔼,轻盈矫健。
2. 服装服饰:服装、鞋帽整洁,发型、着装符合要求。

实验目的

1. 防止留置针脱落。
2. 保持导管通畅,预防感染。

操作前准备

1. 环境准备→
   - ➤ 清洁通风、无病人治疗和进餐。

2. 护士准备→
   - ➤ 衣帽整洁,修剪指甲,洗手,戴口罩。

3. 用物准备→
   - ➤ 治疗盘、碘附、棉签、胶布、无菌治疗碗内两块无菌纱布、无菌镊子、无菌治疗巾内一具吸有生理盐水或肝素盐水的 5 ml 注射器、透明敷贴、一次性治疗巾、弯盘。其他:治疗卡、手消毒液、医用垃圾桶、生活垃圾桶、锐器盒。

操作步骤

1. 核对信息→
   - ➤ 核对床号、姓名、住院号。评估患者静脉留置针是否在 96 h 之内、穿刺点周围的皮肤及敷贴情况,如果超出 96 h 则拔出,如果敷贴需要更换解释更换的目的并取得配合。

2. 拆除→
   - ➤ 备胶布,铺治疗巾,从下向上(或顺着穿刺方向)小心地拆除原有敷贴和胶布,避免牵拉导管。

3. 消毒→
   - ➤ 用碘附消毒棉签在穿刺点稍作停留后,由中心向外螺旋式消毒皮肤,消毒范围直径至少 8 cm,消毒两次,用碘附棉签消毒导管体外部分,消毒两次。

4. 固定敷贴→
   - ➤ 待干后,用透明敷贴作无张力封闭式固定。

5. 抽回血→
   - ➤ 取无菌纱布放于治疗巾上,用碘附棉签消毒肝素帽。取无菌纱布包裹肝素帽,取注射器连接在肝素帽上,抽回血。

6. 冲管和封管→
   - ➤ 用生理盐水或肝素盐水冲管,并脉冲式正压封管,并固定导管体外部分。

7. 慰问和记录→ 　➢ 整理床单位，协助患者取舒适体位，询问患者需要，注明穿刺及更换的日期、时间、责任人。

8. 操作后处理→ 　➢ 分类处理用物，洗手，取口罩。

评价

1. 动作熟练、准确，消毒隔离操作规范。
2. 坚持三查七对，操作熟练，无菌观念强。
3. 手法正确，穿刺一次成功。
4. 顺序正确。

注意事项

1. 静脉留置针的留置时间超过 96 h 穿刺点周围皮肤出现红肿、硬结及其他异常时及时拔除导管，并给予处理。

2. 注意穿刺方向，避免将导管拉出。更换透明敷贴后，记录穿刺及更换的日期、时间。

3. 根据患者病情选择生理盐水、肝素盐水冲管。

课后反思

1. 为什么要评估患者静脉留置针是否在 96 h 内？
2. 为什么碘附消毒棉签在要穿刺点稍作停留？

实验三十一　密闭式静脉输血技术操作流程

临床情境导入

病人李某，女，19 岁，外省务工人员。因月经过多、倦乏无力，气促一周，伴眩晕、出冷汗 1 天，来本院就诊。检查：面色苍白，血压 90/50 mmHg、脉搏 10 次/分，心肺及其他检查未发现异常。急诊查血象 Hb 51 g/L，WBC 5.1×10^9/L，PLt 3.08×10^9/L，血型 O，RhD（＋），妇科 B 超及阴道检查未见异常。初诊：重度失血性贫血，月经不调。

医嘱：紧急申请 O 型 RhD（＋）红细胞悬液 4 u 输血治疗，给予吸氧、输注葡萄糖液、生理盐水、维生素 C 等对症处理。

➢ 如何进行输血的操作？怎样确保病人的安全输入？

实验目标

掌握静脉输血的操作流程,能够正确规范地执行输血操作。

护士素质要求

1. 仪表举止:仪表大方,举止端庄,态度和蔼,轻盈矫健。
2. 服装服饰:服装、鞋帽整洁,发型、着装符合要求。

实验目的

1. 补充血容量,用于失血、失液引起的血容量减少或休克病人。
2. 纠正贫血,用于血液系统疾病引起的严重贫血和某些慢性消耗性疾病病人。
3. 补充血浆蛋白,用于低蛋白血症及大出血、大手术的病人。
4. 补充各种凝血因子和血小板,用于凝血功能障碍(如血友病)及大出血的病人。
5. 补充抗体、补体等血液成分,用于严重感染的病人。
6. 排出有害物质。一氧化碳、苯酚等化学物质中毒时,血红蛋白失去了运氧能力或不能释放氧气供机体组织利用。通过换血疗法,把不能释放氧气的红细胞换出来。

操作前准备

1. 评估病人并解释→	➢ 评估病人的病情、治疗情况(作为合理输血的依据),病人血型、输血史及过敏史(作为输血时查对及用药的参考),病人心理状态及对输血相关知识的了解程度(为护理及健康教育提供依据),病人穿刺部位的皮肤状况、静脉充盈度及管壁弹性。 ➢ 根据病人病情、输血量、年龄选择静脉,避开破损、发红、硬结、皮疹等部位的血管。
2. 病人准备→	➢ 病人了解输血的目的、方法、注意事项、配合要点,排空大小便,取舒适卧位。
3. 环境准备→	➢ 病室环境整洁、安静,光线充足,可以进行操作。
4. 护士准备→	➢ 洗手、戴口罩、衣帽整洁。
5. 用物准备→	➢ 治疗车上层:0.9%生理盐水、同型血液、抗过敏药物、血型检验报告单、输血器;治疗盘,输液贴,止血带、安尔碘、棉签、弯盘、输液架、输血卡、手消毒液。 ➢ 治疗车下层:锐器盒,止血带浸泡桶、弯盘。

操作步骤

1. 再次检查,核对→

> 用语范例:"您好,我是护士××,请问您叫什么名字,请让我看一下您的腕带,××,因为您……根据医嘱将给您静脉输血,您知道自己是什么血型吗?我们等会就在这只手输注,您要上卫生间吗?我回去准备。"

2. 建立静脉通道→

> ➤ 按静脉输液法建立静脉通道,输入少量生理盐水。

3. 摇匀血液→

> ➤ 手腕旋转动作轻轻摇匀血液,避免剧烈震荡。

4. 连接血袋,进行输血→

> ➤ 打开贮血袋外包装,消毒;拔出输血器针头,平行插入贮血袋中,将血袋挂于输液架。

5. 操作后检查→

> ➤ 再次核对患者姓名、床号等。
> 用语范例:"××,您有什么不舒服吗?"

6. 控制及调节滴速→

> ➤ 开始 15 min 内宜慢,以每分钟 10~20 滴为宜。观察 15 min 后,如无不适,根据年龄、病情调节输血速度。

7. 操作后处理→

> ➤ 安置病人、消毒手、用物终末处理。
> ➤ 洗手,摘口罩、记录。

8. 输液完毕后的处理→

> ➤ 协助病人取舒适卧位,用物终末处理,加强巡视,观察有无输血反应。

评价

1. 输血过程严格执行无菌操作及查对制度。
2. 病人知晓输血目的及注意事项。

注意事项

1. 在取血和输血过程中,严格执行无菌操作及查对制度。在输血前,一定由两名护士根据需要查对的项目再次进行查对,避免差错事故的发生。

2. 输血前后及两袋血之间需要滴注少量生理盐水,以防发生不良反应。

3. 血液制品不应加热,血液内不可随意加入其他药品,如钙剂、酸性及碱性药品、高渗或低渗液体,以防血液凝集或溶解。

4. 输血过程中,一定要加强巡视,观察有无输血反应,并询问病人有无任何不适反应。一旦出现输血反应,应立即停止输血,并按输血反应进行处理。

5. 严格控制输血速度,输血起始速度宜慢,应观察病人 15 min 无不适后再根据病情、年龄及输注血制品的成分调节速度。对年老体弱、严重贫血、心衰病人应谨慎,滴速宜慢。

6. 急症输血或大量输血可进行加压输血，加压时护士必须守护，输血完毕及时拔针，避免发生空气栓塞反应。

7. 输完的血袋送回输血科保留 24 h，以备病人在输血后发生反应时检查分析原因。

8. 全血、成分血和其他血液制品应从血库取出后 30 min 内输入，各单位的全血或成分血应在 4 h 内输完。

课后反思

如输血过程中患者出现过敏反应，如何处理？

附：一次性输血器使用操作流程及要点

临床情境导入

病人李某，女，19 岁，外省务工人员。因月经过多、倦怠无力，气促一周，伴眩晕、出冷汗 1 天，来本院就诊。检查：面色苍白，血压 90/50 mmHg、脉搏 10 次/分，心肺及其他检查未发现异常。急诊查血象，Hb：51 g/L，WBC：5.1×10⁹/L，PLt：3.08×10⁹/L，血型 O，RhD（＋），妇科 B 超及阴道检查未见异常。初诊：重度失血性贫血，月经不调。

医嘱：紧急申请 O 型 RhD（＋）红细胞悬液 4u 输血治疗，给予吸氧、输注葡萄糖液、生理盐水、维生素 C 等对症处理。

➤ 如果您是当班护士，如何进行输血的操作？

➤ 如何确保病人的安全输入？

➤ 输血器使用注意事项有哪些？

实验目标

掌握静脉输血的操作流程，能够正确规范地执行输血操作。

护士素质要求

1. 仪表举止：仪表大方，举止端庄，态度和蔼，轻盈矫健。
2. 服装服饰：服装、鞋帽整洁，发型、着装符合要求。

实验目的

1. 补充血容量，用于失血、失液引起的血容量减少或休克病人。
2. 纠正贫血，用于血液系统疾病引起的严重贫血和某些慢性消耗性疾病病人。
3. 补充血浆蛋白，用于低蛋白血症及大出血、大手术的病人。
4. 补充各种凝血因子和血小板，用于凝血功能障碍（如血友病）及大出血的病人。
5. 补充抗体、补体等血液成分，用于严重感染的病人。

6. 排出有害物质。一氧化碳、苯酚等化学物质中毒时,血红蛋白失去了运氧能力或不能释放氧气供机体组织利用。通过换血疗法,把不能释放氧气的红细胞换出来。

操作前准备

1. 评估病人并解释→
> 评估病人的病情、治疗情况(作为合理输血的依据),病人血型、输血史及过敏史(作为输血时查对及用药的参考),病人心理状态及对输血相关知识的了解程度(为护理及健康教育提供依据),病人穿刺部位的皮肤状况、静脉充盈度及管壁弹性。

> 根据病人病情、输血量、年龄选择静脉,避开破损、发红、硬结、皮疹等部位的血管。

2. 病人准备→
> 病人了解输血的目的、方法、注意事项、配合要点,排空大小便,取舒适卧位。

3. 环境准备→
> 病室环境整洁、安静,光线充足,可以进行操作。

4. 护士准备→
> 洗手、戴口罩、衣帽整洁、核对药物。

5. 用物准备→
> 治疗车,输血器,消毒液,消毒棉签。

操作步骤

1. 携药物至患者床边,核对→
> 连续输用不同供血者的血液时,中间应用生理盐水冲洗输血管道后再继续输注。

2. 输血前用生理盐水冲洗输血器→
> 询问病人的感受,注意观察常见问题:溶液不滴、莫菲氏滴管液面自行下降、血液滴漏现象等。如出现异常情况及时处理。

3. 应排尽输血器内的空气→
> 排气时,应尽量避免挤压莫菲氏滴管,以免产生大量气泡,混入液体内。

4. 根据病情和医嘱调节滴速。
5. 严密观察病情变化,有无输血不良反应。
6. 输血完毕,使用生理盐水冲洗输血器。
7. 使用完毕后放入医疗废物袋(黄色垃圾袋)内。
8. 保留使用后的血袋,24 h 后送血库处理。

评价

1. 输血过程中严格执行无菌操作及查对制度。

2. 病人了解输血目的及注意事项。

注意事项

1. 在取血和输血过程中,严格执行无菌操作及查对制度。在输血前,一定由两名护士根据需要查对的项目再次进行查对,避免差错事故的发生。

2. 输血前后及两袋血之间需要滴注少量生理盐水,以防发生不良反应。

3. 血液制品不应加热,血液内不可随意加入其他药品,如钙剂、酸性及碱性药品、高渗或低渗液体,以防血液凝集或溶解。

4. 输血过程中,一定要加强巡视,观察有无输血反应,并询问病人有无任何不适反应。一旦出现输血反应,应立即停止输血,并按输血反应进行处理。

5. 严格控制输血速度,输血起始速度宜慢,应观察病人 15 min 无不适后再根据病情、年龄及输注血制品的成分调节速度。对年老体弱、严重贫血、心衰病人应谨慎,滴速宜慢。

6. 急症输血或大量输血可进行加压输血,加压时护士必须守护,输血完毕及时拔针,避免发生空气栓塞反应。

7. 输完的血袋送回输血科保留 24 h,以备病人在输血后发生反应时检查分析原因。

8. 全血、成分血和其他血液制品应从血库取出后 30 min 内输入,各单位的全血或成分血应在 4 h 内输完。

课后反思

如输血过程中一次性输血器出现空气,应如何处理?

实验三十二　PICC 穿刺技术

临床情境导入

患者王某,男 50 岁,以"胸痛,咳嗽伴间断发热十余天"为主诉入院,十余天前患者无明显诱因出现右侧胸痛,呼吸及咳嗽时加重,伴间断发热,症状持续无缓解,在当地行胸部 CT 示:右上肺片状阴影,来我院就诊。

➤ 请按规范为患者实施 PICC 穿刺技术。

实验目标

能规范进行 PICC 穿刺。

护士素质要求

1. 仪表举止:仪表大方,举止端庄,态度和蔼,轻盈矫健。

2. 服装服饰:服装、鞋帽整洁,发型、着装符合要求。

实验目的

1. 为患者提供中长期的静脉输液治疗。
2. 静脉输注高渗性、有刺激的药物,如化疗、胃肠外营养(PN)等。
3. 防止局部感染,预防堵管、脱管发生。

操作前准备

1. 环境准备→	➤ 清洁通风、无病人治疗和进餐。
2. 护士准备→	➤ 衣帽整洁,修剪指甲,洗手,戴口罩。
3. 用物准备→	➤ 治疗盘、棉签、弯盘、1%活力碘、75%乙醇、无菌手套、10 cm×20 cm 透明贴膜、20 ml 注射器 2 支、无菌包装肝素帽、250 ml 生理盐水 1 瓶、1%利多卡因、1 ml 注射器 1 支、无菌胶布、3M 胶布、PICC 穿刺包(内盛无菌治疗巾 3 块、孔巾、小药杯 2 个,内各盛无菌棉球 10 个、弯血管钳、纱布 4 块、弯盘)、皮尺、止血带、弹力绷带。无粉无菌手套 2 副、藻酸盐敷料 1 张。X 光片申请单、知情同意书。

操作步骤

1. 核对→	➤ 核对医嘱,准备用物,核对患者床号、姓名、住院号,评估患者。
2. 洗手→	➤ 洗手,戴口罩。携用物至床旁。再次核对。
3. 选部位→	➤ 协助患者取合适体位,选择合适的静脉,在预期穿刺部位以上扎止血带,选择贵要静脉为最佳穿刺血管。
4. 测长度→	➤ 松开止血带,测量导管置入长度:患者平卧,上臂外展与躯干呈 90°(上腔静脉测量或一字型测量法),测量臂围基础值,记录测量数值。新生儿及小儿应测量双臂围。
5. 用物准备→	➤ 打开 PICC 穿刺包,戴无菌手套;助手协助将第一块治疗巾垫在患者手臂下,准备 0.5%或 1%活力碘及 75%乙醇棉球。应用无菌技术准备肝素帽、抽吸生理盐水、无菌胶布、透明贴膜。

6. 消毒穿刺点→	➢ 消毒穿刺点,以穿刺点为中心消毒,先用75％乙醇,避开穿刺点,再用0.5％或1％活力碘以穿刺点为中心各消毒3遍,上下直径20 cm,左右至整个臂围。脱手套。
7. 建立无菌区→	➢ 穿无菌手术衣,戴无菌手套;铺治疗巾和孔巾,建立无菌区,助手协助打开外包装,无菌方式打开PICC导管套件和三支注射器,抽吸生理盐水,无菌胶布、贴膜敷料置于无菌区。
8. 扎止血带→	➢ 预冲导管、连接器、肝素帽管腔及导管外部,助手在上臂消毒区外扎止血带。
9. 静脉穿刺→	➢ 实施静脉穿刺:穿刺进针角度为15°～30°,直刺血管,见回血立即放低穿刺角度,推入导入针,确保导入鞘管的尖端也处于静脉内,再送套管。
10. 取穿刺针→	➢ 从导引管套内取出穿刺针:松开止血带,左手食指固定导入鞘,避免移位,中指轻压在套管尖端处的血管上,从导入鞘管中抽出穿刺针。
11. 置入PICC导管→	➢ 置入PICC导管:将导管逐渐送入静脉,用力要均匀缓慢。
12. 退出套管,撤出导丝→	➢ 退出导引套管:当导管置入预计长度时,即可退出导入鞘,指压套管端静脉稳定导管,从静脉内退出套管。 ➢ 撤出导引钢丝,一手固定导管,一手移去导丝,动作轻柔。
13. 修剪导管→	➢ 修剪导管,体外保留5～7 cm。安装减压套筒及连接器。
14. 抽吸回血→	➢ 用注射器抽吸回血,用生理盐水20 ml脉冲式冲管,并正压封管,安装肝素帽。
15. 撤孔巾→	➢ 撤出孔巾,清理穿刺点周围的血迹。
16. 标信息→	➢ 穿刺点上方藻酸盐敷料加压,体外导管设置呈"S"形,无张力粘贴透明贴膜,并用胶布固定连接器和肝素帽,标明穿刺日期和责任人。
17. 调整体位,整理用物→	➢ 撤出治疗巾及弯盘等,询问患者需要,协助患者取舒适卧位,整理床单位,处理用物,洗手,脱口罩,记录。

18. 确定位置,完善记录表→

> X 线检查确定导管尖端位置,完善 PICC 置管记录表,包括导管型号、穿刺静脉名称、置管长度、外露长度、胸片结果、穿刺日期及粘贴条形码,完善《PICC 护理手册》,交患者妥善保管。

评价

1. 向患者做好解释工作,使患者放松,确保穿刺时静脉的最佳状态。

2. 告知患者保持局部清洁干燥,不要擅自撕下贴膜,贴膜有卷曲、松动及贴膜下有汗液时需及时更换。

3. 指导患者置管手臂不可过度用力,避免提重物,拄拐杖,衣服、袖口不可过紧,不可测血压及静脉穿刺。

4. 告知患者避免盆浴、泡浴。

注意事项

1. 全程严格执行查对制度和无菌技术原则。

2. 送导丝时导管尾端必须保留 15~20 cm 在体外,以免导丝滑入体内,禁止将导管体外部分人为地移入体内。

3. 轻柔、匀速、短距离送管。送管困难时,可用推注盐水的方法,判断导管所遇的阻力作相应调整,不可暴力送管。

4. 禁止使用小于 10 ml 的注射器给药及冲封管,使用脉冲式方法冲管。

课后反思

1. PICC 穿刺首选的静脉血管是什么?
2. 颈内静脉穿刺过程中,如误入颈内动脉,首先应如何处理?

实验三十三　PICC 维护技术

临床情境导入

　　病人于某,女,50 岁,3 天前,由于感冒,出现咳嗽、少量白色黏痰,并有喘息,有支气管哮喘病史 3 年,今晨咳嗽、咳痰加重,并出现呼吸困难,不能平卧。

　　门诊以"喘息性支气管炎"收治入院,医嘱:喘定 0.25 g 加 5% 葡萄糖 250 ml 静脉滴注,每日一次。头孢曲松钠 3.0 克加 5% 葡萄糖 300 ml 静脉滴注,每日一次。

> 该病人血管比较难找,为静脉输液带来困难,该如何处理?

实验目标

能按规定严格执行无菌制度完成 PICC 维护。

护士素质要求

1. 仪表举止:仪表大方,举止端庄,态度和蔼,轻盈矫健。
2. 服装服饰:服装、鞋帽整洁,发型、着装符合要求。

实验目的

1. 保持导管通畅,预防感染。
2. 维持导管功能状态。

操作前准备

1. 环境准备→	➢ 清洁通风、无病人治疗和进餐。
2. 护士准备→	➢ 衣帽整洁,修剪指甲,洗手,戴口罩。
3. 用物准备→	➢ (1) 治疗盘内放 75% 酒精、0.5% 活力碘、剪刀、20 ml 注射器、肝素帽、10 cm×12 cm 无菌透明贴膜、卷尺、胶布、弯盘、无菌手套护理包(内有治疗碗 2 个、棉球数个、6 cm×9 cm 纱布 2 块、2 cm×2 cm 纱布 2 块、无菌镊子 2 把、无菌巾 1 块)。 ➢ (2) 快速手消毒剂、医用垃圾桶、生活垃圾桶。

操作步骤

1. 核对信息→	➢ 查对 PICC 维护手册(了解导管刻度、穿刺点局部情况以及上次维护的时间),核对腕带,讲解目的,取得合作评估穿刺点及周围皮肤情况以及导管位置,询问酒精过敏史(如有过敏史另备生理盐水清洁),测量臂围(肘关节上方 10 cm,儿童 5 cm),与原资料核对。
2. 操作者准备→	➢ 洗手(或使用快速手消毒剂)、戴口罩;备齐用物至患者床旁。
3. 体位→	➢ 拉起对侧床栏,协助患者移向对侧,并指导其头偏向对侧。

4. 揭膜检查→ ➤ 暴露换药部位,沿外露导管尾端向穿刺点方向揭取贴膜避免带出导管;检查导管刻度以及穿刺点局部状况,发现异常及时给予相应处理。

5. 手部消毒→ ➤ 使用快速手消毒剂消毒手,准备胶布。

6. 检查用物→ ➤ 检查护理包,打开护理包,备酒精、碘附棉球,戴无菌手套,嘱患者抬手,铺无菌巾于手臂下,取一块纱布包裹接头处。

7. 穿刺点消毒→ ➤ 穿刺点消毒:用酒精棉球清洗穿刺点周围皮肤(避开穿刺点约 1 cm 和导管)3 遍,在残余胶布痕迹处停留,浸润以穿刺点为中心活力碘消毒 2 遍,并在穿刺点处停留稍许;范围上下直径 20 cm、左右至臂缘;活力碘消毒外露导管 3 遍再以穿刺点为中心活力碘消毒 1 遍,操作过程中询问患者局部感觉情况,做好健康教育。

8. 更换无菌接头→ ➤ 导管-预冲无菌接头,取下无菌接头,先使用活力碘后使用酒精棉球螺旋消毒导管开口处(擦拭约 3 s),更换新无菌接头,20 ml 生理盐水脉冲＋正压封管。

9. 摆放导管→ ➤ 再次核对导管的刻度,将体外导管摆放合适,注意摆放角度,以免打折;脱手套。

10. 穿刺点贴膜→ ➤ 消毒剂待干,以穿刺点为中心无张力性粘贴透明贴膜覆盖体外部分导管(由中心向外),直行一条胶布(10 cm 左右),再交叉一条胶布固定导管(10 cm 左右),避免导管左右移动。在贴膜原装胶布上记录导管的刻度,记录为××(0) cm;更换贴膜时间及姓名置于贴膜边缘处,妥善固定无菌接头(三条胶布合一)。

11. 慰问和记录→ ➤ 撤去治疗巾,告知患者下次维护时间,做好宣教,询问有无需要,整理床单位,清理用物,洗手、取口罩;记录。

评价

1. 坚持三查七对,操作熟练,无菌观念强。
2. 手法正确,穿刺一次成功。
3. 顺序正确。

注意事项

1. 遵循无菌技术、标准预防、安全的原则。
2. 沿外露导管尾端向穿刺点方向揭取透明贴膜,注意切忌将导管带出体外。
3. 撕取贴膜前、后查看导管的刻度。
4. 勿用酒精或安尔碘消毒穿刺点,以免引起疼痛和化学性静脉炎。
5. 更换接头时,开口朝下,避免消毒液反流。
6. 维护时勿在原位摆放导管,注意导管摆放角度。
7. 勿在消毒剂未干时贴透明贴膜,应无张力性粘贴,以免损伤导管和皮肤。
8. 导管减压套筒处勿顶住针眼。
9. PICC 冲管时禁用小于 10 ml 注射器给药及冲、封管,使用脉冲式方法冲管。

课后反思

1. 穿刺点局部肿胀应如何应对?
2. 为什么 PICC 冲管时禁用小于 10 ml 注射器给药及冲、封管,而要使用脉冲式方法冲管?

实验三十四　心肺复苏操作流程

临床情境导入

火车站一男子忽然倒地,呼之不应,无脉搏、无呼吸。
➢ 如果遇到这种情况,你应该怎么办?

实验目标

掌握正确的心肺复苏操作技能,及时有效地抢救患者生命。

护士素质要求

1. 仪表举止:仪表大方,举止端庄,态度和蔼,轻盈矫健。
2. 服装服饰:服装、鞋帽整洁,发型、着装符合要求。

实验目的

1. 通过实施基础生命支持技术,建立病人的循环、呼吸功能。
2. 保证重要脏器的血液供应,尽快恢复心跳、呼吸,促进功能恢复。

操作前准备

1. 评估病人 →
> 评估病人有无呼吸、脉搏。

2. 环境准备 →
> 评估现场环境是否安全。

3. 用物准备 →
> 简易呼吸囊一套。

操作步骤

1. 确认现场环境安全。

2. 识别心脏骤停 →
> 一手示指及中指放在病人颈前气管正中部。然后向外侧旁移 2~3 cm，触及病人颈动脉，检查是否有脉搏跳动（5~10 s，不超过 10 s）。同时观察有无呼吸或能不能正常呼吸，如无脉搏跳动，立即进行胸外心脏按压。

3. 启动应急反应 →
> **用语范例：** "×××你怎么啦？快来人抢救，启动应急反应系统，取除颤仪。"

4. 启动复苏。

5. 摆放体位 →
> 摆放心肺复苏体位，仰卧位于硬板床或地上，若卧于软床，其肩下需垫硬板。

6. 解开衣领口、领带及腰带。

7. 胸外心脏按压 →
> 按压姿势：操作者双臂伸直，胸、肘、肩关节在一直线。双肩与病人胸骨上成 90°，垂直向下用力，利用上半身及肩臂部肌肉力量，节奏应平均，有规律。按压时可大声计数：01，02，…，30，不间断，保证每次按压后胸廓回弹。

8. 人工呼吸 →
> 仰头抬颏法：操作者靠近病人头部，手掌根放在病人前额上，用力使头向后仰，另一手的示指及中指置于下颌骨下方，将颏部向前上方抬起，使下颌角与耳垂的连线垂直于床面。
> 如口腔、气道内有分泌物或异物，取一纱布及时清除呼吸道分泌物，有义齿者应取下。如无，口诉"无义齿、口腔内无分泌物。"

评价

患者恢复脉搏、呼吸，完成抢救。

注意事项

1. 发现无呼吸或不正常呼吸(喘息样呼吸)的心脏骤停的成人病人时,我们应立即启动紧急救护系统,立即进行 CPR。

2. 按压部位要准确,用力合适,以防止胸骨、肋骨压折。严禁按压胸骨角、剑突下及左右胸部。按压力要适度,过轻达不到效果,过重易造成肋骨骨折、血气胸,甚至肝脾破裂等。按压深度成人 5～6 cm,儿童大约 5 cm,婴幼儿 4 cm,儿童和婴儿至少为胸部前后径的 1/3,并保证每次按压后胸廓回弹。姿势要正确,注意两臂伸直,两肘关节固定不动,双肩位于双手的正上方。为避免心脏按压时呕吐物逆流至气管,病人头部应适当放低并略偏向一侧。

3. 单一施救者应先开始胸外心脏按压,然后再进行人工呼吸(心肺复苏的顺序是C—A—B),即先进行 30 次胸外心脏按压,后做 2 次人工呼吸。尽可能减少按压中的停顿,并避免过度通气。

4. 按压的频率为 100～120 次/分,人工呼吸 10～12 次/分。

课后反思

患者没有正常呼吸,有脉搏,该如何抢救?

附:双人徒手心肺复苏操作流程

临床情境导入

火车站一男子忽然倒地,呼之不应,无脉搏、无呼吸。

➢ 如果遇到这种情况,你应该怎么办?

实验目标

掌握双人心肺复苏操作技能,两人配合有效地抢救患者生命。

护士素质要求

1. 仪表举止:仪表大方,举止端庄,态度和蔼,轻盈矫健。
2. 服装服饰:服装、鞋帽整洁,发型、着装符合要求。

实验目的

1. 通过实施基础生命支持技术,建立病人的循环、呼吸功能。
2. 保证重要脏器的血液供应,尽快恢复心跳、呼吸,促进功能恢复。

操作前准备

1. 评估病人→

➢ 评估病人有无呼吸、脉搏。

2. 环境准备→ | ➤ 评估现场环境是否安全。

操作步骤

1. 确认现场环境安全。

2. 识别心脏骤停→
> ➤ 一手示指及中指放在病人颈前气管正中部,向外侧移 2～3 cm,触及病人颈动脉,检查是否有脉搏跳动(5～10 s,不超过 10 s)。
> ➤ 同时观察有无呼吸或能不能正常呼吸,如无脉搏跳动,立即进行胸外心脏按压。

3. 启动应急反应→
> **用语范例:**"×××你怎么啦? 快来人抢救,启动应急反应系统,取除颤仪。"

4. 启动复苏。

5. 摆放体位→
> ➤ 摆放心肺复苏体位,仰卧位于硬板床或地上,若卧于软床,其肩下需垫硬板。

6. 解开衣领口、领带及腰带。

7. 胸外心脏按压→
> ➤ 甲:予胸外按压,操作者双臂伸直,胸、肘、肩关节呈直线。双肩与病人胸骨上成 90°,垂直向下用力,利用上半身及肩臂部肌肉力量,节奏应平均,有规律。按压时可心中默数:01,02,…,30,不间断,保证每次按压后胸廓回弹。

8. 人工通气→
> ➤ 乙:用纱布清除呼吸道分泌物或异物,有义齿者应取下。携简易呼吸囊至病人床边,将简易呼吸器与吸氧装置连接,给氧流量调节到 8～10 L/min,储氧袋充满。

评价

1. 患者恢复脉搏、呼吸,完成抢救。
2. 双人有效配合抢救,提高患者生存率。

注意事项

1. 动作迅速准确,完成时间为 4 min。
2. 人工呼吸前需保护气道通畅,吹气时防止气体从口鼻逸出,吹气时间约为 1 秒,应避免过度通气。
3. 胸外心脏按压部位要准确,压力要适当,过轻则无效,过重易造成损伤。

4. 操作中途换人应在心脏按压、吹气间隙进行,不得使抢救中断时间超过 5～7 s。

课后反思

双人心肺复苏如何有效配合?

附:简易呼吸囊使用操作流程

临床情境导入

患者王某,24 岁。阑尾炎术后 1 天,突然失去呼吸,有脉搏。
➤ 如何给予人工通气?

实验目标

正确使用简易呼吸囊,提供有效的通气。

护士素质要求

1. 仪表举止:仪表大方,举止端庄,态度和蔼,轻盈矫健。
2. 服装服饰:服装、鞋帽整洁,发型、着装符合要求。

实验目的

1. 维持和增加机体通气量。
2. 纠正威胁生命的低氧血症。

操作前准备

1. 评估病人并解释→	➤ 评估病人年龄、意识状态,呼吸状态,有无义齿,呼吸道是否通畅,配合程度。
2. 病人准备→	➤ 病人仰卧位,去枕,解开衣领,保持呼吸道通畅。
3. 环境准备→	➤ 病室环境整洁、安静,光线充足,可以进行操作。
4. 护士准备→	➤ 洗手、戴口罩、衣帽整洁。
5. 用物准备→	➤ 简易呼吸器。

操作步骤

1. 核对病人床号、姓名、手腕带。

2. 使用简易呼吸器→

> ➤ 抢救者站于患者头顶部,病人头后仰。
> ➤ 挤压球体时应抓住球体中部,五指同时挤压球囊,使球体下陷 1/2~2/3。测气量:500 ml,频率:10 次/分。

3. 记录。

4. 用物处理。

评价

正确使用简易人工呼吸器。

注意事项

介绍呼吸器使用的目的、方法,解除患者恐惧心理。

课后反思

患者如有微弱的自主呼吸,该如何使用简易呼吸器?

附:除颤仪标准操作流程

临床情境导入

患者王某,24 岁。阑尾炎术后 1 天,突然失去呼吸,有脉搏。
➤ 如何给予人工通气?

实验目标

正确使用除颤仪,有效地抢救患者生命。

护士素质要求

1. 仪表举止:仪表大方,举止端庄,态度和蔼,轻盈矫健。

2. 服装服饰:服装、鞋帽整洁,发型、着装符合要求。

实验目的

1. 维持和增加机体通气量。

2. 纠正威胁生命的低氧血症。

操作前准备

1. 评估病人→

> ➤ 病人评估:了解病情,观察心电图,判断心律失常的类型。

2. 病人准备→ ➤ 病人去枕,平卧于硬板床,暴露胸部。

3. 环境准备→ ➤ 病室环境整洁、安静,光线充足,可以进行操作。

4. 护士准备→ ➤ 洗手、戴口罩、衣帽整洁。

5. 用物准备→ ➤ 除颤仪、导电胶、心电监测导联线及电极、抢救车、纱布、弯盘。

操作步骤

1. 将用物携至床旁,迅速核对,打开开关。

2. 病人去枕,平卧于硬板床,暴露胸部→ ➤ 确认病人胸部皮肤完整无破损。

3. 使用除颤仪,进行电击→ ➤ 电极板均匀涂抹导电胶,选择合适的能量充电,两手同时按下两个电极板上的放电键。

4. 配合 CPR,观察病人心电图改变。

5. 监测心率、心律,遵医嘱用药。

6. 用物处理。

评价

正确使用除颤仪。

注意事项

1. 保证操作中的安全,患者去除义齿。
2. 避开皮肤伤口处及起搏器处。
3. 尽量避开高氧环境。

课后反思

除颤仪使用中的注意事项有哪些?

附:心电监护仪使用操作流程及要点

临床情境导入

患者王某,24 岁。阑尾炎术后 1 天,突然失去呼吸,有脉搏。

➤ 如何给予人工通气?

实验目标

正确连接心电监护各导联,观察患者生命体征的变化。

护士素质要求

1. 仪表举止:仪表大方,举止端庄,态度和蔼,轻盈矫健。
2. 服装服饰:服装、鞋帽整洁,发型、着装符合要求。

实验目的

1. 维持和增加机体通气量。
2. 纠正威胁生命的低氧血症。

操作前准备

1. 评估病人→	➢ 病人评估:了解病情,观察心电图,判断心律失常的类型。
2. 病人准备→	➢ 病人去枕,平卧于硬板床,暴露胸部。
3. 环境准备→	➢ 病室环境整洁、安静,光线充足,可以进行操作。
4. 护士准备→	➢ 洗手、戴口罩、衣帽整洁。
5. 用物准备→	➢ 心电监护仪、导联线、电极片、监护记录单、皮肤清洁砂纸,电插板、弯盘。

操作步骤

1. 接电源开机→	**用语范例:**"您好,我是护士××,请问您叫什么名字?请给我看一下您的腕带,××,您刚手术,医生说给您用监护仪来观察脉搏、血压、呼吸、血氧饱和度,监护仪可以随时了解您的病情变化。请您配合一下。"
2. 连接导联管→	➢ 确认病人胸部皮肤完整无破损。
3. 连接血氧探头→	➢ 电极板均匀涂抹导电胶,选择合适的能量充电,两手同时按下两个电极板上的放电键。
4. 接袖带,注意测血压时间。	
5. 监测心率、心律,遵医嘱用药→	➢ 根据医嘱设定报警上下限。
6. 用物处理,洗手,记录。	

评价

1. 正确使用心电监护仪,设置报警参数。

2. 做好患者、亲属的解释工作。

注意事项

1. 电极连接

(1) 三电极：负极（红），右锁骨中线下缘；正极（黄），左腋前线第四肋间；接地电极（黑），剑突下偏右。

(2) 五电极：右上（RA），胸骨右缘锁骨中线第一肋间；左上（LA），胸骨左缘锁骨中线第一肋间；右下（RL），右锁骨中线剑突水平；左下（LL），左锁骨中线剑突水平；胸导（C），胸骨左缘第四肋间。

2. 安放电极时，留出一定心前区范围，以备除颤。

(1) 报警系统始终打开，出现报警及时处理。

(2) 需频繁测量血压时，定期松解袖带或更换测量部位。手臂和心脏平齐。避免在输液或有伤口的手臂测量血压，否则会造成血液回流或伤口出血。

课后反思

心电监护导联连接的位置是怎样的？

实验三十五　环甲膜穿刺技术

临床情境导入

病人，男，喉癌复发致气道狭窄，需紧急开放气道，其颈前部绝大部分是喉癌根治手术及局部放疗留下的瘢痕，常规气管切开由于没有正常解剖非常困难，病人也不能耐受平卧位时的缺氧。遂采用环甲膜穿刺技术，病人呼吸困难立即缓解。

➢ 请问什么情况下需要进行环甲膜穿刺？

➢ 环甲膜穿刺部位如何确定？

实验目标

熟练运用环甲膜穿刺技术缓解病人呼吸困难。

护士素质要求

1. 仪表举止：仪表大方，举止端庄，态度和蔼，轻盈矫健。

2. 服装服饰：服装、鞋帽整洁，发型、着装符合要求。

实验目的

1. 缓解喉部梗阻。
2. 为气管插管或气管切开赢得时间。

操作前准备

1. 环境准备→
   > 清洁通风。

2. 护士准备→
   > 衣帽整洁,修剪指甲,洗手,戴口罩。

3. 用物准备→
   > 治疗盘内:无菌手套、治疗盘(碘附、棉签、局麻醉药)、20 ml 注射器或 16 号针头 2~5 个,必要时备支气管留置给药管(可用输尿管或导管代替)。

操作步骤

1. 评估病人→
   > 判断病人意识和梗阻情况,呼救并记录时间。

2. 摆体位→
   > 协助病人取去枕仰卧位,肩背部垫高,尽可能颈部后仰,不能耐受者,可取半卧位。

3. 确定穿刺点→
   > 即甲状软骨下缘与环状软骨弓上缘之间与颈部正中线交界处。(甲状软骨 V 型切迹下 2~3 cm 处的凹陷,即为环甲膜穿刺位置)

4. 消毒→
   > 以穿刺点为中心,消毒穿刺部位,范围 10~15 cm。

5. 戴无菌手套。

6. 穿刺→
   > 检查穿刺针是否通畅,取 20 ml 注射器回抽(穿刺针通畅),以左手拇指和食指固定环甲膜两侧,右手持 16 号粗针在环甲膜上垂直刺入,出现落空感表示针尖进入喉腔(大约针梗的 2/3 长度)。

7. 确认穿刺成功→
   > 用注射器回抽有空气或挤压双侧胸部有气体逸出,即穿刺成功。嘱病人尽量少做吞咽动作,以免损伤黏膜后壁。

8. 固定→
   > 垂直固定穿刺针,直至有条件进行气管切开。

9. 观察,视情况输氧→
   > 观察患者的面色、呼吸及穿刺点出血情况。根据情况经穿刺针接氧气管给患者输氧。

10. 洗手,安置病人→ | ➤ 脱手套,洗手。协助患者取舒适体位。

11. 整理,洗手,记录→ | ➤ 整理床单位,清理用物。洗手,记录。

评价

穿刺部位正确,动作轻稳,符合操作规范。

注意事项

1. 勿用力过猛,出现落空感即表示针尖已进入喉腔。
2. 穿刺过程中,出现心博聚停应立即行心肺复苏。
3. 如遇血凝块或分泌物堵塞针头,可用注射器注入空气,或用少许生理盐水冲洗。
4. 如穿刺部位皮肤出血较多,应注意止血,以免血液反流入气管内。
5. 穿刺针留置时间不宜过长。
6. 下呼吸道阻塞患者不用环甲膜穿刺。

课后反思

1. 如何检查穿刺针是否通畅?
2. 穿刺手法是什么?

实验三十六　三种痰标本留取操作流程

 01 自然咳痰病人痰标本采集

临床情境导入

病人赵某,女性,78 岁,发热 3 天,咳嗽,咳黄色黏痰,在家中自行服抗生素治疗,效果不佳,今晨病情加重,特入院治疗。体检:血压 146/90 mmHg,体温 38.7 ℃,脉搏 90 次/分,呼吸 18 次/分,意识不清,并有痰鸣音且无力咳出。遵医嘱给予吸痰同时留取痰细菌培养标本。

➤ 留取痰液标本的方法、目的、注意事项有哪些?

实验目标

1. 熟悉痰标本留取的目的。
2. 熟练掌握痰液标本采集的操作方法、注意事项。

护士素质要求

1. 仪表举止:仪表大方,举止端庄,态度和蔼,轻盈矫健。
2. 服装服饰:服装、鞋帽整洁,发型、着装符合要求。

实验目的

1. 熟悉痰标本留取的目的:检查常规痰液中的细菌、虫卵、癌细胞等;检查痰液中的致病菌,为选择抗生素提供依据;留取 24 h 的痰量,并观察痰液的性状,协助诊断或做浓集结核杆菌检查。
2. 严格遵守查对制度,熟练掌握痰液标本采集的操作方法、注意事项。

操作前准备

1. 评估病人→	➢ 病人评估:了解病情,观察心电图,判断心律失常的类型。
2. 病人准备→	➢ 了解痰液标本采集的目的、方法、注意事项及配合要点,情绪稳定,病人体位舒适,愿意配合。
3. 环境准备→	➢ 病室环境整洁、安静,光线充足,可以进行操作。
4. 护士准备→	➢ 洗手、戴口罩、衣帽整洁。
5. 用物准备→	➢ 检验申请单、标签或条形码、医用手套、手消毒液、弯盘。根据检验目的,另备:(1)常规痰标本:痰盒;(2)痰培养标本:无菌痰盒、漱口溶液;(3)24 h 痰标本:广口大容量痰盒;(4)无力咳出或不合作者:一次性集痰器、吸痰用物、一次性手套。

操作步骤

1. 贴标签及条形码→	**用语范例:**"您好,我是护士××,请问您叫什么,让我核对您的腕带信息(并核对扫描痰液采样瓶标签),××现在根据病情需要,给您留取痰标本,您现在能咳出痰来吗?"
2. 核对→	➢ 携用物至患者床边,核对床号、姓名、住院号及标本条形码。
3. 收集痰液标本→	➢ 鼓励病人深吸气后用力咳出呼吸道深部的痰液,痰黏不易咳出病人遵医嘱予雾化吸入后将痰液咳出(标本量不少于 1 ml)。

4. 用物处理,洗手记录→

> 协助病人温开水漱口,取舒适卧位。

评价

1. 痰液收集时间宜选择在清晨。
2. 痰培养标本未留取前不要打开标本杯盖。

注意事项

1. 收集痰液宜选择在清晨,因此时痰液量较多,痰内细菌较多。
2. 勿将漱口液混入痰液中。
3. 留取痰液标本时,尽量排除口腔内大量细菌。

课后反思

痰液标本留取的最佳时间是何时?

02 难于自然咳痰/不配合/人工气道病人痰标本采集流程

临床情境导入

病人赵某,女性,78 岁,发热 3 天,咳嗽,咳黄色黏痰,在家中自行服抗生素治疗,效果不佳,今晨病情加重,特入院治疗。体检:血压 146/90 mmHg,体温 38.7 ℃,脉搏 90 次/分,呼吸 18 次/分,意识不清,并有痰鸣音且无力咳出。遵医嘱给予吸痰同时留取痰细菌培养标本。

> 留取痰液标本的方法、目的、注意事项有哪些?

实验目标

1. 熟悉痰标本留取的目的。
2. 熟练掌握痰液标本采集的操作方法、注意事项。

护士素质要求

1. 仪表举止:仪表大方,举止端庄,态度和蔼,轻盈矫健。
2. 服装服饰:服装、鞋帽整洁,发型、着装符合要求。

实验目的

1. 熟悉痰标本留取的目的:检查常规痰液中的细菌、虫卵、癌细胞等;检查痰液中的致病菌,为选择抗菌素提供依据;24 小时的痰量,并观察痰液的性状、协助诊断或做浓集结核杆菌检查。

2. 严格遵守查对制度,熟练掌握痰液标本采集的操作方法、注意事项。

操作前准备

1. 评估病人→	➤ 病人评估:了解病情,观察心电图,判断心律失常的类型。
2. 病人准备→	➤ 了解痰液标本采集的目的、方法、注意事项及配合要点,情绪稳定,病人体位舒适,愿意配合。
3. 环境准备→	➤ 病室环境整洁、安静,光线充足,可以进行操作。
4. 护士准备→	➤ 洗手、戴口罩、衣帽整洁。
5. 用物准备→	➤ 检验申请单、标签或条形码、医用手套、手消毒液、弯盘。根据检验目的,另备:(1) 常规痰标本:痰盒;(2) 痰培养标本:无菌痰盒、漱口溶液;(3) 24 h 痰标本:广口大容量痰盒;(4) 无力咳出或不合作者:一次性集痰器、吸痰用物、一次性手套。

操作步骤

1. 贴标签及条形码→	**用语范例**:"您好,我是护士××,请问您叫什么,让我核对您的腕带信息(并核对扫描痰液采样瓶标签),××现在根据病情需要,给您留取痰标本,您现在能咳出痰来吗?"
2. 核对→	➤ 携用物至患者床边,核对床号、姓名、住院号及标本条形码。
3. 根据病变叩击背部→	➤ 吸引器连接痰液收集器,抽吸痰液 2~5 ml 于收集器内(按吸痰流程),灭菌注射用水冲洗连接管,观察面色及呼吸情况,取舒适卧位。
4. 收集痰液标本→	➤ 鼓励病人深吸气后用力咳出呼吸道深部的痰液,痰黏不易咳出病人遵医嘱予雾化吸入后将痰液咳出(标本量不少于 1 ml)。
5. 用物处理,洗手记录→	➤ 协助病人温开水漱口,取舒适卧位。

评价

1. 痰液收集时间宜选择在清晨。

2. 痰培养标本未留取前不要打开标本杯盖。

注意事项

1. 收集痰液宜选择在清晨,因此时痰液量较多,痰内细菌较多。
2. 勿将漱口液混入痰液中。
3. 留取痰液标本时,尽量排除口腔内大量细菌。

课后反思

如何采取有效的方式帮助患者排除痰液?

03 床边支气管镜吸痰病人痰标本采集流程

临床情境导入

病人赵某,女性,78 岁,发热 3 天,咳嗽,咳黄色黏痰,在家中自行服抗菌素治疗,效果不佳,今晨病情加重,特入院治疗。体检:血压 146/90 mmHg,体温 38.7 ℃,脉搏 90 次/分,呼吸 18 次/分,意识不清,并有痰鸣音且无力咳出。遵医嘱给予吸痰同时留取痰细菌培养标本。
➤ 留取痰液标本的方法、目的、注意事项有哪些?

实验目标

1. 熟悉痰标本留取的目的,正确留取痰标本。
2. 严格遵守查对制度。

护士素质要求

1. 仪表举止:仪表大方,举止端庄,态度和蔼,轻盈矫健。
2. 服装服饰:服装、鞋帽整洁,发型、着装符合要求。

实验目的

1. 熟悉痰标本留取的目的:检查常规痰液中的细菌、虫卵、癌细胞等;检查痰液中的致病菌,为选择抗生素提供依据;24 h 的痰量,并观察痰液的性状、协助诊断或做浓集结核杆菌检查。
2. 严格遵守查对制度,熟练掌握痰液标本采集的操作方法、注意事项。

操作前准备

1. 评估病人 → | ➤ 病人评估:了解病情,观察患者咳痰情况。

2. 病人准备→
> 了解痰液标本采集的目的、方法、注意事项及配合要点，情绪稳定，病人体位舒适，愿意配合。

3. 环境准备→
> 病室环境整洁、安静，光线充足，可以进行操作。

4. 护士准备→
> 洗手、戴口罩、衣帽整洁。

5. 用物准备→
> 吸氧装置、吸引器、标本瓶、急救车、心电监护、治疗车（铺无菌治疗巾，无菌手套 2 副，10 ml 注射器 2 副、无菌药碗内盛生理盐水，遵医嘱备 2% 利多卡因、肾上腺素）。

操作步骤

1. 贴标签及条形码→
> 用语范例："××您好！我是护士××，等会儿将会给您进行床边气管镜检查，刚才医生已经和您讲过过程了，我现在先给您打针，可以有镇静与减少唾液分泌的作用，请不要紧张，配合一下好吗？"

2. 核对→
> 携用物至患者床边，核对床号、姓名、住院号及标本条形码。

3. 协助医生进行麻醉→
> 协助医生咽喉部麻醉 2% 利多卡因 5 ml 雾化吸入 10～15 min，经鼻腔插入者可予以 2% 利多卡因鼻腔喷入。

4. 收集痰液标本→
> 鼓励病人深吸气后用力咳出呼吸道深部的痰液，痰黏不易咳出病人遵医嘱予雾化吸入后将痰液咳出（标本量不少于 1 ml）。

5. 用物处理，洗手记录→
> 观察病情、生命体征、血氧饱和度，口唇有无发绀，观察吸出液体的量及性质、颜色。

评价

1. 痰液收集时间宜选择在清晨。
2. 痰培养标本未留取前不要打开标本杯盖。

注意事项

1. 收集痰液宜选择在清晨，因此时痰液量较多，痰内细菌较多。
2. 勿将漱口液混入痰液中。
3. 留取痰液标本时，尽量排除口腔内大量细菌。

课后反思

如何采取有效的方式帮助患者排除痰液？

实验三十七　咽拭子采集法

临床情境导入

　　某患者发热就诊，疑似新型冠状病毒感染，需采用咽拭子进行核酸检测。
➤ 按规范对疑似者进行咽拭子采集。

实验目标

检测病原体，检测是否含有新型冠状病毒。

护士素质要求

1. 仪表举止：仪表大方，举止端庄，态度和蔼，轻盈矫健。
2. 服装服饰：服装、鞋帽整洁，发型、着装符合要求。

实验目的

取患者咽部及扁桃体分泌物做细菌培养。

操作前准备

1. 环境准备→	➤ 清洁通风、无病人治疗和进餐。
2. 护士准备→	➤ 衣帽整洁，修剪指甲，洗手，戴口罩。
3. 用物准备→	➤ 治疗盘、无菌咽拭子培养管、压舌板、纱布、盛有温开水的水杯、弯盘、手电筒。

操作步骤

1. 核对→	➤ 核对医嘱及标本条码信息，携治疗盘（内放置压舌板、手电筒、弯盘），床边核对床号、姓名、住院号、手腕带。评估患者，解释操作目的，并取得患者配合。嘱患者张口，检查口腔黏膜和咽部感染情况。
2. 洗手，戴口罩。	

3. 再次核对→ | ➤ 备齐用物携至患者床旁,再次核对患者、床头卡、手腕带,解释,以取得合作。

4. 安置体位→ | ➤ 协助患者取舒适体位,协助患者用温水漱口。

5. 采集前准备→ | ➤ 戴手套,核对标本标签,嘱患者发"啊"音,用压舌板轻压舌面,暴露咽部。

6. 取拭子→ | ➤ 取出培养管中的拭子,轻柔、迅速地擦拭咽腭弓、咽。

7. 插拭子→ | ➤ 根据患者需要,给予漱口或口腔护理。

8. 漱口。

9. 再次核对→ | ➤ 再次核对标本标签。注明标本留取的日期、时间。

10. 调整体位→ | ➤ 用纱布擦净患者口唇,脱手套,协助患者取舒适卧位,整理床单位,做好解释指导,询问需要。

11. 处理用物→ | ➤ 分类处理用物。

12. 洗手→ | ➤ 洗手、脱口罩。按要求及时送检。

13. 记录→ | ➤ 签字,记录。

评价

1. 操作规范、动作熟练、轻柔、准确。
2. 严格无菌操作。
3. 体现人文关怀。
4. 患者/家属知晓告知事项,对服务满意。

注意事项

1. 操作过程中,应注意瓶口消毒,保持容器无菌。
2. 采集时间宜选择在清晨。
3. 避免在进食后 2 h 内留取咽拭子标本,以防呕吐,拭子不要触及其他部位以免影响检验结果。
4. 最好在使用抗菌药物治疗前采集标本。

课后反思

采集时要怎样防护自己?

实验三十八　静脉血标本采集法

临床情境导入

　　病人赵某,女性,78岁,发热3天,咳嗽,咳黄色黏痰,在家中自行服抗生素治疗,效果不佳,今晨病情加重,特入院治疗。体检:血压146/90 mmHg,体温38.7 ℃,脉搏90次/分,呼吸18次/分,意识不清,并有痰鸣音且无力咳出。遵医嘱给予血液常规检查。

　　➤ 请思考:留取血液常规检查标本的方法、目的、注意事项有哪些?

实验目标

能熟练进行血标本采集,方法正确,操作规范。

护士素质要求

仪表举止:仪表大方,举止端庄,态度和蔼,轻盈矫健。
服装服饰:服装、鞋帽整洁,发型、着装符合要求。

实验目的

1. 全血标本指的是抗凝血标本,主要用于临床血液学检查,例如血细胞计数和分类、形态学检查等。

2. 血浆标本,抗凝血经离心所得上清液称为血浆,血浆里含有凝血因子Ⅰ,适合于内分泌激素、血栓和止血检测等。

3. 血清标本,不加抗凝剂的血,经离心所得上清液称为血清,血清里不含有凝血因子Ⅰ,多适合于临床化学和免疫学检测,如测定肝功能、血清酶、脂类、电解质等。

4. 血培养标本多适合于培养监测血液中的病原菌。

操作前准备

1. 评估病人并解释→	➤ 评估病人的年龄、病情、意识、治疗情况,病人对采集血液标本的认知及配合程度,有无生理影响因素。 　　**用语范例:**"您好,我是护士××,请问您叫什么名字?××是吧?请让我看看您的腕带,您吃饭了吗?现在我给您测一下血常规,只要一点静脉血,针刺时会有一点痛,但我会尽量轻一点。请您伸出手臂,好的,就在这儿采血可以吗?"

2. 病人准备→	➤ 病人了解血液标本采集的目的、方法、注意事项及配合要点,情绪稳定,病人体位舒适,愿意配合。
3. 环境准备→	➤ 清洁安静、温湿度适宜,光线充足或有足够的照明。
4. 护士准备→	➤ 仪表举止:仪表大方,举止端庄,态度和蔼,轻盈矫健。 ➤ 服装服饰:服装、鞋帽整洁,发型、着装符合要求。七步洗手法,戴口罩。
5. 用物准备→	➤ 注射盘、检验申请单、标签或条形码、棉签、消毒液、止血带、胶布、垫巾、弯盘、手消毒液、一次性密闭式双向采血针及真空采血管,按需准备酒精灯、火柴。

操作步骤

1. 贴标签或条形码→	➤ 核对医嘱、检验申请单、标签或条形码,双人核对无误后贴于标本容器(或真空针管)上。
2. 核对→	➤ 将用物携至床旁,根据检验单检查病人的床号、姓名、住院号及腕带,核对检验申请单、标本容器及标签是否一致。
3. 选择静脉→	➤ 选择采血静脉,垫一次性治疗巾于穿刺部位下,嘱病人握拳。
4. 消毒皮肤→	➤ 常规消毒皮肤,直径不少于 5 cm,扎止血带。
5. 二次核对、采血→	➤ 穿刺:取下真空采血护针帽,手持采血针,按静脉注射法进行静脉穿刺。 ➤ 采血见回血,固定针柄,将采血针另一端刺入真空管,采血至需要量(根据检查项目,选择不同的真空采血管),按压局部 1~2 min。 　**用语范例:**"××,我再核对一下您的腕带,现在给您扎针了,稍微有一点痛,请您配合一下。"
6. 操作后处理→	➤ 取下一次性垫巾,整理床单位,协助病人取舒适卧位。 ➤ 再次核对检验申请单、病人、标本。 ➤ 指导病人。 ➤ 用物处置、洗手、记录。 ➤ 标本送检。

用语范例:"××,血已经采完了,还有什么需要吗?您好好休息,我去送检标本,有事按铃叫我,我也会经常来看您的。"

评价

1. 操作过程熟练、规范,沟通自然。
2. 操作过程中严格执行查对制度和无菌操作原则。

注意事项

1. 严格执行查对制度和无菌操作原则。
2. 如需空腹抽血,应提前通知病人禁食,以避免因进食而影响检验结果。
3. 取血后,应回抽注射器活塞,以防血液凝固造成针头阻塞、注射器粘连。
4. 如同时抽取几个种类的血标本,应注意注入顺序:一般先将血液注入血培养瓶,再注入抗凝管,最后注入干燥管,动作应准确迅速。
5. 采集血培养标本,应严格执行无菌操作,防止污染。培养液的种类及量应符合要求,瓶塞保持干燥。

课后反思

1. 多个检测项目同时采血时按照什么顺序?
2. 采血操作过程中要注意哪些事项?

附:末梢血糖测量标准操作流程

临床情境导入

病人,男,45 岁,有糖尿病病史,昨日因昏迷入院,出现呼气有酸臭味,遵医嘱测血糖,测量值为 17.6 mmol/L,有酮症酸中毒表现。

➤ 提问:糖尿病最常见的临床表现是什么?

实验目标

能熟练进行末梢血糖值测量,方法正确,操作规范。

护士素质要求

仪表举止:仪表大方,举止端庄,态度和蔼,轻盈矫健。
服装服饰:服装、鞋帽整洁,发型、着装符合要求。

实验目的

血糖检测可以及时掌握糖尿病患者血糖的控制水平,为指导患者合理饮食、运动及调整用药提供了科学的依据,是糖尿病整体治疗的一个重要的步骤。

操作前准备

1. 评估病人并解释→	➤ 了解病人的血糖情况及饮食情况,有无酒精过敏史。 ➤ 解释血糖测量的目的、方法、注意事项及配合要点。 　　**用语范例:**"您好,我是护士××,请问您叫什么名字?××是吧?请让我看看您的腕带,您吃过饭有两个小时了,现在我给您测一下餐后血糖,只需在您的指尖采一滴血就可以了,针刺时会有一点痛,但我会尽量轻一点。您洗手了吗?好的,就在这个手指上采血,现在请把这只手臂下垂一会儿,让指尖充血。"
2. 病人准备→	➤ 病人了解血糖测量的目的、方法、注意事项及配合要点,情绪稳定,愿意配合。 ➤ 协助病人如厕,安置病人舒适体位。
3. 环境准备→	➤ 清洁安静、温湿度适宜,光线充足或有足够的照明。
4. 护士准备→	➤ 仪表举止:仪表大方,举止端庄,态度和蔼,轻盈矫健。 ➤ 服装服饰:服装、鞋帽整洁,发型、着装符合要求。七步洗手法,戴口罩。
5. 用物准备→	➤ 治疗盘、75%酒精、棉签、血糖仪、匹配的血糖试纸、穿刺针、血糖单、笔、表、手消毒液、弯盘、利器盒。

操作步骤

1. 携用物至床旁,核对→	➤ EDA 等两种方法核对病人的姓名、腕带等基本信息。
2. 选择采血部位→	➤ 用 75%乙醇消毒,待干。 ➤ 一般选择无名指、中指和小指的指尖两侧。 　　偏瘫病人在健侧采血;不在输液侧肢体采血;避开水肿或感染部位,注意部位交替轮换以免形成疤痕。
3. 准备试纸,插入血糖仪→	➤ 取出一片试纸。 ➤ 将试纸正面朝上插入血糖仪。 ➤ 仪器自动开机。 ➤ 非免条码血糖仪会出现数字或滴血信号。 ➤ 显示屏显示此为血糖试纸代码,应注意与试纸瓶上代码相一致,若不一致须调节血糖仪显示屏上的代码使之一致。

4. 使指尖充血、穿刺、采血→	➢ 轻轻推压欲采血掌面,由指跟推至手指前端 1/3 处,捏紧。 ➢ 一定要等酒精完全挥发后采血,将穿刺针固定在指尖侧面,根据手指皮肤厚度选择穿刺深度,压得越重、刺得越深。 ➢ 最好弃去第一滴血,取第二滴自动溢出的饱满血滴;若血滴不饱满可再次使用充血技巧后吸血,不可挤压局部,以减少测量误差;若一次吸血量不够,不可追加滴血,应更换试纸。 ➢ 用棉签按压手指至不出血为止。
5. 读出血糖值,记录→	➢ 血糖仪检测过程中不可移动试纸。 ➢ 记录内容:姓名、日期、时间、结果、单位、检测者姓名。 **用语范例:**"××,您餐后两小时的血糖是××,这样的血糖值对您来说非常合适。"
6. 终末处理→	➢ 取出试纸,仪器自动关机。 ➢ 安置病人,健康教育。 ➢ 消毒手,推车回处置室处理用物。 ➢ 洗手、脱口罩、记录。 **用语范例:**"××,您最近的血糖都控制得挺好的,要继续保持,控制饮食和坚持运动。您好好休息,有事按铃叫我,我也会经常来看您的。"

评价

操作过程熟练,规范,沟通自然。

注意事项

1. 血糖试纸:保存在阴凉干燥的地方,不可放在冰箱内或阳光下。每次取出试纸时注意不要触碰试纸条的测试区,并且迅速拧紧瓶盖。一瓶新试纸应在其规定的时间内用完(厂家不同,期限不同)。

2. 血糖仪:存放在室温下干燥清洁处,允许工作的温度是 10～40 ℃,湿度是 20％～80％,如温度过低,应先复温后再使用。避免摔打、结水,避免将仪器置于电磁场(如移动电话、微波炉等)附近。清洁血糖仪时,应用软布蘸清水轻轻擦拭,不要用清洁剂或乙醇等有机溶剂,更不要将血糖仪漫入水中或用水冲洗,以免损坏。定期校正血糖仪。若不是免条码血糖仪,则需调节血糖仪显示屏上的代码,使之与试纸瓶上的代码相一致。

3. 避免病人过度紧张,因其会升高血糖。

4. 血糖异常,应汇报医生,遵医嘱采取措施,必要时复检静脉生化血糖。

课后反思

空腹血糖正常值范围是多少？

实验三十九　动脉采血

临床情境导入

病人赵某，女性，78 岁，发热 3 天，咳嗽，咳黄色黏痰，在家中自行服抗生素治疗，效果不佳，今晨病情加重，特入院治疗。体检：血压 146/90 mmHg，体温℃，脉搏 90 次/分，呼吸 18 次/分，意识不清，并有痰鸣音且无力咳出。遵医嘱给予血液常规检查。

➤ 请思考：留取动脉血液检查标本的方法、目的、注意事项有哪些？

实验目标

能按规定严格执行无菌操作制度完成动脉采血。

护士素质要求

1. 仪表举止：仪表大方，举止端庄，态度和蔼，轻盈矫健。
2. 服装服饰：服装、鞋帽整洁，发型、着装符合要求。

实验目的

采取动脉血，进行血气分析，判断患者氧合情况，为判断病情和疾病治疗进展提供依据。

操作前准备

1. 环境准备→	➤ 清洁通风、无病人治疗和进餐。
2. 护士准备→	➤ 衣帽整洁，修剪指甲，洗手，戴口罩。
3. 用物准备→	➤ 注射盘内：碘附、棉签、剪刀、专用动脉采血器一次性治疗巾、弯盘、医嘱单、动脉血气分析条形码标签。

操作步骤

步骤	要点
1. 评估病人并解释→	➤ 评估患者的体温、凝血功能、吸氧状况或呼吸机参数的设置。 ➤ 评估穿刺部位皮肤及动脉搏动情况。 ➤ 向患者解释动脉采血的目的及穿刺方法,取得患者配合。
2. 核对信息及用物→	➤ 核对医嘱及标本容器上的条形码,准备用物。 ➤ 核对患者床号、姓名、住院号,评估患者,向患者解释动脉血标本采集的目的,取得患者配合。
3. 再次核对并协助患者取舒适体位→	➤ 备齐用物携至患者床旁,再次核对,协助患者取舒适体位,暴露采血部位。
4. 消毒准备穿刺→	➤ 垫治疗巾于穿刺部位下,正确摆放穿刺部位体位,皮肤消毒至少 8 cm,待干。
5. 检查并取出采血针→	➤ 检查动脉采血针并剪开开口端,专用针头检查好撕开开口端,密封针套放在治疗巾上。 ➤ 右手持采血针针筒顶端将其取出,不可触及除顶端以外的部分,然后用左手大拇指和食指夹住,右手取下乳头上的保护接头,接上专用针头。保证左手食指和中指无菌。
6. 取血后指导按压→	➤ 取一根干棉签夹在左手小拇指和无名指上,取到所需血量后左手用棉签按住穿刺点,右手拔针,指导患者或家属正确按压。
7. 混匀→	➤ 立即将针头插入密封针套内,用手来回搓动标本,使之与抗凝剂混匀。
8. 注明并核对后送检→	➤ 注明采集时间及是否用氧。 ➤ 再次核对,标本核对无误后,贴条形码于采血针上,立即送检。
9. 协助按压→	➤ 协助按压穿刺部位 5～10 min 至无出血。
10. 操作后处理→	➤ 撤去治疗巾,脱手套。 ➤ 协助患者取舒适卧位,询问需要。 ➤ 整理床单位处理用物,洗手,脱口罩。 ➤ 记录。

1. 操作过程熟练,规范,沟通自然。
2. 操作过程中严格执行查对制度和无菌操作原则。

注意事项

1. 严格执行无菌操作技术,预防感染。
2. 患者穿刺部位应当压迫止血至不出血为止。
3. 患者热水,洗澡,运动,需休息 30 min 后再取血,避免影响检查结果。
4. 做血气分析时注射器内勿有空气,避免混入静脉血。
5. 标本采集后 30 min 内送检,以免影响结果。
6. 凝血功能障碍者穿刺后应延长按压时间。

课后反思

如果做血气分析时注射器内有空气应如何处理?

实验四十　各种引流管的护理操作

 01 更换引流袋/瓶标准操作流程

临床情境导入

患者李某,男,40 岁,以"咳嗽、活动后气短 2 个月"为主诉入院。查体:神志清楚,右肺叩诊呈浊音,呼吸音减低。超声检查示右侧胸腔积液。入院后立即行胸腔穿刺,但仍有气短、胸闷症状,拟入院第 2 天行胸腔闭式引流术。现术后第 2 天患者呼吸平稳,胸闷气短消失,遵医嘱给予胸腔闭式引流护理,定期更换胸腔闭式引流瓶。

➤ 请思考:更换胸腔闭式引流瓶需要注意些什么?

实验目标

能熟练进行引流袋/瓶的更换,方法正确,操作规范。

护士素质要求

1. 仪表举止:仪表大方,举止端庄,态度和蔼,轻盈矫健。

2. 服装服饰:服装、鞋帽整洁,发型、着装符合要求。

实验目的

1. 重建负压,保持纵隔的正常位置。
2. 引流积气、积血、积液。

操作前准备

1. 评估病人并解释→	➤ 评估病人年龄、病情、意识和配合能力,引流液的量、颜色、性状和流速,手术部敷料有无渗血、渗液,病人家属对引流管知识的知晓度。 　　**用语范例:**"您好! 请让我核对您的腕带信息。我现在给您进行引流袋/瓶更换,更换时间很短,请您配合我好吗?"
2. 病人准备→	➤ 安置舒适卧位,协助病人如厕,保护好病人隐私。
3. 环境准备→	➤ 清洁安静,温湿度适宜,光线充足或有足够的照明。
4. 护士准备→	➤ 修剪指甲,取下腕表,洗手,戴口罩。 ➤ 服装服饰:服装、鞋帽整洁,发型、着装符合要求。
5. 用物准备→	➤ 治疗车、治疗盘、治疗巾、碘附、棉签、手套、无菌引流袋/瓶、血管钳、记号笔、手消毒液、黄色垃圾袋、弯盘。

操作步骤

1. 携用物至病人床旁→	➤ 核对病人床号、姓名、腕带。
2. 分离—消毒—连接→	➤ 暴露引流管与引流袋/瓶连接,引流管下铺治疗巾、置弯盘。 ➤ 用血管钳夹紧引流管近端,以防引流液漏出。 ➤ 分离引流管与引流袋/瓶接头,分离时注意用力方向,防止拔出引流管。 ➤ 由内向外消毒引流管口及外周。 ➤ 将新的引流袋/瓶与引流管连接。
3. 松开、固定→	➤ 松开止血钳,观察引流情况。 ➤ 确认引流通畅。 ➤ 固定引流袋/瓶,注意留有足够长度,方便病人翻身活动。

4. 撤除治疗巾、弯盘→

> 整理床单位。
> 调整至利于引流的体位。
>   **用语范例**："引流袋我已经更换好了,我去处理用物,您好好休息。"

5. 洗手、观察与记录→

> 观察引流液的颜色、性质及量,切口或引流口周围皮肤情况等。
> 观察病人的生命体征、主诉,有无因引流液较多而引起的低钾、低钠、脱水等电解质紊乱的表现。

评价

1. 更换引流袋时保持密闭和严格执行无菌操作。
2. 操作过程熟练,沟通自然。
3. 引流放置位置安全,未受到折叠、挤压,引流管通畅。

注意事项

1. 引流瓶应放在低于病人胸部且不易踢到的地方,任何时候其液平面应低于引流管腔出口平面 60 cm,以防瓶内液体反流进入胸腔。

2. 时刻保持引流通畅,防止牵拉、折曲和受压。

3. 密切观察引流管内的水柱是否随呼吸上下波动及有无气体自胸腔闭式引流瓶液面溢出,必要时可请病人深呼吸或咳嗽。

4. 搬动病人时需要用两把血管钳将引流管双重夹紧,防止在搬动过程中发生引流管滑落、漏气或引流液反流等意外情况。

课后反思

1. 引流管更换时间为多久?
2. 引流管拔管指征是什么?

 ## 02 负压引流球液体倾倒操作流程

临床情境导入

患者王朵,50 岁。乳腺癌根治术后 6 天,术后放置两根引流管,病情平稳。现患者主诉伤口疼痛。

> 患者出现了什么情况?需要怎么处理?

实验目标

熟练掌握负压引流球的倾倒操作程序,严格遵守无菌操作原则。

护士素质要求

仪表大方,举止端庄,态度和蔼,轻盈矫健。

实验目的

1. 排出局部积液、积血、积脓等。
2. 起到预防和治疗感染的作用。
3. 保证缝合部位愈合良好,减少并发症。

操作前准备

1. 评估病人并解释→	➢ 核对病人姓名、腕带等信息。 ➢ 评估病人伤口敷料情况、引流管是否安置妥当,引流管是否密闭,引流液的颜色、质量是否正常。 ➢ 解释操作目的,取得病人配合。 　　**用语范例:"您好! 请让我核对您的腕带信息。因为您的病情需要,我必须帮您进行负压引流球液体倾倒,更换时间很短,请您配合我好吗?"**
2. 病人准备→	➢ 协助患者如厕,安置病人舒适体位。
3. 环境准备→	➢ 清洁安静、温湿度适宜,光线充足或有足够的照明。
4. 护士准备→	➢ 修剪指甲,取下腕表,洗手,戴口罩。
5. 用物准备→	➢ 手消毒液、无菌纱布、PE 手套 2 副、标本袋、血管钳、医疗废物垃圾袋、弯盘。

操作步骤

1. 携用物至病人床旁→	➢ 核对患者床号、姓名、腕带。 ➢ 备齐用物推治疗车至床边,协助病人舒适卧位。 ➢ 拆开纱布备用,站在引流管一侧。
2. 倾倒引流球→	➢ 血管钳夹住引流管近伤口端(或用手反折引流管前段)。 ➢ 戴手套、打开负压球底部软塞,使球体充盈。 ➢ 关闭负压球软塞,记录引流液的量。

	➢ 再次打开负压球软塞,倾倒引流液于 PE 手套内,手套打结,置标本袋内,放入黄垃圾袋内。 ➢ 挤压负压球至 1/3(−7 kPa)或遵医嘱低负压。 ➢ (挤压负压球至 1/2)维持负压,关闭负压球软塞。 ➢ 用无菌纱布擦拭引流球周围液体,脱手套放入黄垃圾袋,手消毒。
3. 挤压引流管→	➢ 挤压引流管,观察引流管负压引流情况。
4. 处理用物,洗手,观察记录→	➢ 合理安置病人,处置用物。 ➢ 观察引流液的颜色、性质及量,切口或引流口周围皮肤情况等。 ➢ 观察病人的生命体征,主诉,有无因引流液较多而引起的低钾、低钠、脱水等电解质紊乱的表现。 **用语范例:**"××,负压引流球液体已经倾倒好了,我去处理用物,您好好休息。"

评价

操作过程熟练,沟通自然,引流放置位置安全。

注意事项

1. 在有效期内使用,包装破损严禁使用。
2. 严禁自行扩大或增加孔眼,不能用针线洞穿管壁予以固定。

课后反思

负压引流球液体倾倒的注意事项是什么?

03 负压引流袋更换操作流程

临床情境导入

    患者李某,男,40 岁,以"咳嗽、活动后气短 2 个月"为主诉入院。

    右肺叩诊呈浊音,呼吸音减低。超声检查示右侧胸腔积液,有气短、胸闷症状,拟入院第 2 天行胸腔闭式引流术。现术后第 2 天胸闷,气短症状消失,遵医嘱给予胸腔闭式引流护理,定期更换负压引流袋。

    ➢ 更换负压引流袋过程中有哪些注意事项?

实验目标

熟练掌握负压引流袋更换的操作程序,严格遵守无菌操作原则。

护士素质要求

1. 仪表举止:仪表大方,举止端庄,态度和蔼,轻盈矫健。
2. 服装服饰:服装、鞋帽整洁,发型、着装符合要求。

实验目的

维持引流通畅,使创内积血和积液排出,消灭无效腔,以控制和预防感染。

操作前准备

1. 评估病人并解释→	➢ 评估病人胸腔闭式引流管置入深度、是否妥善固定、引流液的色、质、量,标识是否清晰准确。评估病人治疗,窗帘遮挡病人。 **用语范例:**"您好!请让我核对您的腕带信息。因为您的病情需要,我必须帮您更换负压引流袋,更换时间很短,请您配合我好吗?"
2. 病人准备→	➢ 了解操作方法、注意事项及配合要点,情绪稳定,病人体位舒适,愿意配合。
3. 环境准备→	➢ 清洁安静、温湿度适宜,光线充足或有足够的照明。
4. 护士准备→	➢ 修剪指甲,取下腕表,洗手,戴口罩。
5. 用物准备→	➢ 负压引流袋、止血钳1把、手消毒液、PE手套一副、纸、笔、黄色垃圾袋、弯盘。

操作步骤

1. 携用物至病人床旁→	➢ 推治疗车至床边,再次核对病人姓名、床号、年龄等。 **用语范例:**"现在开始换袋了,这样的体位舒服吗?好的,不用紧张,一会儿就好。"
2. 更换负压引流袋→	➢ 将引流管用止血钳夹闭,取出一次性无菌负压引流袋,连接各管。 ➢ 戴手套,分离引流管与负压引流袋,观察引流液量。 ➢ 连接无菌负压袋,保持引流袋的负压状态。 ➢ 引流袋放入感染性垃圾袋中,脱手套,手消毒。

3. 观察引流情况→	➤ 观察引流情况,是否通畅,是否固定妥当,置入深度是否与标签一致。 ➤ 引流袋上注明启用日期与时间,安置病人舒适体位,整理床单位。 　　**用语范例:**"××,负压引流袋已经更换好了,我去处理用物,您好好休息。"
4. 整理用物,洗手,观察记录→	➤ 整理用物,推车回处置室处理用物。 ➤ 七步洗手法洗手。 ➤ 观察引流液的颜色、性质及量,观察病人的生命体征、主诉,有无因引流液较多而引起的低钾、低钠、脱水等。

评价

1. 操作中能严格遵守无菌操作原则。
2. 无管道脱出、折叠、不通畅情况。

注意事项

1. 严格遵守无菌操作原则,防止引流液逆行感染。
2. 妥善固定,防止引流管脱出,做好管道标识。
3. 保持引流管通畅,防止挤压和折叠,改变体位时勿压迫。

课后反思

1. 管道脱出后如何处理?
2. 如何给病人做健康教育?

 # 04 气管切开套管内套管更换及清洗操作流程

临床情境导入

　　患者,男性,58岁,肺心病患者,入院咳嗽,持续高热,予以吸痰,为大量黄色黏稠痰,近日痰液黏稠,不易吸出,遵医嘱行气管切开术。

➤ 气管切开术后注意事项是什么?

实验目标

　　熟练掌握气管切开套管内套管更换及清洗操作流程,严格遵守无菌操作原则。

护士素质要求

1. 仪表举止:仪表大方,举止端庄,态度和蔼,轻盈矫健。
2. 服装服饰:服装、鞋帽整洁,发型、着装符合要求。

实验目的

防止痰液血块阻塞。

操作前准备

1. 评估病人并解释→	➤ 病人评估:EDA 等两种方法核对病人的病情、意识、呼吸形态、痰液、血氧饱和度,病人的配合程度及气管切开伤口情况、气管套管种类、型号和带气囊气切套管(气囊压力、气囊有无破损,有无异物)。 **用语范例:**"您好! 我是护士××,请问您叫什么名字? ××,请让我核对您的腕带信息。因为您的病情需要,我又来帮您进行气管内套管更换啦,请您配合我好吗?"
2. 病人准备→	➤ 病人了解操作方法、注意事项及配合要点,情绪稳定。病人体位舒适,愿意配合。
3. 环境准备→	➤ 清洁安静、温湿度适宜,光线充足或有足够的照明。
4. 护士准备→	➤ 修剪指甲,取下腕表,洗手,戴口罩。
5. 用物准备→	➤ 治疗车,治疗盘、一次性换药包 1 套(弯盘 2 个、换药镊子 2 个)、与病人匹配的消毒气管套管内套管(内置消毒扁纱带)、2%安尔碘、消毒棉球、生理盐水棉球、棉签、手套、无菌剪刀 1 把、无菌纱布 2 包、气囊压力测量仪、手消毒液、必要时备隔离衣。

操作步骤

1. 携用物至病人床旁核对→	➤ 推治疗车至床边,再次核对病人姓名、床号等,协助病人取合适体位(去枕或后仰)。
2. 吸痰,保持呼吸道通畅→	➤ 暴露颈部,听诊双侧呼吸音是否相等。 ➤ 消毒手,充分吸痰。 ➤ 先吸气道,再吸口鼻腔的痰液。 ➤ 观察气道是否通畅。

3. 检查气管切开套管位置→	➤ 带气囊气切套管测量气管切开气囊压力（维持在 25～35 cmH$_2$O）。
4. 戴一次性 PE 手套，取出内套管置弯盘内→	➤ 左手轻轻按压外套管，防止将外套管带出，右手旋转内套管，把内套缺口旋至外套固定点，按照气管套管的弧度将内套管缓慢取出，脱手套。
5. 更换内管套→	➤ 消毒外套管。 ➤ 打开已消毒的内套管包装。 ➤ 戴无菌手套、取出内套管。 ➤ 左手按压外套管以固定套管，右手持气管切开内套管，沿其弧度置入，注意使切口与外套管处的突出部分重合，使内套管切口与外套管突出部位分离，以固定内套，防止脱出。 ➤ 左手持气管切开内套管的包装，右手取消毒的内套管，遵循无菌原则，置入内套管，旋转内套管。
6. 按气管切开伤口换药法进行换药→	➤ 再次检查气管切开套管位置及气囊压力，观察呼吸、血氧饱和度，痰液颜色、性质和量，气管切开伤口情况，套管是否通畅，取出和放回内套管时动作轻柔。 ➤ 用扁纱带固定好气管套管，松紧度 1 横指。 ➤ 脱手套，协助病人取合适体位，整理床单位。 　　**用语范例**："内套管已经更换好了，我去清理用物，您好好休息。"
7. 清洗内套管→	➤ 将病人更换取出的内套清洗后消毒备用。用流水进行清洗，用小刷子等易于插入套管内的物品进行清洗，注意套管内壁上痰液的黏稠度，彻底清洁，必要时先行酶液浸泡，以软化痰痂。
8. 洗手、观察与记录→	➤ 七步洗手法洗手。 ➤ 观察记录：患者的呼吸、血氧饱和度，痰液颜色、性质和量，气管切开伤口情况，套管是否通畅。

评价

1. 操作中能严格遵守无菌操作原则，操作方法正确，操作过程熟练、规范，动作一次性到位。

2. 无管道脱出、折叠、不通畅情况。

注意事项

1. 严格遵守无菌操作原则。

2. 妥善固定，防止气管脱出，做好管道标识。

课后反思

1. 气管切开的注意事项有哪些?
2. 气管切开套管位置怎么判断?

05 气管切开伤口换药操作流程

临床情境导入

病人赵某,女性,54岁,主诉这段时间呼吸困难,昨天突然晕倒,头部有时可以动,两眼有时可以半睁,无光反射,无意识。将氧气直接送入气管,坚持1天,后因吸痰导致呼吸困难,留置气管插管接呼吸机辅助呼吸。

请思考:患者发生了什么? 需要注意些什么?

➢ 气管切开术后的注意事项是什么?

实验目标

熟练掌握气管切开伤口换药的操作程序,严格遵守无菌操作原则。

护士素质要求

1. 仪表举止:仪表大方,举止端庄,态度和蔼,轻盈矫健。
2. 服装服饰:服装、鞋帽整洁,发型、着装符合要求。

实验目的

预防切口感染,促进伤口愈合,使患者感到舒适。

操作前准备

1. 评估病人并解释→	➢ 核对医嘱,EDA 等两种方法核对病人信息。 ➢ 病人评估:评估病人病情、意识和配合程度及气管切开伤口情况,套管有无脱出迹象,敷料污染情况,颈部皮肤情况,有无特殊菌种感染。 　　用语范例:"您好! 我是护士××,请问您叫什么名字?""××,请让我核对您的腕带信息。因为您的病情需要,我又来帮您进行气管口换药啦,请您配合我好吗? 我去准备用物,请您稍等。"
2. 病人准备→	➢ 询问并协助病人如厕。 ➢ 协助病人取合适体位(去枕或后仰),暴露颈部。

3. 环境准备→	➤ 清洁安静、温湿度适宜,光线充足或有足够的照明。
4. 护士准备→	➤ 修剪指甲,取下腕表,洗手,戴口罩。
5. 用物准备→	➤ 治疗车、治疗盘、一次性换药包 1 套(弯盘 2 个、换药钳子 2 个),2%安尔碘、消毒棉球、生理盐水棉球、棉签、手套、无菌剪刀 1 把、无菌纱布 2 包、扁纱带、气囊压力检测仪、手消毒液、必要时备隔离衣。

操作步骤

1. 携用物至病人床旁→	➤ 推治疗车至床边,再次核对病人姓名、床号、年龄等。 ➤ 协助病人取去枕或后仰体位,充分暴露颈部。 ➤ 站在引流管的一侧。
2. 换药前进行充分吸痰→	➤ 消毒手,观察患者气管里有少量痰,换药前充分吸净气管内、口、鼻腔分泌物,气囊充盈,固定带松紧合适,无污染。 ➤ 观察气道是否通畅。
3. 取下患者切开处原污染敷料→	➤ 检查气管切开套管位置,测量气管切开气囊压力(维持在 $25\sim35\ cmH_2O$)。 ➤ 戴手套,取下污染纱布。 ➤ 观察分泌物的颜色、性质、量。
4. 消毒皮肤→	➤ 用生理盐水棉球擦净气管套管口上的分泌物。 ➤ 用一把换药钳夹取 2%安尔碘消毒棉球由外向内依次消毒皮肤及气管切开伤口周围,消毒范围为切开周围 15 cm。
5. 无菌纱布覆盖皮肤→	➤ 用另一把无菌换药钳夹取剪好开口的无菌纱布垫于气管套管下,完全覆盖气管切开伤口。 ➤ 再次检查气管切开套管位置及气囊压力(维持在 $25\sim35\ cmH_2O$)。 ➤ 操作过程中随时观察病人病情,用生理盐水棉球擦净气管套管口上的分泌物,保持呼吸道通畅。 ➤ 动作轻柔,用无菌纱布依次保护好颈周围皮肤,用扁纱带固定好气管套管,松紧度 1 横指。
6. 脱手套,协助病人取合适体位→	➤ 整理床单元,清理用物。

7. 洗手、观察与记录→

> 七步洗手法洗手。
> 观察病人痰液性状、量。
> 记录操作过程,核对评价。

评价

1. 操作中能严格遵守无菌操作原则。
2. 动作轻柔、准确,伤口清洁,换药方法正确,病人无不适感觉。

注意事项

1. 严格遵守无菌操作原则,防止发生感染。
2. 指导患者及家属气管切开伤口的护理方法和注意事项,预防并发症。
3. 根据患者气管切开伤口的情况选择敷料。
4. 操作中防止牵拉。

课后反思

操作过程中需要病人配合什么? 有哪些注意事项?

06 负压球造负压操作流程

临床情境导入

患者王某,50 岁。乳腺癌根治术后 6 天,术后放置两根引流管,病情平稳。现患者主诉伤口疼痛,问:

> 患者出现了什么情况? 需要怎么处理?

实验目标

熟练掌握负压球造压的操作程序,严格遵守无菌操作原则。

护士素质要求

1. 仪表举止:仪表大方,举止端庄,态度和蔼,轻盈矫健。
2. 服装服饰:服装、鞋帽整洁,发型、着装符合要求。

实验目的

达到抢救治疗、排污净化的作用。

操作前准备

1. 评估病人并解释→
   - ➤ 核对医嘱,EDA 等两种方法核对病人信息。
   - ➤ 评估病人伤口敷料情况,负压吸引器高度已经超过 1/2。向病人或家属解释倾倒负压球的目的及注意事项,取得配合。

     用语范例: "您好! 我是护士××,请问您叫什么名字? ××是吧,请您让我看看您的腕带。现在您的负压吸引器需要倾倒一下,可以保持引流通畅,不用紧张,一会儿就完。"

2. 病人准备→
   - ➤ 询问并协助病人如厕。
   - ➤ 协助病人取合适体位。

3. 环境准备→
   - ➤ 清洁安静、温湿度适宜,光线充足或有足够的照明。

4. 护士准备→
   - ➤ 修剪指甲、取下腕表、洗手、戴口罩。

5. 用物准备→
   - ➤ 治疗盘内备无菌手套、纱布、血管钳、量杯、弯盘。

操作步骤

1. 携用物至病人床旁→
   - ➤ 推治疗车至床边,再次核对病人姓名、床号、年龄等。

2. 血管钳夹闭负压引流管→
   - ➤ 戴手套,打开负压球排液口的气塞。
   - ➤ 倾倒负压球内液体,观察并测量引流液,纱布擦拭排液口。

3. 挤负压球空 1/3 (≥−13 kPa)→
   - ➤ 关闭负压球排液口的气塞。
   - ➤ 脱手套,松开血管钳。
   - ➤ 观察有无漏气、引流管是否通畅。
   - ➤ 妥善固定。

4. 终末处理→
   - ➤ 整理床铺,协助患者取舒适体位。
   - ➤ 分类处理用物。
   - ➤ 洗手,观察,记录。

评价

1. 操作中能严格遵守无菌操作原则。
2. 动作轻柔、准确,伤口清洁,病人无不适感觉。
3. 操作过程熟练,沟通自然,病人负压引流球在位、通畅。

4. 终末处理方法正确,垃圾分类正确。

注意事项

1. 严格遵守无菌操作原则,防止发生感染。
2. 指导患者及家属管道的护理方法和注意事项,预防并发症。

课后反思

负压球造压的操作要点是什么?

07 负压吸引器造负压操作流程

临床情境导入

　　某男,25 岁,因"半侧小面畸形"来我院求治。治疗方案是口内入路内置式延长器置入术。采用闭合式负压吸引器配合大量生理盐水冲洗。
➤ 使用负压吸引器造压的注意事项是什么?

实验目标

熟练掌握负压吸引器造负压的操作程序,严格遵守无菌操作原则。

护士素质要求

1. 仪表举止:仪表大方,举止端庄,态度和蔼,轻盈矫健。
2. 服装服饰:服装、鞋帽整洁,发型、着装符合要求。

实验目的

达到抢救治疗、排污净化的作用。

操作前准备

1. 评估病人并解释→

> ➤ 核对医嘱,EDA 等两种方法核对病人信息。
> ➤ 评估病人伤口敷料情况,负压吸引器高度超过 1/2。向病人或家属解释倾倒负压吸引器的目的及注意事项,取得配合。
> 　　用语范例:"您好! 我是护士××,请问您叫什么名字? ××是吧,请您让我看看您的腕带。现在您的负压吸引器需要倾倒一下,可以保持引流通畅,不用紧张,一会儿就完。"

2. 病人准备→	➢ 询问并协助病人如厕。 ➢ 协助病人取合适体位。
3. 环境准备→	➢ 清洁安静、温湿度适宜,光线充足或有足够的照明。
4. 护士准备→	➢ 修剪指甲、取下腕表、洗手、戴口罩。
5. 用物准备→	➢ 无菌手套、纱布、血管钳、量杯、弯盘。

操作步骤

1. 携用物至病人床旁→	➢ 推治疗车至床边,再次核对病人姓名、床号、年龄等。
2. 血管钳夹闭负压引流管(连接口 5～10 cm 处)→	➢ 戴手套,分离连接管置于纱布上,观察引流液的色、质、量。 ➢ 打开出口气塞倾倒引流液,纱布擦拭后关闭。 ➢ 脱手套,洗手,安尔碘消毒进口处。
3. 挤压成负压状态并连接引流管→	➢ 松开血管钳,妥善固定各种管道。 ➢ 观察有无漏气、引流管是否通畅。
4. 终末处理→	➢ 整理床铺,协助患者取舒适体位。 ➢ 分类处理用物。 ➢ 洗手观察记录。

评价

1. 操作中能严格遵守无菌操作原则。
2. 动作轻柔、准确,伤口清洁,病人无不适感觉。
3. 操作过程熟练,沟通自然,病人负压吸引器在位、通畅。
4. 终末处理方法正确,垃圾分类正确。

注意事项

1. 严格遵守无菌操作原则,防止发生感染。
2. 指导患者及家属管道的护理方法和注意事项,预防并发症。

课后反思

1. 负压吸引器造压的操作要点是什么?
2. 负压吸引器造压的注意事项有哪些?

08 胃肠减压护理

临床情境导入

　　患者,女性,85岁。因腹胀3天伴肛门停止排气2天,来急诊就诊。腹部立位平片检查:见有阶梯状排列的液平面,提示肠梗阻。故拟肠梗阻收住入院。入院查体:血压125/75 mmHg,脉搏82次/分,精神萎靡,意识清晰,两肺及心脏未查及明显的异常,腹部高度膨隆,未见有肠形,全腹无压痛,无肌紧张,未及肿块,叩诊呈高度鼓音,肠鸣音亢进10次/分,未及气过水声,肛检(一)。

　　辅助检查:血常规正常,心电图正常,其他的未检。肠梗阻诊断基本明确,故予以胃肠减压等相关的一系列保守治疗。

　　➢ 如何对其进行胃肠减压?

　　➢ 插入胃管的时候有哪些注意事项?

实验目标

1. 掌握胃肠减压的一般步骤。
2. 熟悉肠胃减压后的护理。

护士素质要求

1. 仪表举止:仪表大方,举止端庄,态度和蔼,轻盈矫健。
2. 服装服饰:服装、鞋帽整洁,发型、着装符合要求。

实验目的

1. 缓解胃肠道胀气,有利于暴露腹腔手术的视野。

2. 针对胃肠道手术患者,术前的胃肠道准备,有利于术后减轻吻合口张力,促进愈合。

3. 针对肠梗阻患者,减轻腹胀等症状,抽出梗阻近端的气体、液体,以减轻对肠壁的压力。

4. 针对胃穿孔患者,减少胃肠道内容物流入腹腔。

操作前准备

1. 环境准备→ | ➢ 清洁通风、无病人治疗和进餐。

2. 护士准备→ | ➢ 衣帽整洁,修剪指甲,洗手,戴口罩。核对医嘱。

3. 用物准备→

> 治疗盘中无菌治疗巾内：一次性 50 ml 注射器 2 具、无菌纱布 3～4 块、治疗碗内放石蜡油纱布 1 块、无菌镊一把。
> 无菌治疗巾外：胃肠减压器、内装清水的小水杯、一次性无菌手套、一次性胃管、一次性治疗巾、棉签、胶布、剪刀、别针、听诊器（必要时）、手电筒、弯盘、胃管标识、手消毒剂、医用垃圾桶、生活垃圾桶。

操作步骤

1. 评估与核对→

> 核对医嘱，准备用物。
> 评估患者的病情、意识状态及合作程度，了解患者既往有无插管经历。评估有无鼻部病史，观察鼻腔有无红肿、炎症、鼻中隔弯曲等，询问有无活动性义齿，了解有无食管静脉曲张。评估腹部体征及胃肠功能恢复情况。
> 向患者解释胃肠减压的操作目的及方法，以取得患者的配合。

2. 胃肠减压→

> 洗手，戴口罩，携用物至患者床旁，再次核对，备胶布。
> 协助患者采取合适体位，铺治疗巾于患者颌下，置弯盘于口角旁，检查鼻腔通气情况并清洁鼻腔。
> 打开无菌盘，打开胃管包装袋，置胃管于无菌盘内。
> 戴手套，检查胃管是否通畅。测量胃管长度，做好标记，插胃管。插管过程中密切观察患者病情变化。检查胃管是否在胃内。
> 确认胃管在胃内，撤出弯盘，用胶布妥善固定胃管。
> 检查负压吸引器。打开包装，排尽空气，连接胃管，观察引流通畅与引流液的颜色、性质及量，用别针将负压吸引器妥善固定。

3. 解释与整理→

> 整理床单位，协助患者取舒适卧位，询问患者需要。
> 告知患者相关注意事项。

4. 记录→

> 记录胃肠减压的时间、引流通畅情况以及引流液的颜色、量、性质。

评价

1. 动作熟练准确，操作规范。
2. 沟通合理准确，表达清晰。

注意事项

1. 妥善固定胃肠减压装置,防止变换体位时加重对咽部的刺激以及受压、脱出影响减压效果。
2. 观察引流液的颜色、性质及量,并记录 24 h 引流量。
3. 胃肠减压期间应加强患者的口腔护理。
4. 胃肠减压期间,注意观察水、电解质及胃肠功能恢复情况。
5. 长期胃肠减压者,每月更换胃管一次,从另一侧鼻腔插入。

课后反思

1. 胃肠减压后恢复饮食护理需要注意哪些?
2. 插管若移位了该如何处理?

 09 脑室引流护理

临床情境导入

某小儿,男,3 岁,诊断:颅内占位,脑积水。因头痛伴呕吐胃内容物 4～5 天来诊收入院。头颅 CT 显示:颅内占位。第二天下午突发抽搐,牙关紧闭,血氧下降。置口咽通气管,开放气道,呼吸囊辅助呼吸,气管插管接呼吸机辅助呼吸。脑外急会诊现场行侧脑室引流术。

➢ 如何对其进行脑室引流护理?
➢ 对其进行脑室引流护理有哪些注意事项?

实验目标

1. 掌握脑室引流护理的一般步骤。
2. 熟悉脑室引流护理的注意事项。

护士素质要求

1. 仪表举止:仪表大方,举止端庄,态度和蔼,轻盈矫健。
2. 服装服饰:服装、鞋帽整洁,发型、着装符合要求。

实验目的

1. 保持引流通畅。
2. 防止逆行感染。
3. 便于观察脑室引流液的性质、颜色、量及速度。

操作前准备

1. 环境准备→ | ➢ 清洁通风、无病人治疗和进餐。

2. 护士准备→ | ➢ 衣帽整洁,修剪指甲,洗手,戴口罩。

3. 用物准备→ | ➢ (1) 治疗盘、皮尺、电筒、碘附、棉签、弯盘、剪刀、胶布、一次性无菌脑室引流装置(或无菌引流袋)、无菌换药包(无菌纱布、无菌镊、血管钳、一次性无菌治疗巾、弯盘或碗)、手套、绷带。(2) 医嘱与医嘱执行单、管道标识、手消毒液、生活垃圾桶、医疗垃圾桶、利器盒、护理记录单。

操作步骤

1. 核对与评估→

➢ 核对医嘱,备齐用物。核对床号、姓名、住院号。
➢ 评估患者病情、意识、瞳孔、生命体征及头痛、呕吐情况。评估伤口渗出情况,脑室引流管内液面有无波动,引流液颜色、性状、量。
➢ 告诉患者家属脑室引流液的目的,取得配合。
➢ 测量脑室引流袋悬挂的高度。

2. 脑室引流护理→

➢ 洗手,戴口罩。携用物至床旁,再次核对。
➢ 查看管道标识,用皮尺测量引流袋悬挂高度,并做好标记。取合适体位。
➢ 取血管钳夹闭引流管连接口适当处。
➢ 剪开引流袋外包装,拧紧接口处塑料帽,将引流袋悬挂于已测量的高度。
➢ 取无菌纱布包裹无菌引流袋与脑室引流管的连接处并分离。
➢ 将引流袋连接管前端向上提起,使引流液全部流入引流袋内,将换下的引流袋放入医用垃圾桶。
➢ 消毒脑室引流管接口处周围,并取无菌纱布包裹。
➢ 取一次性无菌引流袋,去除连接塑料帽。将新引流袋与脑室引流管连接牢固。
➢ 妥善固定引流袋,松血管钳,观察。
➢ 撤治疗巾,脱手套。

3. 记录→ | ➢ 记录更换引流管时间、引流通畅情况及引流液的量、颜色、性状和速度。

评价

1. 动作熟练准确,操作规范。
2. 沟通合理准确,表达清晰。

注意事项

1. 脑室引流管拔管前遵医嘱先夹闭引流管 24～48 h,观察患者有无头痛、呕吐等颅内高压症状。
2. 引流早期(1～2 h)特别注意引流速度,切忌引流过快、过多。
3. 观察脑室引流管波动情况,注意检查管路是否堵塞。
4. 翻身时,避免引流管牵拉、滑脱、扭曲、受压;搬运患者时将引流管夹闭,妥善固定。
5. 严格遵守无菌操作原则,每日定时更换,防止逆流,注意保持整个装置无菌。
6. 注意观察并记录脑脊液的颜色、量及性状。

课后反思

1. 若在脑室引流护理的过程中发生逆流该如何处理?
2. 如何判断引流速度是否过快?

10 胸腔闭式引流护理

临床情境导入

患儿,男,4 岁,因"咳嗽 1 周,发热 2 天"以"左侧肺炎(重症),胸腔积液"收入院。患者胸部 CT 示:左侧胸腔积液,给予行胸部超声检查并积液定位。根据病情,需行左侧胸腔闭式引流术。

➢ 胸腔闭式引流的护理要点有哪些?
➢ 如何预防管道脱落?

实验目标

掌握胸腔闭式引流的护理要点并运用于实际。

护士素质要求

1. 仪表举止:仪表大方,举止端庄,态度和蔼,轻盈矫健。
2. 服装服饰:服装、鞋帽整洁,发型、着装符合要求。

实验目的

保持引流通畅,维持胸腔内压力,防止逆行感染。

操作前准备

1. 环境准备→	➤ 清洁通风、无病人治疗和进餐。
2. 护士准备→	➤ 衣帽整洁,修剪指甲,洗手,戴口罩。
3. 用物准备→	➤ 治疗盘、棉签、弯盘、剪刀、胶布、碘附、一次性胸腔闭式引流瓶、无菌换药碗内盛无菌纱布 2 块及无菌镊、无菌生理盐水 500 ml、止血钳 2 把、治疗巾、一次性手套、记录单、手消毒液、医用垃圾桶、生活垃圾桶。

操作步骤

1. 洗手、戴口罩,准备用物。

2. 查看引流瓶→	➤ 查看胸腔闭式引流瓶的有效期,检查有无破损、漏气。
3. 倒入生理盐水→	➤ 取出引流瓶,按取无菌溶液方法将 500 ml 的生理盐水倒入胸腔引流瓶内。
4. 两管连接,做好标记→	➤ 将无菌引流瓶连接管与水封瓶长管紧密连接,使长管没入液面 3~4 cm,用胶布做好标记。

5. 携用物至患者床旁,再次核对。

6. 检查管道→	➤ 协助患者取舒适卧位,查看管道标识,检查管道是否通畅。
7. 双重夹闭连接管→	➤ 将治疗巾垫于引流管下,取 2 把止血钳双重夹闭引流连接管适宜处。
8. 戴手套,取半卧位→	➤ 用无菌纱布包裹并分离胸腔引流管与引流连接管的连接处。
9. 引流药液→	➤ 将胸腔引流瓶连接管前端向上提起,使引流液全部流入引流瓶内。
10. 确认两管紧密连接→	➤ 确认胸腔引流管与水封瓶连接管紧密连接,将胸腔引流瓶置于安全处,松血管钳。

11. 挤压胸腔引流管→ ➤ 观察通畅及水柱波动情况。

12. 撤治疗巾,脱手套。

评价

1. 操作正确熟练,严格执行无菌技术操作。
2. 保持引流系统的密闭和无菌状态,引流通畅。

注意事项

1. 出血量多于 100 ml/h,呈鲜红色,有血凝块,同时伴有脉搏增快,提示有活动性出血的可能,及时通知医生。

2. 水封瓶打破或接头滑脱时,要立即夹闭或反折近胸端胸引管。

3. 引流管自胸壁伤口脱出,立即用手顺皮肤纹理方向捏紧引流管,注意伤口周围皮肤(注意不要直接接触伤口),并立即通知医生处理。

4. 患者下床活动时,引流瓶的位置应低于膝盖且保持平稳,保证长管没入液面下;外出检查前须将引流管夹闭,漏气明显的患者不可夹闭胸引管。

5. 拔管后注意观察患者有无胸闷、憋气、皮下气肿、伤口渗液及出血等症状,有异常应及时通知医生。

课后反思

1. 如何进行胸腔闭式引流异常情况的分析?
2. 双瓶式与三瓶式闭式引流护理时有何不同?

11 "T"管引流护理

临床情境导入

病人黄某,女,60 岁,胆道结石术后 30 余年,1 周前腹痛伴畏寒、寒战、高热。入院诊断为:急性梗阻化脓性胆管炎,左肝内胆管结石,胆总管结石。遵医嘱行肝胆总管切开探查取石、T 管引流术。

➤ 置 T 管的适应症以及注意事项有哪些?
➤ 如何预防术后感染?

实验目标

1. 了解 T 管的类型和应用范围。
2. 熟悉 T 管引流的主要目标。
3. 掌握 T 管引流的护理要点。

护士素质要求

1. 仪表举止:仪表大方,举止端庄,态度和蔼,轻盈矫健。
2. 服装服饰:服装、鞋帽整洁,发型、着装符合要求。

实验目的

1. 防止患者发生胆道逆行感染。
2. 通过日常护理保证引流的有效性。
3. 观察胆汁的颜色、性质及量。

操作前准备

1. 环境准备→	➤ 清洁通风、无病人治疗和进餐。
2. 护士准备→	➤ 衣帽整洁,修剪指甲,洗手,戴口罩。
3. 用物准备→	➤ 治疗盘、无菌换药碗内盛无菌纱布 2 块、镊子、止血钳、治疗巾、纸胶布、碘附、引流袋、棉签、剪刀、弯盘、无菌手套、手消毒液、标签、生活垃圾桶、医用垃圾桶。

操作步骤

1. 洗手,戴口罩→	➤ 携用物至患者床旁,再次核对,注意保护患者隐私。
2. 取合适题体位→	➤ 挤压 T 管,观察通畅情况,暴露 T 管及右腹部。
3. 夹闭引流管→	➤ 放治疗巾于引流管下方,用止血钳夹闭引流管近端。
4. 取一次性引流袋→	➤ 用别针固定于床边。
5. 再次核对,戴手套→	➤ 取无菌纱布包裹 T 管与引流袋连接管的连接处,分离引流袋。
6. 换下引流袋→	➤ 将引流袋连接管前端向上提起,使引流液全部流入引流袋内,将换下的引流袋放入垃圾桶内。
7. 无菌纱块包裹连接口→	➤ 消毒 T 管连接口及周围,用无菌纱块包裹。
8. 去除塑料帽→	➤ 去除引流袋连接端塑料帽,将引流袋与 T 管连接牢固,松开止血钳。
9. 观察有无引流液流出→	➤ 引流袋应低于 T 管引流口平面。

10. 撤治疗巾,取下手套。

评价

1. 操作熟练,符合无菌原则,无污染。
2. T 型管引流通畅、有效,患者满意,有安全感。
3. 护患沟通有效,患者学会引流管自我护理知识。

注意事项

1. 严格无菌技术,保持胆道引流管通畅。
2. 观察生命体征及腹部特征变化,及早发现胆漏、胆汁性腹膜炎等并发症。
3. 妥善固定引流管,防止牵拉、受压、打折、扭曲、脱出。
4. 注意观察引流液的颜色、量、性状,并做好记录。
5. 保护患者引流口周围皮肤,局部涂氧化锌软膏,防止胆汁浸渍引起局部皮肤破溃和感染。

课后反思

1. 术后拔管指征有哪些?
2. 如何进行术后并发症的预防和护理?

12 膀胱冲洗

临床情境导入

患者王大爷,81 岁,血液病患者,近日伴发膀胱出血,医嘱给予生理盐水持续膀胱冲洗。

➤ 如何进行冲洗溶液的选择?
➤ 导尿管堵塞后怎样处理?

实验目标

1. 掌握膀胱冲洗概念、目的、物品要求。
2. 熟悉常用膀胱冲洗的溶液。
3. 掌握膀胱冲洗术的评估要点、操作要点和注意事项。

护士素质要求

1. 仪表举止:仪表大方,举止端庄,态度和蔼,轻盈矫健。
2. 服装服饰:服装、鞋帽整洁,发型、着装符合要求。

实验目的

1. 使尿液引流通畅。
2. 治疗某些膀胱疾病。
3. 清除膀胱内的血凝块、黏液、细菌等异物,预防膀胱感染。

操作前准备

1. 环境准备→	➢ 清洁通风、无病人治疗和进餐。
2. 护士准备→	➢ 衣帽整洁,修剪指甲,洗手,戴口罩。
3. 用物准备→	➢ ①治疗盘内备:治疗碗(内盛消毒棉球数个,镊子一把)、纱布 2 块、冲洗溶液、一次性输液器、血管钳 1 把、一次性治疗巾 1 块、无菌治疗巾 1 块、一次性手套、弯盘;②快速手消毒剂、医用垃圾桶、生活垃圾桶;③酌情备输液架一个、治疗车下层放置便器及便器巾、屏风等。

操作步骤

1. 洗手,戴口罩。	
2. 铺治疗巾→	➢ 携用物至患者床旁,再次核对。垫一次性治疗巾于病人臀下,垫无菌治疗巾于引流袋与尿管接头处。
3. 核对冲洗液→	➢ 核对冲洗液并倒挂于输液架上,排气。
4. 戴手套,夹闭导尿管→	➢ 将导尿管气囊腔反折,并用止血钳夹闭导尿管及气囊腔末端处,以导尿管和气囊腔交叉点以下 1.5 cm 处为穿刺点,消毒范围约 5 cm。
5. 排气→	➢ 核对后进行穿刺,并用无菌纱布包裹穿刺处。
6. 松开血管钳→	➢ 打开输液器开关,调节输液速度。
7. 悬挂冲洗牌及治疗卡→	➢ 悬挂膀胱冲洗牌及治疗卡。待患者有尿意或滴入 200～300 ml 液体后,关闭活塞,保留冲洗液约 30 min 后,开放引流管放出引流液。
8. 评估冲洗液→	➢ 在持续冲洗过程中,观察患者的反应及冲洗液的量和颜色,评估冲洗液入量和出量,询问患者膀胱有无憋胀感。

9. 固定引流袋→

> 冲洗完毕,再次核对,取下冲洗管,妥善固定引流袋,位置低于膀胱,以利引流尿液。

10. 清洁外阴,脱手套。

评价

1. 患者无腹痛、无腹胀。
2. 尿路感染得到缓解,尿液排尽。

注意事项

1. 严格执行无菌技术,防止医源性感染。

2. 冲洗时若患者感觉不适,应减缓冲洗速度及量,必要时停止冲洗,密切观察,若患者感到剧痛或引流液中有鲜血时,应停止冲洗,通知医生处理。

3. 冲洗时,冲洗液瓶内液面距床面约 60 cm 以便产生一定的压力,利于液体流入,冲洗速度根据流出液的颜色调节。一般为 80～100 滴/分,如果滴入药液,需在膀胱内保留 15～30 min 后再引流出体外,或根据需要延长保留时间。

4. 寒冷气候,冲洗液应加温至 35℃ 左右,以防冷水刺激膀胱,引起膀胱痉挛。

5. 冲洗过程中注意观察引流管是否通畅。

课后反思

1. 如何预防膀胱冲洗堵管?
2. 并发症的预防和护理措施有哪些?

实验四十一 专科护理操作

 01 听诊胎心音

临床情境导入

　　孕妇陈某,孕 1 产 0 孕 40 周、胎方位枕左前。临产后 6 h。宫缩中等强度。间歇 4～5 min。持续 45 s,宫口开大 2 cm,胎膜未破,以往胎心音正常,现在听诊胎心音 110 次/分。不规律。

> 该孕妇可能存在的问题是什么?
> 助产士该如何处理?

实验目标

1. 能严格按规定完成听诊胎心音技术。
2. 了解胎心音是否正常，了解胎儿在子宫内的情况。

护士素质要求

1. 仪表举止：仪表大方，举止端庄，态度和蔼，轻盈矫健。
2. 服装服饰：服装、鞋帽整洁，发型、着装符合要求。

实验目的

1. 连续观察和记录胎心率的动态变化。
2. 监测胎儿在子宫内的情况。

操作前准备

1. 环境准备→ ➢ 清洁通风、无病人治疗和进餐。

2. 护士准备→ ➢ 衣帽整洁，修剪指甲，洗手，戴口罩。

3. 用物准备→ ➢ 治疗车、治疗盘、听诊器、屏风、PDA。

操作步骤

1. 操作者准备→ ➢ 洗手、戴口罩。

2. 核对信息→ ➢ 推车至床旁，关门窗，调节室温，屏风遮挡患者，三查七对。

3. 协助仰卧→ ➢ 协助孕妇仰卧于床上，暴露腹部。用盖被盖好上身部位。

4. 触清胎方位。

5. 将听诊器置于适当位置→ ➢ 枕先露位于孕妇脐下方（左或右）；臀先露位于近脐部上方（左或右）；横位时位于脐周围。

6. 注意观察→ ➢ 听到胎心搏动声，同时看表，计数 1 min，记录数据，正常胎心 120～160 次/分。选择宫缩后间歇期听诊。操作过程中注意观察孕妇有无异常情况，及时处理。将胎心情况告知孕妇。

7. 协助孕妇整理衣裤，盖好盖被。

评价

1. 动作熟练、准确,听诊操作规范。
2. 操作中保持和病人交流,随时询问病人感受,注意观察病人的病情变化。

注意事项

1. 与子宫杂音、腹主动脉及脐带杂音相鉴别。
2. 胎心>160 次/分或<120 次/分立即吸氧并通知医生。
3. 临产产妇在宫缩期间歇期听胎心音。
4. 保持环境安静,注意保暖及遮挡。

课后反思

1. 怎么处理无法发现胎儿缺氧早期的及较小的变化?
2. 如何避免听数错误和遗漏情况?

02 早产儿暖箱护理

临床情境导入

病人王某,41 岁,由于是高龄产妇在怀孕期间精神压力过大,受到外界刺激导致早产。早产宝宝胎龄 34 周零 2 天,顺产,经阴道娩出,出生时体重 2.45 kg,全身青紫,呻吟,口吐泡沫,反应差,皮肤褶皱处覆盖胎脂,四肢末端凉,呼吸快且不规则,进行早产儿暖箱护理。

➤ 什么情况下早产儿需要进行暖箱护理?

实验目标

1. 能够正确进行操作,正确调节暖箱的温度湿度等。
2. 能正确在暖箱内进行各项治疗和护理,避免过多搬动刺激患儿。

护士素质要求

1. 仪表举止:仪表大方,举止端庄,态度和蔼,轻盈矫健。
2. 服装服饰:服装、鞋帽整洁,发型、着装符合要求。

实验目的

1. 为患儿提供适宜的温度和湿度环境,保持体温的恒定。
2. 提高患儿的成活率。

操作前准备

1. 环境准备→
> 清洁通风、无病人治疗和进餐。

2. 护士准备→
> 衣帽整洁,修剪指甲,洗手,戴口罩。

3. 用物准备→
> 暖箱、婴儿床单、体温表、润滑剂、湿纸巾、纸尿裤、手足保护套。

操作步骤

1. 调节室温。
2. 洗手,戴口罩。

3. 加蒸馏水→
> 准备暖箱,在水槽中加入蒸馏水至标记处。

4. 检查暖箱→
> 接通电源,检查暖箱各项指标运行状态是否完好。

5. 调节暖箱→
> 铺好床单,根据医嘱及早产儿出生时体重与出生日数设置温湿度,暖箱湿度为 55%~65%,暖箱温度在 32~36℃。预热暖箱。

6. 再次核对信息→
> 再次核对患儿信息。将患儿穿单衣系尿布,必要时戴好手足保护套,放入调节好温度的暖箱中,关好暖箱门。

7. 密切观察→
> 密切观察患儿面色、呼吸、心率、体温变化,随体温变化调整暖箱温度,并指导患儿家属做好记录。

8. 记录→
> 每 4 h 记录 1 次暖箱温度,交接班时需交接暖箱温度及使用情况。

9. 治疗护理→
> 各项治疗护理应尽量在箱内集中进行,避免过多搬动刺激患儿。

10. 更换蒸馏水→
> 水槽内蒸馏水每天更换 1 次,每天用清水擦拭暖箱内外。

评价

1. 正确观察暖箱各仪表显示情况。
2. 使用暖箱过程中严格执行操作规程,保证安全。

注意事项

1. 暖箱应避免阳光直射,冬季避开热源及冷空气对流处。
2. 使用暖箱时,室温不宜过低,避免大量散热。
3. 每日清洁暖箱,更换蒸馏水。
4. 治疗护理应集中进行,如需抱出患儿时,注意保暖。
5. 每周更换暖箱并进行彻底消毒,定期进行细菌学监测。
6. 经常检查暖箱,出现异常及时处理。

课后反思

1. 是否在接触患儿前洗手以防止交叉感染?
2. 暖箱温度的调节是否是骤然提高?

03 新生儿脐部护理

临床情境导入

患儿,男,出生 4 天,因"脐周红肿伴脓血性分泌物 4 天",以"新生儿脐炎"收入院。患儿系第三胎第三产,经阴道娩出,羊水清亮,无胎膜早破,脐带囊肿、胎盘正常,生后无复苏史。4 天前即出生后因脐带囊肿出现脐周红肿伴血性分泌物,给予 75% 酒精消毒、脐带粉涂抹后,效果差,为进一步治疗,遂来我院门诊就诊,查体后以"新生儿脐炎"收入院。

➤ 新生儿脐部什么情况下属于异常?

实验目标

1. 掌握新生儿脐部护理的目的、适应症及方法。
2. 能够熟练地给新生儿做脐部护理。

护士素质要求

1. 仪表举止:仪表大方,举止端庄,态度和蔼,轻盈矫健。
2. 服装服饰:服装、鞋帽整洁,发型、着装符合要求。

实验目的

保持脐部清洁,预防新生儿脐炎的发生。

操作前准备

1. 环境准备→   ➤ 清洁通风、无病人治疗和进餐。

2. 护士准备→   ➤ 衣帽整洁,修剪指甲,洗手,戴口罩。

3. 用物准备→   ➤ 治疗盘、75%乙醇、3%双氧水、棉签、一次性无菌手套、弯盘、清洁衣裤。

操作步骤

1. 洗手、戴口罩。

2. 暴露脐部→   ➤ 调节室温(或核实辐射台温度),为患儿沐浴,暴露新生儿脐部。

3. 清洗脐部→   ➤ 左手拇指和食指绷紧脐部周围皮肤,右手持棉签先用3%过氧化氢溶液(双氧水)环形清洗脐带根部数次,用干棉签擦拭,75%乙醇消毒,脐部不包裹,保持干燥。

4. 告知医生→   ➤ 发现异常及时告知医生给予处理。

5. 酌情更换尿裤。

6. 再次核对新生儿信息。

评价

1. 正确进行脐部护理,不进行包裹,保持干燥使其易于脱落。
2. 操作轻柔、熟练,能够耐心与患儿家属解释沟通。

注意事项

1. 观察脐部及周围皮肤状况,如有异常及时报告,结扎线如有脱落应重新结扎。
2. 保持脐部的清洁、干燥,每日彻底清洁消毒脐部1~2次,直至脱落。
3. 沐浴时注意保护好脐部,沐浴后要及时擦干脐部。

课后反思

1. 如何确保脐部消毒到位?
2. 什么情况下会造成脐部感染?

04 光疗技术

临床情境导入

新手妈妈王一的宝宝刚出生3天,她从新生儿科医生处得知宝宝得了黄疸,需要进行蓝光照射治疗。

➢ 请问光照疗法的方法、目的和注意事项是什么?

实验目标

掌握光照疗法的正确方法和注意事项。

护士素质要求

1. 仪表举止:仪表大方,举止端庄,态度和蔼,轻盈矫健。
2. 服装服饰:服装、鞋帽整洁,发型、着装符合要求。

实验目的

1. 通过蓝光照射,使血清中未结合胆红素氧化分解为水溶性异构体而从胆汁及尿液中排出,主要用于高胆红素血症的辅助治疗。
2. 避免新生儿胆红素过高而引起胆红素脑病(核黄疸)。

操作前准备

1. 环境准备→ | ➢ 清洁通风、无病人治疗和进餐。

2. 护士准备→ | ➢ 衣帽整洁,修剪指甲,洗手,戴口罩。

3. 用物准备→ | ➢ 光疗箱、遮光布帘、护眼罩、胶布、尿裤、绷带、剪刀、体温表、润滑油、湿纸巾、清洁抹布。

操作步骤

1. 备齐用物。
2. 携用物至床旁。

3. 蓝光箱准备→ | ➢ 抹去蓝光箱灯管浮灰,水槽中加蒸馏水至刻度线。

4. 接通电源→ | ➢ 接通电源线,检查蓝光箱性能是否完好,调节光疗箱湿度在 $55\% \sim 65\%$,调节温度,冬季温度保持在 $30\,℃$,夏季保持在 $28\,℃$。

5. 洗手,戴口罩。

6. 测量体温、体重并记录。

7. 将患儿放入蓝光箱→ | ➤ 修剪指甲,裸露患儿,清洁皮肤,戴护眼罩,遮盖会阴,将患儿放入蓝光箱。

8. 打开蓝光灯→ | ➤ 再次核对无误后在光疗箱外挂上遮光布帘,开启蓝光灯。

9. 进行光疗→ | ➤ 患儿入温箱后,单面疗法每 2 h 翻身一次,仰卧、侧卧、俯卧交替(俯卧时应注意口鼻受压引起窒息),2~4 h 测体温一次。

10. 整理、解释→ |
➤ 整理婴儿床铺。
➤ 再次核对患儿信息。
➤ 向家长做好解释指导。
➤ 洗手、取口罩。

11. 记录→ |
➤ 光疗起止时间。
➤ 患者出箱时间。
➤ 生命体征。

评价

动作熟练、准确,操作规范无误。

操作过程严格执行查对原则。

注意事项

1. 光疗过程中随时观察眼罩和会阴遮盖物有无脱落,注意皮肤有无破损。

2. 保证水分及营养供给。

3. 最好在空调病室中进行,冬天注意保暖,夏天防止过热。

4. 灯管应保持清洁并定时更换。

课后反思

1. 光疗技术的原理是什么?目的是什么?

2. 光疗技术的注意事项有哪些?

05 血糖监测

临床情境导入

➢ 病人,男,45岁,有糖尿病病史,昨日因昏迷入院,呼气有酸臭味,遵医嘱测血糖,测量值为17.6 mmol/L,有酮症酸中毒表现。

➢ 提问:糖尿病最常见的临床表现是什么?

实验目标

能熟练进行血糖值的测量,方法正确,操作规范。

护士素质要求

1. 仪表举止:仪表大方,举止端庄,态度和蔼,轻盈矫健。
2. 服装服饰:服装、鞋帽整洁,发型、着装符合要求。

实验目的

监测血糖水平,为临床治疗提供依据。

操作前准备

1. 环境准备→ | ➢ 清洁通风、无病人治疗和进餐。

2. 护士准备→ | ➢ 衣帽整洁,修剪指甲,洗手,戴口罩。

3. 用物准备→ | ➢ 治疗盘、血糖仪、采血针、血糖试纸、75%乙醇、棉签、弯盘、治疗巾、手套、手消毒剂、医用垃圾桶、生活垃圾桶、锐器盒。

操作步骤

1. 洗手,戴口罩。
2. 携用物至床旁,再次核对。
3. 协助患者取舒适体位,铺一次性治疗巾于预监测手下。

4. 消毒→ | ➢ 先用75%酒精棉签消毒预检测手指,将血糖试纸插入血糖仪中,手指向上直立待干。

5. 戴手套,再次核对。

6. 扎针→ | ➢ 在消毒手指扎针。将血糖试纸吸附垫与血液充分接触,使试纸测试区完全变成红色,等待结果。

7. 读取结果→

> 按压穿刺点,读取并告知患者监测结果,记录。

8. 撤去试纸,撤去治疗巾,取手套。

9. 整理、解释→

> 整理床单位,协助患者取舒适卧位。
> 实施健康宣教。
> 询问患者需要。
> 分类处理用物,洗手,取口罩。

10. 记录。

评价

操作过程熟练、规范,沟通自然。

注意事项

1. 血糖仪应定期进行标准液校正,避免试纸发生污染、受潮。

2. 测血糖前,确认血糖仪编码与试纸编码一致。

3. 确认患者手指酒精干透后实施采血,采血量充足,应使试纸区完全变成红色,异常结果应重复检测一次,并报告医师。

4. 对需要长期监测血糖的患者,采血部位应轮换。

课后反思

空腹血糖正常范围是多少?

06 造口护理

临床情境导入

> 患者王一,女,45 岁,因"反复 10 年,胃肠造瘘术后 2 年余"入院;患者 10 年前出现无明显诱因的腹泻,每日 2~6 次不等,粪便性状为黄色稀便。后患者出现无明显诱因的反复左下腹痛,腹痛不剧,呈间歇性,至当地医院检查后初步诊断为克罗恩病,与患者沟通后行腹腔镜检查+回肠造口术。

> 请问进行回肠造口术的过程中有哪些注意事项?

实验目标

能够规范进行造口护理操作。

护士素质要求

1. 仪表举止：仪表大方，举止端庄，态度和蔼，轻盈矫健。
2. 服装服饰：服装、鞋帽整洁，发型、着装符合要求。

实验目的

1. 评估造口情况，及时发现及处理造口早期并发症。
2. 保持造口及周围皮肤清洁，避免造口周围皮炎的发生。
3. 指导患者及家属学习造口护理知识，帮助患者达到自我照顾造口的目的。
4. 评估患者对造口的心理接受程度，帮组患者及家属克服对造口的心理障碍。

操作前准备

1. 环境准备→ ➤ 清洁通风、无病人治疗和进餐。

2. 护士准备→ ➤ 衣帽整洁，修剪指甲，洗手，戴口罩。

3. 用物准备→
➤ 治疗盘内：温水、柔软纸巾、剪刀、造口量度表及笔、造口袋、一次性手套、一次性治疗巾，根据情况备皮肤保护膜、防漏膏、造口护理粉，必要时备屏风。
➤ 治疗盘外：手消毒液、医嘱单、生活垃圾桶、黄色垃圾桶、PDA。

操作步骤

1. 洗手，戴口罩。
2. 备齐用物携至患者床旁，再次核对。

3. 调整卧位，戴手套→
➤ 协助患者取舒适卧位，必要时使用屏风，铺一次性治疗巾。
➤ 戴手套，由上而下撕离原造口袋，观察内容物，并放入黄色垃圾桶中。

4. 清洁造口及皮肤→
➤ 用温水清洁造口及周围皮肤，擦干。必要时涂干燥粉、贴保护膜，观察造口周围皮肤及造口情况，脱手套。

5. 进行测量→
➤ 用造口量度表量度造口的大小及形状。在造口袋的底板上绘线，做记号。

6. 修剪底盘→
➤ 沿记号修剪造口袋底盘，使边缘光滑。撕去底盘粘贴纸，按照造口位置由下而上将造口袋贴上，用手按压底盘 1～3 min，夹闭造口袋下端开口。

7. 撤去治疗巾,再次核对。

8. 整理、解释→

> 协助患者取舒适卧位,整理床单位,询问患者需要,做好健康指导。
> 清理用物。
> 洗手,脱口罩。

9. 记录造口及皮肤情况。

评价

1. 动作轻柔、准确,清洁方法正确,病人无不适感觉。
2. 操作过程熟练,沟通自然。

注意事项

1. 使用造口辅助用品前阅读产品说明书或咨询造口治疗师。
2. 移除造口袋时应注意保护皮肤;粘贴造口袋前保证造口周围皮肤清洁干燥。
3. 保持造口袋底盘与造口之间空隙在合适的范围。
4. 避免做增加腹压的运动,以免形成造口旁疝。
5. 定期扩张造口,防止狭窄。

课后反思

1. 造口护理技术的操作要点是什么?
2. 造口护理技术的注意事项有哪些?

实验四十二　尸体料理

临床情境导入

患者,男,78岁。因脑出血后遗症于2017年8月22日经抢救无效死亡。
> 尸体料理的注意事项和方法是什么?

实验目标

1. 了解尸体料理的目的:使尸体清洁,维持良好的尸体外观,易于辨认。安慰家属,减轻哀痛。
2. 严格遵守查对制度,掌握尸体料理的操作方法、注意事项。
3. 态度认真,解释用语规范合理,符合操作规程,表现对死者的尊重和安慰家属。

护士素质要求

1. 服装、鞋帽整洁,发型、着装符合要求。
2. 操作前洗手、戴口罩、戴手套。

实验目的

1. 使尸体清洁,维护良好的尸体外观,易于辨认。
2. 安慰家属,减少哀痛。

操作前准备

1. 评估并解释→	➢ 接到医生开出的死亡通知后,进行再次核实。评估病人的诊断、治疗、抢救过程、死亡原因及时间,尸体清洁程度、有无伤口、引流管等,死者家属对死亡的态度。 ➢ 通知死者家属并向丧亲者解释尸体料理的目的、方法、注意事项及配合要点。
2. 环境准备→	➢ 安静、肃静,必要时屏风遮挡。
3. 护士准备→	➢ 服装、鞋帽整洁,发型、着装符合要求。操作前洗手、戴口罩、戴手套。
4. 用物准备→	➢ 治疗车上层:尸单、血管钳、剪刀、尸体识别卡3张、松节油、绷带、不脱脂棉球、衣裤、鞋、袜、梳子等。有伤口者备换药敷料。备擦洗用具、手消毒液,必要时备隔离衣和手套。 ➢ 治疗车下层:垃圾桶,必要时备屏风。

操作步骤

1. 携用物至床旁,屏风遮挡→	➢ 核对基本信息,填写尸体识别卡3张。 ➢ 维护死者隐私,减少对同室其他病人情绪的影响。
2. 劝慰家属→	➢ 请家属暂离病房或共同进行尸体料理。 ➢ 若家属不在,应尽快通知家属来院。 　用语范例:"现在,请您和亲属配合、暂时离开一下,由我为您的亲人梳洗换衣,使其保持安详的面容和良好的姿势,以面对告别的亲朋好友。""您和其他亲属有何特别的要求,请告诉我。只要可行,我一定设法满足您们的愿望,以告慰逝者。"

3. 撤去一切治疗用物→	➢ 如输液管、氧气管、导尿管等,便于尸体料理。
4. 体位→	➢ 将床支架放平,使尸体仰卧,头下置一枕头,留一层大单遮盖尸体。 ➢ 防止面部淤血变色。
5. 清洁面部,整理仪容→	➢ 洗脸,有义齿者代为装上,闭合口、眼。若眼睑不能闭合,可用毛巾湿敷或于上眼睑下垫少许棉花,使上眼睑下垂闭合。嘴不能闭紧者轻揉下颌或用四头带托起下颌。 ➢ 可避免面部变形,使面部稍显丰满;口、眼闭合以维持尸体外观,符合习俗。
6. 填塞孔道→	➢ 用血管钳将棉花垫塞于口、鼻、耳、肛门、阴道等孔道。 ➢ 注意棉花勿外露,防止液体外溢,保护尸体清洁,无渗液,维持良好尸体外观。
7. 清洁全身→	➢ 脱去衣裤,擦净全身,更衣梳发。用松节油或酒精擦净胶布痕迹,有伤口者更换敷料,有引流管者应拔出后缝合伤口或用蝶形胶布封闭并包扎。
8. 包裹尸体→	➢ 为死者穿上尸衣裤,将1张尸体识别卡系在尸体右手腕部,把尸体放进尸袋里并将拉锁拉好。也可用尸单包裹尸体,将第2张尸体识别卡缚在尸体胸前尸袋(尸单)上。便于识别及避免认错尸体。 ➢ 也可用尸单包裹尸体,尸单上、下两角遮盖头部和脚,再用左右两角将尸体包严,须用绷带在胸部、腰部、踝部固定牢固。
9. 运送尸体→	➢ 移尸体于平车上,盖上大单,送往太平间,置于停尸屉内或殡仪馆的车上尸箱内,将第3张尸体识别卡放尸屉外面。 ➢ 冷藏,防止尸体腐败。
10. 操作后处理→	➢ 处理床单位。整理病历,完成各项记录,按出院手续办理结账,整理病人遗物交家属。 ➢ 非传染病病人按一般出院病人方法处理,传染病病人按传染病病人终末消毒方法处理。 ➢ 体温单上记录死亡时间,注销各种执行单。 　　**用语范例:**"您好,这是所有的遗物,请您收好,您看还有什么需要帮助的? ……谢谢你们的理解和配合。请节哀,保重。"

评价

1. 尸体整洁,姿势良好。
2. 表情安详,易于辨认。

注意事项

1. 识别卡要认真填写,避免认错尸体。
2. 病人经抢救无效,有医生证明已确认死亡,方可进行尸体料理。
3. 应在死亡后尽快进行,以防尸僵;应维护尸体的隐私权,不可暴露遗体,并安置自然体位,用屏风遮挡,以保护死者的隐私及避免影响其他病人的情绪。
4. 尸体料理时,态度要严肃认真,尊重死者,满足家属的合理要求。
5. 如为传染病病人,按传染病终末消毒方法处理。
6. 要在体温单上记录死亡时间,注销各种执行单,如治疗、药物、饮食卡等。
7. 若家属不在,应由两人清点遗物,列出清单,交护士长保管。

课后反思

1. 我们该如何进行尸体料理?
2. 尸体料理过程中,我们该注意些什么?

附:基础护理综合技能实验

综合实验一　传染性疾病病人的无菌操作及隔离技术综合训练

案例情境导入:

病人武某,女性,38岁,诊断"艾滋病"一个月,3天前割腕自杀后急诊入院,病人情绪低落,不思饮食,护士根据病人的心理问题,进行有针对性的心理护理,现在情绪有所好转。现遵医嘱对伤口进行换药一次。

➢ 请你根据案例书写护理诊断。
➢ 请你根据案例判断需要实施的护理操作。
➢ 请以团队合作的方式进行操作准备及具体操作的实施。

综合实验二　新入院(高热)病人的综合操作训练

案例情境导入:

李某,男性,50岁,3天前淋雨后出现发热伴大量出汗。使用退热药效果不佳,门诊以"发热待查"收治入院。入院后,护士将病人安置好后,进行生命体征测量,体温39.9℃,脉搏100次/分,呼吸25次/分,面色潮红,双侧扁桃体Ⅱ度肿大,表面有脓点,两肺未闻及干、湿啰音,意识清晰,食欲不佳,四肢无力。

➢ 请你根据案例书写护理诊断。
➢ 请你根据案例判断需要实施的护理操作。
➢ 请以团队合作的方式进行操作准备及具体操作的实施。

综合实验三　外科术前术后综合操作训练

案例情境导入：

李女士，45 岁，因突发右上腹痛 2 小时急诊入院。既往有胃溃疡病史，近期胃痛频繁发作，中午聚餐后突发右上腹剧烈疼痛，并迅速蔓延至全腹，呕吐 2 次，为胃内容物。

查体：体温 38.5 ℃，脉搏 110 次/分，呼吸 28 次/分，血压 80/50 mmHg，急性面容，仰卧屈膝被动体位，心肺正常，腹部平坦，腹式呼吸消失，腹肌紧张，有明显压痛及反跳痛，移动性浊音（＋），肝浊音界缩小。门诊以"急性腹膜炎"急诊入院，经腹部 X 线检查膈下可见游离气体。医嘱：术前立即行清洁灌肠，留置导尿管。

> 请你根据案例书写护理诊断。
> 请你根据案例判断需要实施的护理操作。
> 请以团队合作的方式进行操作准备及具体操作的实施。
> 适合搬运该病人进行 X 线检查的方法有哪些？注意事项有哪些？

综合实验四　危重病人综合操作训练

案例情境导入：

林某，男性，75 岁，慢性咳喘 20 余年，3 天来咳嗽、咳黄痰、喘息加重入院，病人嗜睡、呼吸困难、口唇发绀，球结膜水肿，并有痰鸣音且无力咳出。查体：体温 37 ℃，脉搏 114 次/分，呼吸 25 次/分，血压 110/76 mmHg，桶状胸，两肺叩诊过清音，可闻及散在的干湿啰音。血气分析：PaO_2 6.7 kPa（50 mmHg），$PaCO_2$ 8 kPa（60 mmHg）。诊断：慢支、肺气肿、肺心病伴肺性脑病。医嘱给予低流量吸氧及吸痰。

> 请你根据案例书写护理诊断。
> 请你根据案例判断需要实施的护理操作。
> 请以团队合作的方式进行操作准备及具体操作的实施。

综合实验五　注射用药、静脉输液综合操作训练

案例情境导入：

病人林某，女，45 岁，3 天前，由于感冒，出现咳嗽、少量白色黏痰，并有喘息，有支气管哮喘病史 3 年，今晨咳嗽、咳痰加重，发热，体温 38.2 ℃，并出现呼吸困难，不能平卧。门诊以"喘息性支气管炎"收治入院，既往有糖尿病史 5 年，胰岛素治疗。医嘱：头孢曲松钠药物敏感试验阴性后，头孢曲松钠 3.0 g 加 5％葡萄糖 200 ml 静脉滴注；喘定 0.25 g 加 5％葡萄糖 200 ml 静脉滴注；普通胰岛素 8 u，一日 3 次，餐前 15～20 分钟皮下注射。

> 请你根据案例书写护理诊断。
> 请你根据案例判断需要实施的护理操作。
> 请以团队合作的方式进行操作准备及具体操作的实施。

第三章
基础护理实验操作规范评分标准

01 铺备用床操作规范评分标准

班级_____ 学生学号_____ 学生姓名_____

项目	操作内容及要求	分值	期末考核		实习中期		毕业考核	
			扣分	得分	扣分	得分	扣分	得分
准备 10分	护士:着装整洁,发型符合要求,态度和蔼、面带微笑。洗手、戴口罩。	4						
	用物准备:护理车、床、床垫、床褥、大单、被套、棉胎或毛毯、枕芯、枕套、手消毒液。	6						
评估 6分	1. 检查床单位设施齐全,病床损坏、床刹刹紧。	2						
	2. 检查床上用品符合病床要求,适应季节的需要。	2						
	3. 观察床单位周围环境,无病人进餐或治疗等。	2						
操作步骤 65分	1. 推护理车携用物到床旁,有脚轮的床,先固定;移开床旁桌距床20 cm,移开床旁椅距床尾正中15 cm;按取用顺序放置用物并放于床尾椅上或护理车上。	5						
	2. 翻转床垫,将床褥铺于床垫上。	5						
	3. 铺大单 (1) 将大单放于床的正中,大单中线与床中线对齐,分别向床头、床尾展开,向近侧远侧展开。	5						
	(2) 铺近侧床头、床尾大单。	5						
	(3) 斜角法或直角法包折床角。	5						
	(4) 中部拉紧塞于床垫下。	5						
	(5) 将护理车推至对侧(左侧),同法铺对侧大单。	5						

项目	操作内容及要求		分值	考核环节					
				期末考核		实习中期		毕业考核	
				扣分	得分	扣分	得分	扣分	得分
操作步骤 65分	4. 套被套	(1) 将被套放于床头,正面向外,开口端朝床尾。	3						
		(2) 被套上下中线及左右中线与床中线对齐,展开平铺于床上。	2						
		(3) 打开被套开口端的上层向上翻约1/3。	3						
		(4) 将"S型"折好棉胎置于被套开口处,底边与被套开口边对齐。	2						
		(5) 棉胎上缘中点拉至被套封口处,并将棉胎向两边展开,与被套平齐,并充实棉胎角于被套顶角处。	5						
		(6) 盖被的上缘距床头 15 cm,到床尾,逐层拉平盖被,系带。	5						
		(7) 将盖被的左右侧向内折与床沿平齐,铺成被筒。	2						
		(8) 将尾端塞于床垫下或向内折叠于床尾。	3						
	5. 套枕套:在床尾处套枕套,四角充实,拍松枕头,开口背门平放于床头。		2						
	6. 移回床旁桌、椅,消毒手,处理用物,洗手,摘口罩。		3						
处理 4分	处置区域合适,垃圾分类正确。		4						
提问 5分	注意事项。		5						
综合评价 10分	1. 操作过程熟练,一次到位,动作轻稳,节力,省时,无多余往返,无零碎动作。		4						
	2. 床铺平展紧扎、舒适美观,整体效果好。		4						
	3. 在规定时间内完成。		2						
总分			100						

考核教师签名＿＿＿＿＿＿＿ ＿＿＿＿＿＿ ＿＿＿＿＿

考 核 日 期＿＿＿＿＿＿＿ ＿＿＿＿＿＿ ＿＿＿＿＿

02 铺麻醉床操作规范评分标准

班级_____　　　学生学号_____　　　学生姓名_____

项目	操作内容及要求	分值	考核环节					
			期末考核		实习中期		毕业考核	
			扣分	得分	扣分	得分	扣分	得分
准备 10分	护士:着装整洁,发型符合要求,态度和蔼、面带微笑。洗手、戴口罩。	4						
	用物准备:护理车、床、床垫、床褥、大单、中单2个、橡胶单2个、棉胎或毛毯、枕芯、枕套、被套、麻醉护理盘、输液架、手消毒液。	6						
评估 6分	1. 检查床单位设施齐全,病床损坏、床刹刹紧。	2						
	2. 检查床上用品符合病床要求,适应季节的需要。	2						
	3. 观察床单位周围环境,无病人进餐或治疗等。	2						
操作步骤 65分	1. 推护理车携用物到床旁,有脚轮的床,先固定;移开床旁桌距床20 cm,移开床旁椅距床尾正中15 cm;按取用顺序放置用物并放于床尾椅上或护理车上。	5						
	2. 翻转床垫,将床褥铺于床垫上。	5						
	3. 铺大中单橡胶单　(1) 将大单放于床正中,中线与床中线对齐,分别向床头、床尾展开。	5						
	(2) 铺近侧床头、床尾大单。	5						
	(3) 斜角法或直角法包折床角。	5						
	(4) 中部拉紧塞于床垫下。	5						
	(5) 根据病人的麻醉方式和手术部位铺橡胶单和中单。	5						
	(6) 同法铺对侧大单、橡胶单、中单。	5						
	4. 套被套　(1) 将被套放于床头,正面向外,开口端朝床尾。	3						
	(2) 被套中线与床中线对齐,展开平铺于床上。	2						
	(3) 打开被套开口端的上层上翻至1/3。	3						
	(4) 将折好的棉胎置于被套开口处,底边与被套开口边对齐。	2						

项目	操作内容及要求		分值	考核环节					
				期末考核		实习中期		毕业考核	
				扣分	得分	扣分	得分	扣分	得分
操作步骤65分	4.套被套	(5)棉胎上缘中点拉至被套封口处,并将棉胎向两边展开与被套平齐。	3						
		(6)盖被的上缘平齐床头,于床尾向上反折盖被底端,齐床尾,系带部分内折整齐。	2						
		(7)将背门一侧盖被内折,对齐床缘;将近门一侧盖被边缘向上翻折,对齐床缘。盖被三折上下对齐,外侧齐床缘。	3						
	5.套枕套:在床尾处套枕套,四角充实,拍松枕头,开口背门立于床头。		2						
	6.移回床旁桌、椅,将麻醉护理盘放置床旁桌上。		3						
	7.消毒手,处理用物,洗手,摘口罩。		2						
处理4分	用物处置区域合适,垃圾分类正确。		4						
提问5分	注意事项。		5						
评价10分	1.操作过程熟练,程序正确,动作规范,注意节力原则,无多余往返,无零碎动作。		4						
	2.床铺平展紧扎、舒适美观、整体效果好。		4						
	3.在规定时间内完成。		2						
总分			100						

考核教师签名_____　_____　_____

考　核　日　期_____　_____　_____

03 卧床病人换床单法操作规范评分标准

班级_____　　　学生学号_____　　　学生姓名_____

项目	操作内容及要求	分值	考核环节					
			期末考核		实习中期		毕业考核	
			扣分	得分	扣分	得分	扣分	得分
准备 10分	护士:着装整洁,发型符合要求,态度和蔼、面带微笑。洗手、戴口罩。	4						
	用物准备:护理车、大单、中单、被套、枕套、刷床毛巾、衣裤、便盆、手消毒液。	6						
评估 沟通 10分	1. 查对病人信息,病室温度适宜,周围无病人治疗或进餐。	2						
	2. 检查床刹有无刹紧,调节室温,关门窗,必要时遮挡病人。	2						
	3. 评估病人的病情、年龄、体重、伤口敷料、引流管是否妥善固定、意识状态、活动能力,有无大小便失禁,心理反应及理解配合程度,是否需要使用便器以及更换衣裤。	2						
	4. 向病人及家属解释更换床单的目的、方法、注意事项及配合要点,征得病人的同意。	4						
操作 步骤 65分	1. 推护理车携用物到床旁,告知病人操作目的及配合要点。有脚轮的床,先固定;核对床头卡,移开床旁桌距床20 cm,移开床旁椅距床尾正中15 cm;按取用顺序放置用物并放于床尾椅上或护理车上,立对侧床栏,放平床头床尾支架。	5						
	2. 更换大单 (1) 妥善固定或保护引流管,松开床尾盖被,枕头移向对侧。	2						
	(2) 协助病人翻身侧卧,背向护士,检查皮肤,盖被。	3						
	(3) 松近侧污染床单,中单卷起塞入病人身下,橡胶单去尘后搭在病人身上,大单卷起塞入病人身下,采用湿式扫床法清洁褥子。	5						
	(4) 清洁大单中线与床中线对齐,展开近侧半幅,对侧半幅卷起塞于污大单下,铺近侧床单。	5						
	(5) 放平橡胶单,铺中单,近侧塞于床垫下,对侧半幅塞于病人身下。	5						
	(6) 松开被子,移枕于近侧,协助翻身,面向护士,检查皮肤、盖被,立起近侧床栏。	5						

续表

项目	操作内容及要求		分值	考核环节					
				期末考核		实习中期		毕业考核	
				扣分	得分	扣分	得分	扣分	得分
操作步骤 65分	2.更换大单	(7)护士转至对侧,放下床栏,松开各单;撤污中单,放于污物袋内,橡胶单去尘后搭于病人身上;撤污大单,将污单卷好,放于污物袋内。采取湿式扫床清洁褥子。	5						
		(8)依次将大单、橡胶单、中单铺平。	5						
	3.更换被套	(1)松被,移枕至床头中央,协助病人仰卧。	2						
		(2)清洁被套正面在外,对准中线上缘平被头铺于盖被上。	2						
		(3)棉胎在污被套内折叠,先近侧后对侧;折成"S"形,放于床尾。	3						
		(4)打开清洁被套下1/3,棉胎放入清洁被套内,先对侧后近侧展开棉胎,充实被角,平铺于被套内。	3						
		(5)套好被套,初步整理被头,压于双侧枕下,右手托被,左手撤出污被套,放于污物袋内。	2						
		(6)再次整理被子,至被套棉胎吻合;将盖被折成被筒,尾端内折平床尾。	3						
	4.更换枕套:一手托病人的头颈,一手取出枕头,撤下污染的枕套放入污物袋内,在床尾更换清洁枕套,拍松枕头后,置于病人的头下。		5						
	5.协助病人取舒适卧位,对躁动、易发生坠床的病人拉好床栏,与病人做好沟通宣教,移回床旁桌、椅,病人床周围物品有序摆放,开窗通风。		3						
	6.消毒手,处理用物,洗手,摘口罩,必要时记录。		2						
处理 5分	处置区域合适,垃圾分类正确。		5						
指导 5分	告知配合要点,与病人进行有效沟通,自然亲切,语言恰当,满足病人身心需要,充分体现人文关怀,病人满意。		5						
综合评价 5分	1.程序正确,动作规范,操作熟练、安全。无多余往返,无零碎动作。病人满意。 2.语言恰当,态度和蔼,自然亲切;与病人进行有效沟通,充分体现人文关怀。 3.正确运用节力原理,病人床单位整洁、美观;未发生意外,在规定时间内完成。		5						
总分			100						

考核教师签名_____ _____ _____

考核日期_____ _____ _____

04 整理床单位操作规范评分标准

班级_____ 学生学号_____ 学生姓名_____

项目	操作内容及要求	分值	考核环节					
			期末考核		实习中期		毕业考核	
			扣分	得分	扣分	得分	扣分	得分
操作目的 5分	1. 保持床单位的整洁、美观、舒适。 2. 及时观察受压部位皮肤情况。	5						
准备 4分	护士:着装整洁,符合要求。	2						
	用物准备:护理车上备清洁大单、被套、枕套、扫床刷及扫床巾、弯盘、清洁衣裤、快速手消毒剂。	2						
评估 10分	评估患者床单位清洁情况。	10						
	评估患者病情、意识、活动、合作程度、皮肤及伤口管路情况。							
	向患者解释目的,取得配合。							
	评估病室环境是否安全,温湿度是否适宜。							
操作步骤 66分	1. 评估患者及病房环境。	2						
	2. 洗手,戴口罩,备齐用物携至患者床旁。	2						
	3. 移开床旁桌距床 20 cm,移椅于床旁适当处。酌情放平床头及床尾支架,拉起对侧床挡。	2						
	4. 松床尾盖被,移枕至对侧。协助患者移向对侧并侧卧,背向护士。观察受压皮肤情况。	3						
	5. 由床头至床尾松开近侧各层床单。	3						
	6. 依次扫净中单、橡胶中单上的渣屑,搭于患者身上。	5						
	7. 扫净大单,按铺被用床法铺好大单。	5						
	8. 拉平橡胶中单及中单,一起塞入床垫下。	5						
	9. 移枕至近侧,让患者平卧,拉起近侧床挡。转至对侧,协助患者侧卧,背向护士(同上法),逐层扫净各单,拉平,铺好。	4						
	10. 协助患者平卧,移枕至患者头下,拉平衣裤。	10						
	11. 整理盖被。将棉絮与被套头端对齐,逐层拉平。放下床挡将盖被边缘向内折叠与床沿平齐,尾端向下折叠与床垫平齐。	5						

续表

项目	操作内容及要求	分值	考核环节					
			期末考核		实习中期		毕业考核	
			扣分	得分	扣分	得分	扣分	得分
操作步骤 66分	12. 整理枕头。在床边椅上整理,使四角充实,放于患者头下,开口端向下或背门。	6						
	13. 还原床旁桌、椅。酌情摇起床头、床尾支架,协助患者取舒适卧位。	6						
	14. 酌情开窗通风,询问患者需要,行相关知识宣教。	4						
	15. 清理用物,洗手,脱口罩。	2						
	操作时间:完成时间限 10 min 以内。	2						
指导患者 5分	1. 指导患者及家属使用床位辅助设施。	5						
	2. 告知患者注意保持床单位的清洁,被服一旦被血液、体液等污染,应及时通知护理人员更换。							
	3. 告知患者床单元管理的目的及配合方法。							
	4. 告知患者在操作过程中,如有不适及时示意,防止意外发生。							
提问 5分	注意事项。	5						
综合评价 5分	1. 指导患者及家属使用床位辅助设施。 2. 告知患者注意保持床单位的清洁,被服一旦被血液、体液等污染,应及时通知护理。	5						
总分		100						

考核教师签名_____　_____　_____

考　核　日　期_____　_____　_____

05 手卫生消毒操作规范评分标准

班级_____   学生学号_____   学生姓名_____

项目	操作内容及要求	分值	考核环节					
			期末考核		实习中期		毕业考核	
			扣分	得分	扣分	得分	扣分	得分
准备 20分	护士:着装整洁,发型符合要求,戴口罩。	10						
	用物准备:清洁剂(通常为肥皂或含杀菌成分等洗手液)、洗手池设备、擦手纸或毛巾或干手机、盛擦手纸或毛巾的容器,必要时备指甲剪。	10						
评估 4分	环境清洁、宽敞,水池设计合理,水花飞溅少。	2						
	干手物放置在不易被水花溅湿的地方。	2						
操作步骤 56分	1. 评估环境:清洁、宽敞。	5						
	2. 修剪指甲,锉平甲缘,清洁指甲下等污垢。	5						
	3. 取下手部饰物及手表。	3						
	4. 打开水龙头,调节合适水流和水温。	3						
	5. 湿润双手,关上水龙头并取适量清洁剂均匀涂抹至整个手掌、手背、手指指缝。	5						
	6. 按七步洗手法认真揉搓双手: ①掌心相对,手指并拢相互揉搓; ②掌心相对,手背沿指缝相互揉搓,两手交替进行; ③掌心相对,双手交叉沿指缝相互揉搓; ④洗指背时,弯曲各手指关节,半握拳把指背放在另一手掌心旋转揉搓,双手交换进行; ⑤洗拇指时,一手握另一手大拇指旋转揉搓,双手交换进行; ⑥洗指尖时,弯曲各手指关节,把指尖合拢在另一手掌心旋转揉搓,双手交换进行; ⑦必要时,手掌握住腕旋转揉搓,两手交叉。	20						
	7. 打开水龙头,流水洗净。	5						
	8. 关闭水龙头,用擦手纸或毛巾擦干或在干手机下烘干双手。	5						
	操作时间:2~6 min。	5						
整理 5分	用物整理有序,符合规范要求。	5						
提问 5分	注意事项。	5						
综合评价 10分	1. 操作认真、严谨,有科学的态度;遵循消毒隔离规范。 2. 动作熟练、轻巧、稳重、准确。	10						
总分		100						

考核教师签名_____ _____ _____

考核 日 期_____ _____ _____

06 打开无菌包、铺无菌盘、无菌持物镊使用评分标准

班级＿＿＿＿＿＿　学生学号＿＿＿＿＿＿　学生姓名＿＿＿＿＿＿

项目	操作内容及要求	分值	考核环节					
			期末考核		实习中期		毕业考核	
			扣分	得分	扣分	得分	扣分	得分
准备20分	护士:着装整洁,发型符合要求,洗手、戴口罩。	10						
	用物准备:无菌包(治疗巾1～2块)、无菌持物钳、治疗盘、弯盘、无菌容器(内有无菌物品)、纸、笔。	10						
评估5分	治疗室清洁宽敞,每晚紫外线消毒,操作前30 min无清扫工作。	5						
操作步骤60分	1. 检查无菌包名称、有效期、有无潮湿或破损,治疗盘放适宜位置。	5						
	2. 打开一次性使用完的无菌包:左手托住无菌包,在包布外抓住包内物品,右手逐层打开无菌包,并抓住布包四角,将治疗巾抛至无菌治疗盘内。	10						
	3. 打开一次性未使用完的无菌包:打开无菌包,持物钳取一块治疗巾,置于无菌治疗盘内,按原痕折好无菌巾包,注明开包时间,24小时有效。	10						
	4. 双手将无菌巾逐层打开,对折铺于治疗盘上,折叠上层治疗巾,边缘向外。	10						
	5. 使用无菌持物钳放入无菌物品,无菌持物钳使用方法正确。	5						
	6. 拉平上层无菌巾,上下层边缘对齐,开口处向上两折,两侧边缘向下一折。	10						
	7. 在治疗盘右下角治疗巾外注明铺盘时间。	5						
	8. 按常规处理用物,周围物品摆放有序。洗手,摘口罩。	5						
整理5分	用物整理有序,符合规范要求。	5						
评价5分	1. 操作认真、严谨,有科学的态度;掌握无菌原则,疑似污染立即更换。2. 动作熟练、轻巧、稳重、准确。	5						
提问5分	注意事项。	5						
总分		100						

考核教师签名＿＿＿＿＿　＿＿＿＿＿　＿＿＿＿＿

考核日期＿＿＿＿＿　＿＿＿＿＿　＿＿＿＿＿

07 取无菌溶液操作规范评分标准

班级_____　　　学生学号_____　　　学生姓名_____

项目	操作内容及要求	分值	考核环节					
			期末考核		实习中期		毕业考核	
			扣分	得分	扣分	得分	扣分	得分
准备 20分	护士:着装整洁,发型符合要求,态度和蔼,微笑服务,洗手,戴口罩。	10						
	用物准备:无菌溶液、开瓶器、弯盘、治疗盘、无菌治疗巾、盛无菌溶液的无菌容器、棉签、消毒溶液、纱布、纸、笔、表。	10						
评估 5分	治疗室清洁宽敞,每晚紫外线消毒,操作前30 min无清扫工作。	5						
操作 步骤 60分	1. 铺无菌盘,打开治疗巾。	5						
	2. 检查无菌溶液:查瓶签、溶液名称、剂量、浓度、有效期,瓶盖有无松动;瓶身有无裂痕,溶液有无沉淀、浑浊、变质、变色。	10						
	3. 撬开铝盖,消毒瓶塞待干。	5						
	4. 用无菌持物钳从无菌罐中取出无菌治疗碗并放入无菌盘内。	10						
	5. 左手大拇指、示指和中指夹住瓶塞边缘拔出,右手持溶液瓶,瓶签向手心,旋转冲洗瓶口处,由冲洗处倒出适量溶液至无菌碗中,塞进瓶塞。	10						
	6. 盖上无菌盘,注明铺盘日期和时间。	10						
	7. 再次消毒瓶塞,注明开瓶日期和时间。	5						
	8. 按常规处理用物,洗手,摘口罩。	5						
整理 5分	用物整理有序,符合规范要求。	5						
评价 5分	1. 操作认真、严谨,有科学的态度;掌握无菌原则,疑似污染立即更换。 2. 动作熟练、轻巧、稳重、准确。	5						
提问 5分	注意事项。	5						
总分		100						

考核教师签名_____　_____　_____

考核　日　期_____　_____　_____

08 戴、脱无菌手套评分标准

班级_____ 学生学号_____ 学生姓名_____

项目	操作内容及要求	分值	期末考核		实习中期		毕业考核	
			扣分	得分	扣分	得分	扣分	得分
准备 20分	护士:着装整洁,发型符合要求,洗手、戴口罩。	10						
	用物准备:无菌手套,弯盘。	10						
评估 5分	治疗室清洁宽敞,每晚紫外线消毒,操作前30 min无清扫工作。	5						
操作步骤 65分	1. 检查无菌手套有效期及尺码,打开手套袋。	10						
	2. 按一次性提取法或分次提取法向前、向上提取手套,后退一步。	10						
	3. 一次性提取法:两只手套同时取出对准五指戴上一只手套,戴手套的手指插入另一手套的反折部内面戴上另一只手套。	15						
	4. 分次提取法:一手拎起手套袋开口处,另一只手取出手套对准五指戴上一只手套,掀开另一只手套袋口,戴好手套的手指插入另一只手套的反折面,取出手套戴上另一只手套。	15						
	5. 将手套的反折部翻套工作服衣袖外面。	5						
	6. 脱手套:用右手外侧翻转左手手套,露出大拇指,左手大拇指插入右手手套内侧,翻转脱下手套,右手再拉住左手套内面,脱下左手套。	5						
	7. 按常规处理用物,洗手,摘口罩。	5						
提问 5分	注意事项。	5						
综合评价 5分	1. 操作认真、严谨,有科学的态度;掌握无菌原则,疑似污染立即更换。	3						
	2. 动作熟练、轻巧、稳重、准确。	2						
总分		100						

考核教师签名_____ _____ _____

考 核 日 期_____ _____ _____

09 穿、脱隔离衣操作规范评分标准

班级＿＿＿＿＿　　学生学号＿＿＿＿＿＿　　学生姓名＿＿＿＿＿

项目	操作内容及要求	分值	考核环节					
			期末考核		实习中期		毕业考核	
			扣分	得分	扣分	得分	扣分	得分
准备 10分	护士:衣、帽、鞋、头发整洁,取下手表、卷袖过肘、洗手、戴口罩。	4						
	用物准备:口罩、圆帽、隔离衣、挂衣架、消毒洗手设备、污衣袋。	6						
评估 5分	病人的病情、治疗与护理,确定隔离的种类,穿脱隔离衣的环境。	5						
操作步骤 65分	护士先洗手,戴口罩,戴帽子。	5						
	穿隔离衣 1. 右手提隔离衣领,与同侧肩平齐,检查长度是否合适,有无潮湿、破损、污染。	5						
	2. 手持衣领取下隔离衣,避免衣领带子污染,内面向自己;一手持衣领,另一手伸入袖内穿好衣袖;同法穿好另一袖;两手向上把袖抖。	10						
	3. 扣领扣:两眼正视前方,下颌稍稍抬起,以免口罩触及隔离衣;双肘外展,以免衣袖触及帽子;扣左右袖口。	10						
	4. 分别将两侧衣边捏住,在身后对齐叠紧;腰带背后交叉,回到前面打活结。	10						
	脱隔离衣 1. 操作完毕,松开腰带,在前面打一活结;解袖扣,塞好衣袖,消毒手,浸泡,待干;解领扣,避免衣领带子污染。	10						
	2. 一手伸入另一侧衣袖内口,拉衣袖过手,衣袖遮住的手捏住另一衣袖外面的内下方,将衣袖拉过手解开活结,双臂退出衣袖。	10						
	3. 持衣领对齐衣边,挂好备用。洗手,摘口罩。	5						
处理 5分	处置区域合适,垃圾分类正确。	5						
提问 5分	注意事项。	5						
综合评价 10分	1. 操作中严格执行隔离消毒原则,方法准确、规范,态度认真、一丝不苟。	3						
	2. 穿、脱隔离衣的方法正确,操作熟练、轻巧、稳重、准确。	2						

项目	操作内容及要求	分值	考核环节					
			期末考核		实习中期		毕业考核	
			扣分	得分	扣分	得分	扣分	得分
综合评价10分	3. 明确隔离衣的清洁面与污染面,保持清洁区或清洁物品未被污染。	3						
	4. 穿衣后,隔离衣背面平整,隔离衣内面及内部衣物不外露。	2						
总分		100						

考核教师签名_____ _____ _____

考 核 日 期_____ _____ _____

10 轮椅搬运法操作规范评分标准

班级_____ 学生学号_____ 学生姓名_____

项目	操作内容及要求	分值	考核环节					
			期末考核		实习中期		毕业考核	
			扣分	得分	扣分	得分	扣分	得分
准备10分	护士:衣、帽、鞋、头发整洁,洗手、戴口罩。	5						
	用物准备:轮椅,根据季节准备保暖用品,软枕、别针。	5						
评估沟通10分	评估病人的体重、意识状态、病情与躯体活动能力,有无引流管、伤口、下肢溃疡、水肿及配合程度。检查轮椅各部件的性能是否良好,确定向病人耐心解释搬运目的及注意事项、配合方法以取得病人同意。	10						
操作步骤60分	1. 自我介绍,洗手,戴口罩,将用物携至床旁、核对床头卡、解释配合要点。	5						
	2. 轮椅背与床尾平齐,面向床头;固定刹车,翻起脚踏板。	5						
	3. 需用毛毯时,将毛毯平铺在轮椅上端高于病人肩部约15厘米;扶病人坐起,穿衣,穿鞋。	10						
	4. 协助病人坐入轮椅中,扶住椅子的扶手,尽量往后坐并靠椅背。	10						
	5. 翻起脚踏板,让病人双脚置于其上(必要时脱鞋垫软枕);包裹保暖。	10						
	6. 脱鞋者将鞋子装入椅背袋内。整理床单元成暂空床,推病人去目的地。与病人交流,注意观察病人面色和脉搏,有无疲劳、头晕等不适。	10						

项目	操作内容及要求	分值	考核环节					
			期末考核		实习中期		毕业考核	
			扣分	得分	扣分	得分	扣分	得分
操作步骤60分	7. 检查结束,送病人至床边,协助病人下轮椅。将轮椅推至床尾,制动,翻起脚踏板,协助病人上床,安置好病人。	10						
指导5分	操作中告知病人配合要点、轮椅使用注意事项,自然、亲切、充分体现对病人的人文关怀。	5						
处理5分	轮椅放置区域合适,垃圾分类正确,洗手,摘口罩。	5						
综合评价10分	1. 操作熟练、轻稳,节力、协调,病人感觉舒适、安全。	5						
	2. 运送过程中根据病情安置体位,与病人沟通交流自然,注意观察病人的病情变化,维持病人的持续治疗。	5						
总分		100						

考核教师签名＿＿＿＿＿＿＿ ＿＿＿＿＿＿ ＿＿＿＿＿＿

考 核 日 期＿＿＿＿＿＿＿ ＿＿＿＿＿＿ ＿＿＿＿＿＿

11 平车搬运法操作规范评分标准

班级＿＿＿＿＿＿ 学生学号＿＿＿＿＿＿＿ 学生姓名＿＿＿＿＿＿

项目	操作内容及要求	分值	考核环节					
			期末考核		实习中期		毕业考核	
			扣分	得分	扣分	得分	扣分	得分
准备10分	护士:衣、帽、鞋、头发整洁,洗手、戴口罩。	2						
	用物准备:平车(上置用被单和橡胶单包好的垫子和枕头),带套的毛毯或棉被,必要时备氧气袋、输液架、木板和中单。	8						
评估沟通10分	评估病人的病情、体重、意识状态、躯体活动能力、有无下肢溃疡、水肿及配合程度。检查平车各部件的性能是否良好,环境是否安全。向病人及家属耐心解释搬运的步骤及配合要点以取得配合。	10						
操作步骤60分	1. 自我介绍,洗手,戴口罩,用物携至床旁,核对床头卡,解释配合要点。	5						
	2. 移开床旁椅,将各种导管妥善放置,帮助病人整理衣着。	5						

续表

项目	操作内容及要求	分值	考核环节					
			期末考核		实习中期		毕业考核	
			扣分	得分	扣分	得分	扣分	得分
操作步骤 60分	3. 平车移至床边,紧靠(适用于过床器),调整平车高度与床同高或稍低。	10						
	4. 病人平移至床侧,靠近平车,向对侧翻转,将过床器边缘部分插入病人身下。	10						
	5. 移动病人,让其滑动至平车中央,撤去过床器,安置病人于合适、安全的卧位。	10						
	6. 重新检查各种导管,盖好盖被,整理床位,松开平车刹车,推至指定地点。途中观察病人病情变化。	10						
	7. 检查结束,送病人回病房,用过床器同法搬运安置病人。	10						
指导 5分	操作中告知病人配合要点、平车使用注意事项,自然、亲切,充分体现对病人的人文关怀。	5						
处理 2分	平车放置区域合适,垃圾分类正确,洗手,摘口罩。	2						
综合评价 10分	1. 操作熟练、轻稳,节力、协调,病人感觉舒适、安全。病人持续治疗未受影响,各种管路无脱落。	5						
	2. 运送过程中根据病情安置体位,注意观察病人的病情变化。护患沟通语言恰当,态度和蔼,自然亲切,沟通有效,充分体现人文关怀,病人满意。	5						
提问 3分	一人搬运法、两人搬运法、三人搬运法、四人搬运法、过床器法搬运病人的适应证及操作要点。	3						
总分		100						

考核教师签名_____ _____ _____

考 核 日 期_____ _____ _____

12 长期卧床/术后病人首次下床活动护理程序及评分标准

班级_____　　学生学号_____　　学生姓名_____

项目	操作内容及要求	分值	考核环节					
			期末考核		实习中期		毕业考核	
			扣分	得分	扣分	得分	扣分	得分
准备 10分	护士:衣、帽、鞋、头发整洁,洗手、戴口罩。	2						
	评估环境:病房温度适宜,环境安全,减少人员走动。 操作用物:必要时备助行器。	8						
评估沟通 10分	至床边,查对病人。向病人或家属解释目的及注意事项,取得配合。	5						
	评估病人生命体征、伤口情况、肌力、机体活动能力,进行跌倒评分(活动度≤2度,生命体征平稳,无伤口渗血,肌力≥4级,则可下床活动;若生命体征不平稳、肌力<4级,机体活动能力>2度,出现以上任何一种情况则不可下床活动)。	5						
操作步骤 65分	1. 妥善固定各种管道。	5						
	2. 根据病情抬高床头45°～60°,取半卧位10～20 min;或根据病情床头抬高至90°后病人无头晕等不适。	10						
	3. 病人无头晕等不适,协助取侧卧位。	5						
	4. 协助病人床边坐立5～10 min,观察病人有无面色改变、胸闷、心慌、头晕等症状。	10						
	5. 扶病人站立1～2 min,无不适再扶其行走,身体虚弱者扶住床栏沿床四周活动。	10						
	6. 活动时间根据病人的病情要求,以病人自我耐受为宜。	10						
	7. 病人下床活动结束后,先坐于床边,抬高床头45°～60°,协助病人侧卧躺下,将双下肢移至床上。	10						
	8. 妥善固定各种管道,观察引流管是否通畅,协助病人取舒适卧位。	5						
指导 5分	告知病人在翻身及下床活动中的配合事项,指导其正确的下床活动顺序及方法。	5						
处理 5分	整理床单元,洗手,记录。	5						
综合评价 5分	方法正确,正确指导病人活动,病人无安全隐患。	5						
总分		100						

考核教师签名_____　_____　_____

考核日期_____　_____　_____

13 约束带操作规范评分标准

班级_____ 学生学号_____ 学生姓名_____

项目	操作内容及要求	分值	考核环节					
			期末考核		实习中期		毕业考核	
			扣分	得分	扣分	得分	扣分	得分
准备 10分	护士:衣、帽、鞋、头发整洁,洗手、戴口罩。	2						
	用物准备:约束带,必要时备保护带、棉垫、弯盘。	8						
评估 沟通 10分	评估病人的年龄、意识、活动能力、全身及约束部位的皮肤力及配合程度。	5						
	评估病人/家属的心理状况,对使用约束带的认知和接受程度。告知家属约束的目的、时间和方法,请家属在告知书上签字。	5						
操作 步骤 60分	1. 自我介绍、洗手、戴口罩,用物携至床旁、核对床头卡、解释配合要点。	5						
	2. 协助病人大小便,根据病情及皮肤情况摆放合适体位。	10						
	3. 选择合适部位,将约束带束好后固定于床栏适当位置。	5						
	4. 绑约束带:约束腕或踝关节,松紧程度以能够插入1～2指为宜;2 h观察一次并活动肢体。	10						
	5. 整理床铺,安置病人,给予健康指导。	10						
	6. 洗手、记录护理记录单。	5						
	撤约束带 携用物(弯盘)至病人床前,核对病人,与病人交流。	5						
	解除约束带,观察约束部位皮肤及肢体活动情况。	5						
	安置病人,处理用物,洗手,摘口罩,记录护理记录单。	5						
指导 5分	告知病人/家属使用约束带的目的及使用约束带过程中的注意事项。	5						
处理 5分	约束带用含氯消毒剂浸泡消毒,洗手,摘口罩。	5						
综合 评价 10分	病人/家属能知晓使用约束带的原因、目的、时间、绑约束带及解除约束的时间,理解使用约束带的重要性、安全性,同意使用。	3						
	指导病人保证肢体处于功能位,保持适当的活动度。沟通有效,充分体现人文关怀,病人满意。	3						
	操作过程熟练,动作一次到位,病人处于安全保护之中,无血液循环不良、皮肤破损,无坠床和骨折等并发症的发生。	3						
	病人床单元整齐。	1						
总分		100						

考核教师签名_____ _____ _____

考核日期_____ _____ _____

14 轴线翻身法操作规范评分标准

班级_____ 学生学号_____ 学生姓名_____

项目	操作内容及要求	分值	考核环节					
			期末考核		实习中期		毕业考核	
			扣分	得分	扣分	得分	扣分	得分
准备 10分	护士:衣、帽、鞋、头发整洁,洗手,戴口罩(视病人情况决定护士人数)	5						
	用物准备:枕头 2～3 个、翻身卡、爽身粉,必要时准备浴巾或翻身单。	5						
评估 沟通 15分	评估病人的年龄、体重、病情、意识、治疗情况、心理状态及配合程度,确定翻身方法和所需用物。	5						
	检查病人损伤部位、伤口情况和管路情况。	5						
	向病人及家属解释,使之了解翻身侧卧的目的、过程、方法及配合要点。	5						
操作 步骤 60分	1. 自我介绍,洗手,戴口罩,将用物携至床旁,核对床头卡,解释配合要点,帮助病人移去枕头,松开被尾。	5						
	2. 两名操作者站于病人同侧,协助病人将双手交叉于胸前。	10						
	3. 平移 护士甲:将双手分别插至病人的肩部、腰部下方。 护士乙:将双手分别插于病人腰部、大腿下方。 护士甲、乙:依靠肘部及腰部力量同时托起病人,平移至近侧。托起时保持病人的肩、腰、髋在同一水平。	10						
	4. 翻身 护士甲:将双手分别置于病人的肩部、腰部。 护士乙:将双手置于病人腰部、臀部。 护士甲、乙:同时翻转病人面向对侧侧卧位,始终保持病人的肩、腰、髋在同一水平。 注意:脊柱术后翻身角度应小于60°,避免由于脊柱负重过大而引起关节突骨折;注意为病人保暖并防止坠床。	10						
	5. 调整体位 护士甲:将一软枕置于病人背部支持身体。 护士乙:将一软枕放两膝之间使双膝呈自然弯曲状。	10						

续表

项目	操作内容及要求	分值	考核环节					
			期末考核		实习中期		毕业考核	
			扣分	得分	扣分	得分	扣分	得分
操作步骤 60分	6. 整理床单元,向病人进行健康指导。	10						
	7. 整理用物,洗手,记录。	5						
指导 5分	告知病人翻身的目的和方法及注意事项,引起病人的注意。	5						
综合评价 10分	护理人员操作轻、稳、省力、安全,无并发症发生。	5						
	与病人沟通语言恰当,态度和蔼,自然亲切,充分体现人文关怀,病人满意。	5						
总分		100						

说明:如病人有颈椎损伤,应由三位操作者翻身,第一位操作者固定头部,沿纵轴向上略加牵引,使头、颈随躯干一起缓慢移动,第二位、第三位操作者同以上操作方法,使病人头、颈、肩、腰、髋保持在同一水平,同时翻转成侧卧位。

考核教师签名＿＿＿＿＿　＿＿＿＿＿＿　＿＿＿＿＿

考 核 日 期＿＿＿＿＿　＿＿＿＿＿＿　＿＿＿＿＿

15 协助患者移向床头规范评分标准

班级＿＿＿＿＿　　学生学号＿＿＿＿＿＿＿　　学生姓名＿＿＿＿＿＿

项目	操作内容及要求	分值	考核环节					
			期末考核		实习中期		毕业考核	
			扣分	得分	扣分	得分	扣分	得分
操作目的 5分	帮助患者移向床头,调整卧位,促进舒适。	5						
准备 5分	护士:着装整洁,符合要求。	2						
	操作用物:平车、毛毯或棉被。必要时备中单、过床易。	3						
评估 10分	1. 了解患者病情、意识状态、自理能力、肢体肌力、配合程度。 2. 评估患者体位是否舒适,肢体、关节是否处于功能位,了解有无约束、管路、牵引及夹板等,身体有无移动障碍。 3. 对清醒患者解释操作目的,以取得配合。	10						

续表

项目	操作内容及要求		分值	考核环节					
				期末考核		实习中期		毕业考核	
				扣分	得分	扣分	得分	扣分	得分
操作步骤60分		核对患者床号、姓名、住院号。	2						
		评估患者洗手,戴口罩。	2						
		能够根据患者实际情况,选择不同的搬运方法。	2						
	一人帮助患者移向床头法	①视病情放平床头,拉起对侧床栏,将枕头横立于床头,避免撞伤患者。	4						
		②协助患者仰卧,屈膝,双手握住床头板、双脚蹬床面。	4						
		③护士用手稳住患者双脚,同时在臀部提供助力,使其上移。	5						
		④放回枕头,按需抬高床头,取舒适卧位,将肢体置于功能位,整理床单位。	5						
		⑤搬运过程中注意观察患者病情变化。	5						
	两人帮助患者移向床头法	①视病情放平床头,拉起对侧床栏,将枕头横立于床头,避免撞伤患者。	5						
		②协助患者取仰卧屈膝位,双手放于胸前。	2						
		③方法一:护士两人分别站于床的两侧,交叉托住患者颈、肩、腰臀部,两人同时用力,协调抬起患者移向床头。方法二:两人同侧,一人托住患者颈、肩及腰部,另一人托住臀部及腘窝,同时抬起患者移向床头。	10						
		④放回枕头,按需要抬高床头,取舒适卧位,将肢体置于功能位,整理床单位。	5						
		⑤搬运过程中注意观察患者病情变化,询问患者需要。	5						
		洗手,取口罩。	2						
		操作时间:完成时间5 min以内。	2						
指导患者5分		1. 告知患者操作目的、方法,取得配合。2. 指导患者同时用力。	5						
提问10分		注意事项。	10						
综合评价5分		1. 操作认真、严谨,有科学的态度。2. 动作熟练、轻巧、稳重、准确。	5						
总分			100						

考核教师签名_____ _____ _____

考 核 日 期_____ _____ _____

16 跌倒预防技术操作规范评分标准

班级_____ 学生学号_____ 学生姓名_____

项目	操作内容及要求	分值	考核环节					
			期末考核		实习中期		毕业考核	
			扣分	得分	扣分	得分	扣分	得分
操作目的 5分	采取相应的预防措施,减少患者意外跌倒,确保住院期间的安全。	5						
准备 5分	护士:着装整洁,符合要求。	3						
	操作用物:跌倒危险评分表。	2						
评估 10分	评估环境:病室光线充足,夜间病房开小夜灯;地面材料防滑、平整、干燥,无障碍物;病床的高度以患者坐在床沿脚能够着地为合适;工人拖地应设警示牌;厕所增设防滑垫;病房、走廊安置横向扶手,厕所安置抓杆,便于站起时借力;方便患者取物、妥善固定床尾刹车。	10						
	评估患者:意识、自理能力、步态、既往病史、目前疾病及用药情况等。							
操作步骤 60分	1. 核对患者床号、姓名、住院号。	3						
	2. 解释目的,为患者安置舒适体位。	4						
	3. 评估环境:合理摆放,移去地面障碍物,打开窗帘,灯光设施齐备。	5						
	4. 评估患者:易致跌倒的因素。	5						
	5. 调低病床,固定好脚刹车及床栏。教会患者床挡的使用方法及注意事项。	5						
	6. 将呼叫器等放在患者易取处,告知呼叫器的使用方法,告知患者减少夜间下床频率,衣服大小适宜,穿防滑鞋等。	8						
	7. 患者使用轮椅或平车时,将搬运工具先固定、扶好护栏告知使用中注意事项。	6						
	8. 督促患者按时服药,告知患者服药后注意事项,密切观察用药反应,尤其对给予镇静剂及抗高血压类药物的患者。	5						
	9. 床头卡按跌倒评分标准挂预防跌倒标识。	5						
	10. 定时巡视患者,严密观察生命体征及病情变化,合理安排陪护。	5						
	11. 填写护理记录单。	4						
	操作时间:完成时间限 3 min 以内。	5						

续表

项目	操作内容及要求	分值	考核环节					
			期末考核		实习中期		毕业考核	
			扣分	得分	扣分	得分	扣分	得分
指导患者5分	1. 穿合适的裤子,穿防滑鞋,避免滑倒。 2. 如出现头晕、双眼发黑、下肢无力、行走不稳和不能移动时,立即原地坐(蹲)下或靠墙,呼叫他人帮助。 3. 改变体位欲活动时应遵守"三部曲",即平卧 30 s→双腿下垂 30 s→行走,避免突然改变体位,引起体位性低血压,特别是夜间。 4. 不要擅自放下床栏,学会使用呼叫器(床边、厕所)。 5. 麻醉药、抗组织胺药、抗高血压药、镇静催眠药、抗癫痫药、抗痉挛药、轻泻药、利尿药、降糖药、抗抑郁药、抗焦虑药、抗精神病药及化疗等药物,易引起跌倒,应高度重视。	5						
提问10分	注意事项。	10						
综合评价5分	1. 操作认真、严谨,有科学的态度。 2. 动作熟练、轻巧、稳重、准确。	5						
总分		100						

考核教师签名_____ _____ _____

考 核 日 期_____ _____ _____

 17 冰帽降温操作规范评分标准

班级_____ 学生学号_____ 学生姓名_____

项目	操作内容及要求	分值	考核环节					
			期末考核		实习中期		毕业考核	
			扣分	得分	扣分	得分	扣分	得分
准备6分	护士:着装整齐,符合要求规范,核对医嘱。	3						
	用物:冰帽、冰块、毛巾、棉垫、橡胶单、中单、软枕、盆等。	3						
评估10分	1. 患者年龄、病情、意识、治疗情况、头部皮肤状况及合作程度。	3						
	2. 评估患者对冷的敏感性和耐受性。	4						
	3. 向患者/家属解释目的、方法及注意事项及配合要点。	3						

续表

项目	操作内容及要求	分值	考核环节					
			期末考核		实习中期		毕业考核	
			扣分	得分	扣分	得分	扣分	得分
操作步骤59分	1. 核对医嘱,准备用物。	3						
	2. 核对患者床号、姓名、住院号,评估患者;向患者解释使用冰帽的目的。	4						
	3. 洗手、戴口罩。	3						
	4. 将去除棱角的冰块擦干装入冰帽,在冰帽内垫好毛巾。	5						
	5. 携用物至床旁,再次核对。	5						
	6. 取下枕头,肩下铺好橡胶单和中单。	5						
	7. 将患者的头置于冰帽中,在枕后、耳郭和颈部垫好棉垫,必要时,颈下垫小软枕,保持呼吸道通畅。	10						
	8. 随时检查冰块的融化情况,及时更换与添加。	6						
	9. 观察局部血液循环和体温变化情况。	4						
	10. 处理用物。	3						
	11. 洗手,脱口罩。	2						
	12. 记录。	2						
	13. 30 min 后复测体温。	2						
	完成时间限 5 min 以内。	5						
指导患者6分	1. 告知患者物理降温的目的及注意事项。2. 指导患者在高热期间保证摄入足量的水分。3. 指导患者在高热期间采取正确的通风散热方法,避免捂盖。	6						
整理4分	用物整理有序,符合规范要求。	4						
提问5分	注意事项。	5						
综合评价10分	1. 操作认真、严谨,有科学的态度;遵循操作规范。2. 动作熟练、轻巧、稳重、准确。	10						
总分		100						

考核教师签名＿＿＿＿＿＿＿　＿＿＿＿＿＿＿

考核日期＿＿＿＿＿＿＿　＿＿＿＿＿＿＿

18 患者入院护理操作规范评分标准

班级_____ 学生学号_____ 学生姓名_____

项目	操作内容及要求	分值	期末考核		实习中期		毕业考核	
			扣分	得分	扣分	得分	扣分	得分
准备 10分	护士:着装整洁,发型符合要求,戴口罩。	2						
	用物准备:治疗盘(体温计、血压计、听诊器),患者服一套,酌情备指甲剪、剃须刀、气垫床、中单或看护垫等。	8						
评估 10分	1. 了解患者入院原因,评估患者病情和护理需求。	4						
	2. 评估患者意识状态、皮肤、睡眠及大小便情况等。	3						
	3. 询问患者有无过敏史。	3						
操作步骤 60分	1. 准备好床单位,根据病情准备急救物品和药品,酌情添加气垫床、中单或看护垫等。	5						
	2. 接触患者前洗手,酌情戴口罩。	3						
	3. 热情接待患者,并进行自我介绍,核对患者的姓名、住院号、收住科室等入院证上的相关信息。	5						
	4. 填写患者入院相关资料(患者一览卡、床头卡、手腕带)。	5						
	5. 测量患者的生命体征、体重等。	4						
	6. 为患者戴上手腕带,宣教佩戴腕带的必要性与重要性;妥善安置患者于病床。	5						
	7. 对患者进行入院评估,了解患者身心需要及健康问题,填写入院患者护理记录,请患者或家属签字。	5						
	8. 向患者进行入院介绍(具体包括:管床医生、护士、查房制度、探视制度、病区环境、设施使用方法、微波炉使用方法、疾病相关知识、休息指导、饮食指导、安全防护等)。	10						
	9. 了解患者病情与护理需求,完成患者的清洁等生活护理,协助更换病员服。	5						
	10. 通知医生接诊患者,必要时协助体检、抢救及治疗。	5						
	11. 洗手,取口罩。	3						
	12. 完成各类护理记录。观察患者病情及患者对治疗护理的反应。	5						
处理 5分	用物妥善处理。	5						

续表

项目	操作内容及要求	分值	考核环节					
			期末考核		实习中期		毕业考核	
			扣分	得分	扣分	得分	扣分	得分
提问 5分	注意事项。	5						
综合 评价 10分	1. 操作熟练、规范,无缺项。	5						
	2. 与病人沟通自然,语言通俗易懂。	5						
总分		100						

考核教师签名＿＿＿＿＿　＿＿＿＿＿　＿＿＿＿＿

考 核 日 期＿＿＿＿＿　＿＿＿＿＿　＿＿＿＿＿

19 患者出院护理操作规范评分标准

班级＿＿＿＿＿　　学生学号＿＿＿＿＿＿　　学生姓名＿＿＿＿＿

项目	操作内容及要求	分值	考核环节					
			期末考核		实习中期		毕业考核	
			扣分	得分	扣分	得分	扣分	得分
准备 10分	护士:着装整洁,符合要求。	5						
	操作用物:出院患者联系卡、床上用物一套。	5						
评估 10分	1. 评估患者疾病恢复情况。	4						
	2. 评估患者的心理状况。	3						
	3. 评估患者的家庭及社会支持系统。	3						
操作 步骤 60分	1. 核对医嘱,确认患者出院日期及时间。	5						
	2. 通知患者及家属,协助做好出院准备。	5						
	3. 评估患者,注意患者情绪变化并予以安慰及鼓励以增强信心,减轻因离开医院所产生的恐惧和焦虑。	3						
	4. 根据患者的康复状况进行出院指导,指导患者出院后的饮食、服药、休息、功能锻炼及遵医嘱按时接受治疗或定期复诊方面的注意事项,必要时可为患者或家属提供书面资料,指导患者及家属有关的护理知识和技能。	10						
	5. 听取患者住院期间的意见和建议,以便不断提高工作质量。	5						
	6. 执行出院医嘱,终止各种治疗和护理,做好出院登记。撤去床头卡和"患者一览表"上的相关卡片。	5						

项目	操作内容及要求	分值	考核环节					
			期末考核		实习中期		毕业考核	
			扣分	得分	扣分	得分	扣分	得分
操作步骤 60分	7. 指导患者办理出院手续,解除腕带。	3						
	8. 协助患者清理用物,提醒患者及家属不要遗漏物品,如有遗漏交由护士长保管。	3						
	9. 护送患者离开病房。	3						
	10. 患者床单位按出院常规行终末处理。	3						
	11. 铺好备用床,准备迎接新患者。	3						
	12. 整理用物,洗手。	2						
	13. 整理出院病历,完成出院护理记录。	5						
	操作时间:完成时间 5 min 以内。	5						
提问 10分	出院指导。	10						
综合评价 10分	1. 操作熟练、规范。	3						
	2. 出院记录单书写规范。	3						
	3. 操作时间在规定范围内。	4						
总分		100						

考核教师签名＿＿＿＿＿＿＿ ＿＿＿＿＿＿ ＿＿＿＿＿

考 核 日 期＿＿＿＿＿＿ ＿＿＿＿＿ ＿＿＿＿＿

20 口腔护理操作规范评分标准

班级＿＿＿＿＿＿ 学生学号＿＿＿＿＿＿＿ 学生姓名＿＿＿＿＿＿

项目	操作内容及要求	分值	考核环节					
			期末考核		实习中期		毕业考核	
			扣分	得分	扣分	得分	扣分	得分
准备 10分	护士:衣、帽、鞋、头发整洁,洗手,戴口罩。	2						
	用物准备:治疗盘内放压舌板、手电、pH 试纸、漱口杯、温开水及吸水管、棉签、弯盘;操作用物:治疗车上层:治疗盘内备口腔护理包、弯盘、压舌板、手电筒、漱口液(根据pH 选择)。必要时备石蜡油、开口器、外用药、棉签、吸痰管。下层:弯盘。	8						
评估沟通 10分	携评估用物至床旁,核对床头卡,详细解释目的及注意事项,取得配合。	5						
	湿润口唇,检查口腔(内容包括口腔黏膜是否完整、牙龈有无肿胀、舌苔有无异常,有无义齿、口唇是否破溃、口腔有无异味);测pH,消毒手,处理评估用物;洗手。	5						

项目	操作内容及要求	分值	考核环节					
			期末考核		实习中期		毕业考核	
			扣分	得分	扣分	得分	扣分	得分
操作步骤 60分	1. 核对医嘱,准备口腔护理液(口述:根据口腔 pH 选择,中性选生理盐水、碱性选硼酸、酸性选碳酸氢钠)。	5						
	2. 携用物至病人床旁,核对床头卡、姓名,协助病人取合适体位,头偏向操作者近侧;治疗巾垫于颌下,在治疗车上打开口腔护理包,置弯盘于口角旁,治疗碗置于床头柜。	5						
	3. 取棉球湿润口唇,协助病人漱口(清醒病人)。拧棉球方法:左手拿有齿镊、右手拿弯血管钳;有齿镊在上,弯血管钳在下,两者成 90°不可以触碰。一个棉球擦洗一处,勿重复使用棉球。	10						
	4. 嘱病人咬合上下齿,按顺序竖向擦洗牙齿外面(两侧)。	5						
	5. 嘱病人张口,按顺序擦洗左侧上牙齿内面、咬合面、颊部,下牙齿内面、咬合面、颊部,均由内洗向门齿,颊部 U 形擦洗。同样方法擦洗右侧。	10						
	6. "W"形擦洗硬腭;"S"形擦洗舌面及舌下。	5						
	7. 协助漱口;血管钳持棉球擦净口唇及口周。	5						
	8. 再次评估检查口腔是否擦洗干净、有无棉球遗留,根据评估及检查结果为病人用药;清点棉球,撤去弯盘,治疗巾擦嘴角后撤去。	5						
	9. 协助病人取舒适卧位,整理床单元;询问病人的感受。	5						
	10. 整理用物,洗手,脱口罩,记录。	5						
指导 5分	告知病人在操作过程中的配合要点,指导正确的漱口方法,避免呛咳或者误吸。	5						
处理 5分	处置区域合适,垃圾分类正确,洗手。	5						
综合评价 10分	1. 擦洗方法、顺序正确、规范,未损伤牙龈、黏膜,未引起恶心,棉球湿度适宜。	4						
	2. 病人及家属了解口腔护理的方法,配合操作。操作中病人感觉舒适、无刺激、无异味。	4						
	3. 语言恰当,态度和蔼,沟通有效,充分体现人文关怀,病人满意。	2						
总分		100						

考核教师签名_____ _____ _____

考 核 日 期_____ _____ _____

21 经口气管插管病人的口腔护理操作规范评分标准

班级_____　　学生学号_____　　学生姓名_____

项目	操作内容及要求	分值	考核环节					
			期末考核		实习中期		毕业考核	
			扣分	得分	扣分	得分	扣分	得分
准备 10分	护士:衣、帽、鞋、头发整洁,洗手,戴口罩。	2						
	评估用物:听诊器,气囊测压表,治疗盘内备压舌板、pH试纸、弯盘。操作用物:治疗盘内备口腔护理包(治疗碗、足量无菌棉球、血管钳、弯盘、治疗巾)、棉签、口腔护理液、压舌板、纱布、pH试纸、手电筒、听诊器、气囊测压表、牙垫、真丝胶布、吸引器、吸痰管,必要时备石蜡油、开口器、外用药、扁带、弯盘等。	8						
评估沟通 10分	核对病人信息,向病人或家属解释目的及注意事项,取得配合、环境整洁、宽敞适宜操作。评估病人的病情、生命体征、意识和配合程度、有无特殊菌种感染、出凝血时间、是否使用抗生素、激素等。行肠内营养者,暂停肠内营养15~30 min。	5						
	听诊双侧呼吸音是否相等,测气囊压力,适当增加气囊压力,不超过35 cmH$_2$O;观察插管深度;测口腔pH;消毒手,处理评估用物;洗手,戴口罩。	5						
操作步骤 65分	1. 准备口腔护理液(根据口腔pH选择,中性选洗必泰或生理盐水,碱性选硼酸,酸性选碳酸氢钠)。	5						
	2. 携用物至病人床旁,再次核对,协助病人平卧位或半坐卧位,头偏向一侧;彻底吸净气道、口腔内痰液。	5						
	3. 治疗巾垫于颌下,在治疗车上打开口腔护理包,置弯盘于口角旁,治疗碗置于床头柜,清点棉球数。	5						
	4. 两名护士确定并记录气管插管深度,用棉签蘸温水湿润口唇。一名护士固定好气管插管及牙垫,解除固定气管插管的胶布,用压舌板撑开面颊部,观察口腔黏膜是否完整、牙龈有无肿胀、舌苔有无异常、有无义齿、口唇是否破溃、口腔有无异味。	5						

续表

项目	操作内容及要求	分值	考核环节					
			期末考核		实习中期		毕业考核	
			扣分	得分	扣分	得分	扣分	得分
操作步骤 65 分	5. 另一名护士用口腔护理液或 20 ml 生理盐水进行口腔冲洗。从不同方向对病人牙面、颊部、舌面、咽部、硬腭进行缓慢冲洗,边冲边用吸引器连接吸痰管将口腔内液体吸净。一侧冲洗干净后,将气管插管移至另一侧口角,同法对侧口腔冲洗,直至吸出液澄清为止。冲洗中观察病人有无呛咳、呕吐、缺氧(密切观察 SPO_2)等,如有异常及时停止操作。	10						
	6. 口腔冲洗后再用洗必泰棉球进行口腔擦拭,拧干棉球,用压舌板协助按顺序擦拭口腔(顺序:对侧上外侧面,内侧面,咬合面,对侧下外侧面,内侧面,咬合面,颊黏膜,同理近侧,上颚,舌面,舌系带,气管插管),直到口腔清洁无异味。	10						
	7. 再次观察口腔黏膜,擦净病人口唇、面部,更换清洁牙垫。	5						
	8. 再次确认导管深度,固定气管插管: (1) 用一条胶布把气管插管和牙垫固定,避免病人咬扁导管; (2) 用两根胶布在导管上交叉固定在口唇周围; (3) 必要时可用扁带加固,口角两侧可用纱布覆垫,病人颈后垫纱布或棉布保护皮肤,以保证病人舒适为目标。	10						
	9. 听诊双肺呼吸音是否相等,再次检查气管插管的深度,再次测气囊压力维持在 25～30 cmH_2O,清点棉球。	5						
	10. 协助病人取舒适卧位,整理床单元;询问病人的感受;洗手,脱口罩,记录。	5						
指导 5 分	告知病人或家属操作的目的及在操作过程中的注意事项和配合要点。	5						
处理 5 分	处置区域合适,垃圾分类正确,洗手,摘口罩。	5						
综合评价 5 分	1. 遵守无菌操作原则,操作过程熟练、规范,动作一次到位,未损伤牙龈、黏膜。	3						
	2. 病人或家属能知晓护士告知的注意事项。语言恰当,态度和蔼,沟通有效,充分体现人文关怀,病人满意。	2						
总分		100						

考核教师签名_____ _____ _____

考 核 日 期_____ _____ _____

22 床上擦浴操作规范评分标准

班级＿＿＿＿＿＿＿　　学生学号＿＿＿＿＿＿＿＿　　学生姓名＿＿＿＿＿＿＿

项目	操作内容及要求	分值	考核环节					
			期末考核		实习中期		毕业考核	
			扣分	得分	扣分	得分	扣分	得分
准备 10分	护士：衣、帽、鞋、头发整洁，洗手，戴口罩，修剪指甲。	2						
	治疗车上层：浴巾2条、毛巾2条、小剪刀、梳子、浴毯、50％乙醇、护肤用品（润肤剂、爽身粉）、脸盆2个、水桶2个（一桶盛50～52℃热水）、清洁衣裤和被服。治疗车下层：便器、便器巾、生活垃圾桶、医用垃圾桶（或弯盘）、屏风。	8						
评估 沟通 5分	评估病人的年龄、病情、意识、心态、皮肤、有无引流管及伤口情况、自理能力及配合情况。关闭门窗，调节室温，屏风遮挡。	3						
	向病人及家属解释床上擦浴的目的、方法及配合要点，协助排便。	2						
操作 步骤 65分	1. 携用物至病人床旁，核对床号、姓名。	2						
	2. 协助病人移近护士侧并取舒适卧位。放平床头床尾支架，松开盖被移至床尾，将浴毯盖于病人身上，将脸盆放于床旁桌上，倒入温水约2/3满。	3						
	3. 一条浴巾铺于枕上，另一条置于病人胸部，将毛巾叠成手套状，包于手上并浸湿。	5						
	4. 擦洗眼部：由内眦到外眦，擦干眼部，擦洗前额、面颊、鼻部、颈部和耳根，并擦干。	5						
	5. 脱去上衣，盖好浴毯。	2						
	6. 移去近侧上肢浴毯，将浴巾纵向铺于病人上肢下面。擦洗上肢从远心端到近心端，至腋窝，擦洗力量要足以刺激肌肉组织，以刺激血液循环，并用浴巾擦干。	5						
	7. 将浴巾对折，放于床边，置浴盆于浴巾上，协助病人将手浸于脸盆中洗净并擦干。根据情况修剪指甲。同法擦洗对侧上肢。	10						
	8. 浴巾盖于胸部，浴毯向下折叠至脐部。根据需要换水，检查水温。	3						
	9. 一手掀起浴巾一边，另一手包好毛巾擦洗胸部后擦干皮肤（女性病人注意擦净乳房下皮肤皱褶处，注意保护隐私）。	5						

项目	操作内容及要求	分值	考核环节					
			期末考核		实习中期		毕业考核	
			扣分	得分	扣分	得分	扣分	得分
操作步骤65分	10. 浴巾纵向盖于胸腹部,浴毯向下折叠至会阴部。一手掀起浴巾一边,另一手擦洗腹部(注意洗净脐部和腹股沟皮肤皱褶处,防止受凉)。	5						
	11. 协助病人取侧卧位,背向护士,浴巾纵向铺于病人身下,浴毯盖于肩部和腿部。从颈部至臀部擦洗并按摩背部(注意洗净臀部和肛门皱褶处,减少暴露)。	5						
	12. 协助穿清洁上衣,肢体活动障碍者先穿患侧再穿健侧。浴毯盖胸腹部,换水。	2						
	13. 脱裤,浴毯撤至床中线,盖于远侧腿部,浴巾纵向铺于近侧腿部下面,从踝部至膝关节,再至大腿,洗净擦干。同法擦拭对侧下肢。	5						
	14. 穿裤至大腿,卷起裤脚,一手托小腿,将足部轻轻放于盆内,浸泡擦洗,根据情况修剪指甲,足部过于干燥可使用润肤剂。	3						
	15. 浴巾盖好上肢和胸部,浴毯盖好下肢,暴露会阴部按会阴护理清洗。最后穿好裤子、协助梳头。洗手,脱口罩,记录。	5						
指导5分	告知病人操作目的、注意事项及配合要点,自然、亲切。	5						
处理5分	用物整理符合规范要求,放置整齐有序。洗手,脱口罩,记录。	5						
综合评价10分	1. 操作规范,动作熟练、敏捷轻柔、协调,体位舒适,注意保暖,正确运用节力原理。	4						
	2. 操作中尊重病人,保护病人的隐私;态度和蔼,自然亲切,充分体现人文关怀。	3						
	3. 病人全身皮肤清洁,翻动和暴露病人少,未沾湿被褥,各种管路通畅。	3						
总分		100						

考核教师签名_____ _____ _____

考 核 日 期_____ _____ _____

23 床上洗头操作规范评分标准

班级_____ 学生学号_____ 学生姓名_____

项目	操作内容及要求	分值	考核环节					
			期末考核		实习中期		毕业考核	
			扣分	得分	扣分	得分	扣分	得分
准备 10分	护士:衣、帽、鞋、头发整洁,洗手,戴口罩,修剪指甲。	2						
	治疗车上层:洗头器、橡胶中单、浴巾、冲洗水壶(40~45℃水)、纱布或眼罩、棉球、水温计、电吹风、镜子,自备毛巾、梳子、洗发液、护肤品(必要时)。 治疗车下层:塑料桶、弯盘。	8						
评估 沟通 5分	评估病人的病情、意识,生活自理能力、有无引流管及伤口情况、个人习惯、头发清洁程度、自理能力及配合情况。关闭门窗,调节室温,护士洗手。必要时提供便器。	3						
	向病人及家属解释床上洗头的相关事宜,征得病人同意,使之愿意配合。	2						
操作 步骤 65分	1. 携用物至病人床旁,核对床号、姓名,解释操作配合要点。	2						
	2. 关闭门窗,调节室温,移开床头柜、床旁椅,塑料桶放于右侧床头下。	3						
	3. 解领口,向内反折衣领,将枕头移向对侧。	2						
	4. 将橡胶中单、浴巾铺于病人头肩下,洗头器放头下,颈部置于洗头器突起处。	3						
	5. 排水管伸入床下方的塑料桶内,将盛有热水的冲洗水壶、毛巾、洗发液置于床头桌上。	5						
	6. 棉球塞两耳,嘱病人闭眼。	5						
	7. 取冲洗壶倒热水将头发湿润,并询问病人水温是否合适。	5						
	8. 倒适量洗发液置于掌心,用双手指腹部轻搓头发、按摩头皮。	5						
	9. 再用热水冲洗头发,反复冲洗直到洗净为止。	5						
	10. 取下洗头器,取出耳内棉球。	5						
	11. 毛巾擦净面部水迹,嘱病人睁眼。	5						
	12. 用浴巾将头部包住,撤去橡胶中单,打开包头浴巾搓干头发,吹风机吹干头发,撤浴巾。	5						

项目	操作内容及要求	分值	考核环节					
			期末考核		实习中期		毕业考核	
			扣分	得分	扣分	得分	扣分	得分
操作步骤 65分	13. 梳理头发,按病人习惯或需要梳理发型。	5						
	14. 协助病人照镜,询问是否满意。	2						
	15. 协助病人取舒适卧位,枕头摆正垫于头下。	3						
	16. 整理床单元,桌、椅归位,开窗通风;洗手,脱口罩,记录。	5						
指导 5分	告知操作中配合要点;健康卫生指导。	5						
处理 5分	用物整理放置区域合适,垃圾分类正确;洗手,脱口罩,记录。	5						
综合评价 10分	1. 操作规范,动作准确、熟练、轻柔、节力。不弄湿病人衣服和被子,病人感觉舒适无劳累。	5						
	2. 操作中尊重病人,注意观察病人病情变化,护患沟通语言恰当,态度和蔼,自然亲切,沟通有效,充分体现人文关怀,病人满意。	5						
总分		100						

考核教师签名_____ _____ _____

考 核 日 期_____ _____ _____

24 会阴部清洁护理操作规范评分标准

班级_____   学生学号_____   学生姓名_____

项目	操作内容及要求	分值	考核环节					
			期末考核		实习中期		毕业考核	
			扣分	得分	扣分	得分	扣分	得分
准备 10分	护士:衣、帽、鞋、头发整洁,洗手,戴口罩,修剪指甲。	2						
	治疗车上层:会阴护理包(治疗碗、棉球、弯盘、镊子或卵圆钳)、手套、水壶(内装温开水)、尿垫、毛毯。治疗车下层:便盆及便盆布。在治疗室配制冲洗液(温开水 39～41℃)。	8						

续表

项目	操作内容及要求	分值	考核环节					
			期末考核		实习中期		毕业考核	
			扣分	得分	扣分	得分	扣分	得分
评估沟通 10分	评估病人的年龄、病情、意识、心理状态、配合程度,有无尿失禁或留置导尿管,会阴部清洁程度、皮肤黏膜情况、有无伤口、流血及流液情况。关闭门窗、调节室温,必要时提供便器。	5						
	向病人及家属解释会阴清洁的相关事宜,征得病人同意,使之愿意配合。	5						
操作步骤 60分	1. 自我介绍,洗手,戴口罩。解释操作目的及注意事项并取得配合。	5						
	2. 将用物携至病床,核对床头卡,立于病床右侧,松床尾。	5						
	3. 关闭门窗,调节室温,注意保暖。屏风遮挡(非单人间病房会阴护理时)。	5						
	4. 协助病人脱对侧裤腿盖近侧,垫尿垫、便盆,洗手。	10						
	5. 打开会阴护理包,弯盘置于病人两腿之间,治疗碗置于治疗车上,戴手套。	5						
	6. 清洗会阴:左手拿水壶,右手持卵圆钳夹棉球清洗会阴。顺序(外侧、大阴唇、小阴唇、尿道、肛门)擦干会阴。动作轻柔,避免损伤会阴部。	10						
	7. 撤除用物:撤去弯盘、便盆、尿垫;脱去手套。	5						
	8. 整理床单元,协助病人穿裤,取合适体位。	5						
	9. 开窗通风,消毒手。	5						
	10. 推车回处置室处理用物。洗手,摘口罩,记录。	5						
指导 5分	告知操作中配合要点;健康卫生指导。	5						
处理 5分	用物整理区域合适,物品摆放有序,垃圾分类正确。洗手,脱口罩,记录。	5						
评价 10分	1. 病人理解会阴护理的目的,主动配合,操作达到预期目的,病人安全。	4						
	2. 操作中尊重病人,保护隐私,护患沟通语言恰当,态度和蔼,自然亲切,帮助病人建立良好的卫生习惯,充分体现人文关怀,病人满意。	4						
	3. 操作规范,动作准确、熟练、轻柔。不弄湿病人衣服和被子,病人感觉舒适。	2						
总分		100						

考核教师签名＿＿＿＿＿＿ ＿＿＿＿＿＿ ＿＿＿＿＿＿

考 核 日 期＿＿＿＿＿＿ ＿＿＿＿＿＿ ＿＿＿＿＿＿

25 背部按摩及叩背排痰操作规范评分标准

班级_____   学生学号_____   学生姓名_____

项目	操作内容及要求	分值	考核环节					
			期末考核		实习中期		毕业考核	
			扣分	得分	扣分	得分	扣分	得分
准备 10分	护士:衣、帽、鞋、头发整洁,洗手,戴口罩,修剪指甲。	2						
	按摩用物:毛巾、浴巾、50%乙醇、脸盆(内盛温水)、手消毒液。 叩背用物:听诊器一个。床边必要时准备吸引和吸氧装置。	8						
评估 沟通 10分	评估病人病情、全身状况、受压处皮肤状况等,自主咳嗽、咳痰情况和肺部呼吸音,评估有无进餐,评估有无咯血、肺栓塞、气胸等禁忌证。	5						
	向病人或家属解释操作目的及注意事项,并取得配合。	5						
操作步骤 60分	1. 携用物至床前,核对,解释操作目的、注意事项、配合要点。	5						
	2. 背部按摩 ①翻身观察,操作者立于病人一侧。	5						
	②温水擦背。调节好水温,将浴巾垫于身下,手裹毛巾擦洗背部。	5						
	③按摩全背部各处,顺序正确。	5						
	④协助病人转向另一侧卧位,按摩另一侧髋部。	5						
	⑤擦干背部皮肤,协助穿好衣裤,安置舒适的卧位。	5						
	3. 叩背排痰 ①听诊肺部呼吸音。	5						
	②检查呼吸道是否通畅,必要时给予吸痰。	5						
	③利用腕力快速有节奏地叩击背部(侧胸部):背部从第十肋间,侧胸从第六肋间开始(由下至上、由外向内);避开乳房及心前区)。老年人及外科术后病人叩击力度不能过大。	5						
	④鼓励病人深呼吸、咳嗽、咳痰。	5						
	⑤观察病人的面色、呼吸、咳嗽及排痰情况。排痰后协助病人漱口。	5						
	4. 安置舒适的卧位,整理床单元。	5						

续表

项目	操作内容及要求	分值	期末考核		实习中期		毕业考核	
			扣分	得分	扣分	得分	扣分	得分
指导5分	告知病人或家属背部按摩与叩背的目的、操作中配合要点;对病人进行健康卫生指导。	5						
处理5分	用物整理区域合适,物品摆放有序,垃圾分类正确,洗手,摘口罩,记录。	5						
综合评价10分	1. 背部按摩操作规范,动作熟练轻柔。注意安全,病人感觉舒适。叩击频率、强度、持续时间适当,排痰有效。	4						
	2. 操作中尊重病人,注意观察病人的反应,护患沟通语言恰当,态度和蔼,自然亲切,充分体现人文关怀,病人满意。	4						
	3. 正确运用节力原理,按摩有序,力量达标,翻身正确,双方安全、舒适。	2						
总分		100						

考核教师签名＿＿＿＿＿＿ ＿＿＿＿＿＿ ＿＿＿＿＿＿

考 核 日 期＿＿＿＿＿＿ ＿＿＿＿＿＿ ＿＿＿＿＿＿

26 生命体征测量操作规范评分标准

班级＿＿＿＿＿＿ 学生学号＿＿＿＿＿＿ 学生姓名＿＿＿＿＿＿

项目	操作内容及要求	分值	期末考核		实习中期		毕业考核	
			扣分	得分	扣分	得分	扣分	得分
准备10分	护士:衣、帽、鞋、头发整洁,洗手,戴口罩,修剪指甲。	2						
	用物准备:治疗盘内有血压计、听诊器、体温计、干纱布或含氯消毒液纱巾1块、弯盘、记录单、有秒针的表、笔、手消毒液。若测肛温另备润滑油、棉签、卫生纸。	6						
	检查血压计、体温计、听诊器。	2						
评估沟通10分	1. 询问病情、基础血压,有无高血压、心脏病史,有无偏瘫、乳癌根治病史、动静脉瘘等。注意有无剧烈活动、沐浴、进食、吃冷饮或热饮。	5						
	2. 告诉病人测量体温、脉搏、呼吸、血压的目的,取得病人的配合。	3						
	3. 评估,选择适合的体温测量方法及血压计。	2						

项目	操作内容及要求	分值	考核环节					
			期末考核		实习中期		毕业考核	
			扣分	得分	扣分	得分	扣分	得分
操作步骤60分	1. 携用物至床前,核对病人,解释测量的目的、注意事项、配合要点。	10						
	2. 解开衣领,干纱布擦干对侧腋窝,将体温计水银端放置腋窝深处,紧贴皮肤,协助病人屈臂过胸,告知需 8～10 min,取得配合。	5						
	3. 将病人近侧手臂置舒适位置,腕部伸展,用示指、中指、无名指指端按在病人桡动脉表面计数脉搏、呼吸(各 30～60 s),测试完毕告知病人结果。	5						
	4. 协助病人取坐位或仰卧位,保持血压计零点、肱动脉、心脏于同一水平。	5						
	5. 驱尽袖带内的空气,平整缠于病人上臂中部,下缘距肘窝 2～3 cm,松紧以能放入一指为宜。	5						
	6. 打开水银槽的开关,戴好听诊器,将听诊器胸件置于袖带外肱动脉搏动明显处,固定,向袖带内充气至动脉波动音消失再使压力升高 20～30 mmHg,再以 4 mmHg/s 下降速度缓慢放气。	10						
	7. 护士体位合适,视线与水银柱平。	5						
	8. 测量完毕解开袖带,驱尽袖带内的空气,拧紧阀门,血压计置合适位置。安置病人于舒适体位,整理床单元,告知病人数值,并安慰病人。	5						
	9. 洗手、看手表,取出体温计(8～10 min 后),用含氯消毒液纱布擦拭、读表、甩至 35℃ 以下,告知病人数值并安慰病人。	5						
	10. 整理血压计袖带,血压计盒盖右倾 45°,使水银回流至槽内,关闭水银槽开关。	3						
	11. 整理用物,洗手,记录结果。	2						
指导5分	向病人或家属指导检测血压、体温、脉搏、呼吸的目的、方法、正常值及注意事项。	5						
处理5分	处置用物区域合适,消毒方法正确,用物放置整齐有序,垃圾分类正确。洗手,记录。	5						

项目	操作内容及要求	分值	考核环节					
			期末考核		实习中期		毕业考核	
			扣分	得分	扣分	得分	扣分	得分
综合评价10分	1. 程序正确,操作规范,操作过程熟练,动作一次到位,结果准确。	4						
	2. 操作中尊重病人,护患沟通语言恰当,态度和蔼,自然亲切,充分体现人文关怀,病人满意,主动配合。	2						
	3. 病人和家属知晓测量体温、脉搏、呼吸、血压的正常值及测量过程中的注意点。	2						
	4. 注意排除各种影响因素引起的测量误差。	2						
总分		100						

考核教师签名＿＿＿＿＿　＿＿＿＿＿　＿＿＿＿＿
考 核 日 期＿＿＿＿＿　＿＿＿＿＿　＿＿＿＿＿

27 测足背动脉搏动操作规范评分标准

班级＿＿＿＿＿　　学生学号＿＿＿＿＿＿　　　学生姓名＿＿＿＿＿

项目	操作内容及要求	分值	考核环节					
			期末考核		实习中期		毕业考核	
			扣分	得分	扣分	得分	扣分	得分
准备10分	护士:衣、帽、鞋、头发整洁,洗手,戴口罩。	5						
	评估环境:病房温度适宜,适合操作。操作用物:秒表、纸、笔。	5						
评估10分	查对病人,充分掌握病人的病情,解释测量足背动脉的目的,取得配合。	10						
操作步骤60分	1. 携用物至床边,查对病人,解释测量足背动脉的目的,取得配合。	15						
	2. 用双手示指、中指指腹施加相同压力,寻找并感知两侧足背动脉搏动强弱,能口述足背动脉位置:位于内、外踝背侧连线上,拇长伸肌腱与二趾长伸腱之间(位于足背中部大脚趾和第二脚趾之间)。	30						
	3. 测量足背动脉30 s。搏动明显减弱或消失为异常,及时汇报医生处理。	15						
指导10分	告知病人活动下肢的目的及注意事项。	10						

续表

项目	操作内容及要求	分值	考核环节					
			期末考核		实习中期		毕业考核	
			扣分	得分	扣分	得分	扣分	得分
处理 5分	整理用物规范,洗手,记录。	5						
5分	操作过程熟练,沟通自然,测量准确。	5						
总分		100						

考核教师签名＿＿＿＿＿＿＿ ＿＿＿＿＿＿＿ ＿＿＿＿＿＿＿

考 核 日 期＿＿＿＿＿＿＿ ＿＿＿＿＿＿＿ ＿＿＿＿＿＿＿

28 脉氧仪使用操作规范评分标准

班级＿＿＿＿＿＿＿ 学生学号＿＿＿＿＿＿＿＿＿ 学生姓名＿＿＿＿＿＿＿

项目	操作内容及要求	分值	考核环节					
			期末考核		实习中期		毕业考核	
			扣分	得分	扣分	得分	扣分	得分
准备 10分	护士:衣、帽、鞋、头发整洁,洗手,戴口罩。	5						
	用物准备:治疗盘、脉氧仪、笔、记录单、快速手消毒剂、弯盘。	5						
评估 沟通 10分	评估周围环境光照条件,病人吸氧浓度,意识、肢体活动情况、手指皮肤完整性,肢端皮肤温湿度、有无灰指甲及涂指甲油,必要时评估血气分析。	5						
	检查脉氧仪性能:有检验合格标识、电量充足。解释目的及注意事项。	5						
操作 步骤 65分	1. 携用物至床边,核对病人,查对医嘱,解释,洗手,戴口罩。	15						
	2. 将脉氧仪套在病人手指上,感应区对准指甲。	15						
	3. 告知检测结果。	15						
	4. 整理床单元,消毒手。	10						
	5. 推车回处置室处理用物,洗手,记录。	10						
处理 5分	处置区域合适,消毒到位。洗手,记录。	5						
提问 5分	操作注意事项。	5						

续表

项目	操作内容及要求	分值	考核环节					
			期末考核		实习中期		毕业考核	
			扣分	得分	扣分	得分	扣分	得分
综合评价 5分	操作过程熟练,动作轻柔,沟通有效。	5						
总分		100						

考核教师签名＿＿＿＿＿＿ ＿＿＿＿＿＿ ＿＿＿＿＿＿

考 核 日 期＿＿＿＿＿＿ ＿＿＿＿＿＿ ＿＿＿＿＿＿

29 氧气吸入(氧气筒)操作规范评分标准

班级＿＿＿＿＿＿ 学生学号＿＿＿＿＿＿ 学生姓名＿＿＿＿＿＿

项目	操作内容及要求	分值	考核环节					
			期末考核		实习中期		毕业考核	
			扣分	得分	扣分	得分	扣分	得分
准备 10分	护士:衣、帽、鞋、头发整洁,洗手,戴口罩。	2						
	环境:周围无烟火及易燃品。一筒满的氧气及氧气车。给氧时治疗车上层:扳手、吸氧装置一套,湿化瓶内放湿化液,布袋(吸氧管、吸氧延长管),治疗盘(棉签、手电筒、冷开水);下层:弯盘2个。停止吸氧时治疗车上层:棉签、冷开水、手消毒液;下层:弯盘。	8						
评估沟通 10分	评估病人的年龄、意识、鼻腔黏膜情况及有无分泌物堵塞、缺氧程度、血气分析的结果、病人的心理状态及配合程度等。	5						
	解释吸氧的目的、注意事项及配合要点,体位舒适、情绪稳定、愿意配合。	5						
操作步骤 60分	1. 自我介绍,洗手,戴口罩,检查氧气合格证,固定于氧气架上,取下"满"的标志,打开总开关,清洁气门,迅速关好总开关。	5						

续表

项目		操作内容及要求	分值	考核环节					
				期末考核		实习中期		毕业考核	
				扣分	得分	扣分	得分	扣分	得分
操作步骤 60分	2. 装表	①接湿化装置于流量表。	2						
		②氧气表略后倾接于气门上,初步旋紧,扳手加固使其直立。	5						
		③挂布袋于氧气瓶上,将吸氧延长管接于流量表。	3						
		④确认流量表关闭,开总开关,开小开关。	5						
		⑤检查接头及管道是否漏气,确认氧气流出通畅。	2						
		⑥关总开关,关流量表;将氧气筒推至床边。	3						
	3. 吸氧	①携用物至床边,核对,向病人及家属解释吸氧目的、方法、注意事项及配合要点。	5						
		②检查病人鼻腔,清洁鼻腔。	3						
		③从布袋中取出吸氧延长管,连接吸氧管,开总开关;开流量表,调节氧流量,检查接头及管道是否漏气,将氧气管放入冷开水中湿润前端,确认通畅。	5						
		④将吸氧管与病人连接,妥善固定。	5						
		⑤观察病人缺氧改善情况,排除影响吸氧效果的因素。安置病人,告知注意事项。	5						
		⑥消毒手,推车回处置室处理用物,洗手,记录。	2						
	4. 停止用氧	①间歇给氧,取下吸氧管;关闭流量表,妥善固定吸氧管;清洁鼻腔。	5						
		②关总开关,开流量表放余气,关流量表;卸下吸氧装置。	3						
		③消毒手;推车回处置室处理用物,洗手,记录。	2						
指导 5分		告知病人吸氧的目的、方法、注意事项。	5						
处理 5分		处置区域合适,垃圾分类正确,洗手,摘口罩。	5						

项目	操作内容及要求	分值	考核环节					
			期末考核		实习中期		毕业考核	
			扣分	得分	扣分	得分	扣分	得分
综合评价10分	1. 操作过程熟练、规范,动作一次到位;氧流量调节符合病情需要。	4						
	2. 严格遵守操作规程,操作中尊重病人,护患沟通语言恰当,态度和蔼,充分体现人文关怀,病人满意,主动配合。	3						
	3. 操作中解释到位,病人及家属能说出吸氧目的及吸氧期间的安全知识。	3						
总分		100						

考核教师签名＿＿＿＿＿＿＿＿＿＿

考 核 日 期＿＿＿＿＿＿＿＿＿＿＿＿

30 氧气吸入(中心供氧)操作规范评分标准

班级＿＿＿＿＿＿＿　　　学生学号＿＿＿＿＿＿＿＿＿＿　　　学生姓名＿＿＿＿＿＿＿＿＿

项目	操作内容及要求	分值	考核环节					
			期末考核		实习中期		毕业考核	
			扣分	得分	扣分	得分	扣分	得分
准备10分	护士:衣、帽、鞋、头发整洁,洗手,戴口罩。	2						
	环境:周围无烟火及易燃品。治疗车上层:吸氧装置一套,湿化瓶内放湿化液,治疗盘(棉签、手电筒、冷开水、吸氧管、吸氧延长管)。下层:弯盘2个。停止吸氧时治疗车上层:棉签、冷开水、手消毒液;下层:弯盘。	8						
评估沟通10分	评估病人的病情、意识状态、缺氧程度、鼻腔黏膜及有无分泌物堵塞,病人的心理状态、配合程度。	5						
	解释吸氧的目的、方法及配合要点,检查氧气总开关。	5						
操作步骤60分	1. 自我介绍,洗手,戴口罩,将用物携至床旁,核对床头卡,解释。	5						
	2. 装表:接湿化瓶,装流量表,确认流量表开关关闭,将流量表插入墙上氧气出口,对齐固定孔,用力插入,轻拉接头,证实接紧。	10						
	3. 连接吸氧延长管和吸氧管;开流量表,调节氧流量;检查接头及管道是否漏气,将氧气管放入冷开水中湿润前端,确认通畅。	10						

续表

项目	操作内容及要求	分值	考核环节					
			期末考核		实习中期		毕业考核	
			扣分	得分	扣分	得分	扣分	得分
操作步骤 60分	4. 清洁鼻孔,将吸氧管与病人连接,妥善固定。	10						
	5. 观察病人缺氧改善情况,安置病人,告知注意事项。	5						
	6. 消毒手,推车回处置室处理用物;洗手,记录。	5						
	7. 停止用氧 ①取下吸氧管,关闭流量表,撤除氧气管。	5						
	②清洁鼻腔;卸下墙式吸氧装置;消毒手。	5						
	③推车回处置室处理用物;洗手,记录。	5						
指导 5分	告知病人吸氧的目的、方法、注意事项。	5						
处理 5分	处置区域合适,垃圾分类正确,洗手,摘口罩。	5						
综合评价 10分	1. 操作过程熟练、规范,动作一次到位;氧流量调节符合病情需要。	4						
	2. 严格遵守操作规程,操作中尊重病人,护患沟通语言恰当,态度和蔼,充分体现人文关怀,病人满意,主动配合。	3						
	3. 操作中解释到位,病人及家属能说出吸氧目的及吸氧期间的安全知识。	3						
总分		100						

考核教师签名_____　_____　_____

考核日期_____　_____　_____

31 吸痰法操作规范评分标准

班级_____ 学生学号_____ 学生姓名_____

项目	操作内容及要求	分值	考核环节					
			期末考核		实习中期		毕业考核	
			扣分	得分	扣分	得分	扣分	得分
准备 10分	护士:衣、帽、鞋、头发整洁,洗手,戴口罩。	2						
	用物准备:电动吸引器或中心吸引器(并检查是否符合要求,掌握成人及小儿的吸痰负压值)、治疗盘、无菌罐(盛无菌等渗盐水)、吸痰管2根(含手套)、纱布、压舌板、棉签、手电筒,必要时备开口器、舌钳、口腔护理用药、听诊器、手消毒液、弯盘。	8						
评估沟通 10分	1. 核对病人,并与病人交流咳嗽、咳痰情况。	2						
	2. 听肺部呼吸音。前三点:胸骨上窝,两侧锁骨上窝(肺尖),协助病人面向操作者翻身;后两点:左、右肩胛骨下缘(肺底)叩背;告知需吸痰。	2						
	3. 向病人及家属解释吸痰目的、方法、注意事项及配合要点。	2						
	4. 评估病人鼻腔、口腔黏膜。	2						
	5. 打开电源开关(或接上中心吸引),调节负压,关闭。	2						
操作步骤 60分	1. 打开吸痰包,右手戴手套,纸置于病人颌下。	5						
	2. 取出吸痰管,左手打开盐水罐盖,打开电源开关(负压吸引开关)。	5						
	3. 接吸痰管,用生理盐水试吸,检查是否通畅。	5						
	4. 左手折叠吸痰管根部(阻断负压),右手将吸痰管轻轻插入口或鼻腔,到位后放开折叠,左右旋转边吸边退,必要时间隔10秒再吸,直至吸净痰液。	10						
	5. 与病人交流,观察病人面色和呼吸情况,反复抽吸生理盐水冲洗管道,直至冲净。	10						
	6. 吸痰毕,分离吸痰管,脱手套,关电源开关,将接管插于消毒瓶内,擦净面部。	10						
	7. 再听肺呼吸音(5个点);检查口、鼻腔黏膜。	5						
	8. 整理床单元,协助取舒适卧位。	5						
	9. 消毒手,推车回处置室处理用物,记录。	5						

续表

项目	操作内容及要求	分值	期末考核		实习中期		毕业考核	
			扣分	得分	扣分	得分	扣分	得分
指导5分	吸痰中正确指导配合操作,告知病人吸痰后的注意事项。	5						
处理5分	遵守无菌操作原则,处置区域合适,垃圾分类正确,物品放置整齐有序,洗手。	5						
综合评价10分	1. 严格查对制度和操作规程,操作过程熟练、规范、轻柔,动作一次到位。	4						
	2. 操作中认真观察,及时发现病情变化。解释到位,病人和家属理解吸痰的必要性,主动配合。解释用语规范合理,表现对病人的尊重和关心。	3						
	3. 病人呼吸道分泌物被及时吸净,气道通畅,缺氧改善。	3						
总分		100						

考核教师签名_____ _____ _____

考 核 日 期_____ _____ _____

32 鼻饲法操作规范评分标准

班级_____ 学生学号_____ 学生姓名_____

项目	操作内容及要求	分值	期末考核		实习中期		毕业考核	
			扣分	得分	扣分	得分	扣分	得分
准备10分	护士:衣、帽、鞋、头发整洁,洗手,戴口罩。	2						
	用物准备:治疗车上层:治疗盘内备无菌包(治疗碗1只、无齿镊1把)、胃管1根、治疗巾、弯盘2只、纱布2～3块、50 ml注射器、石蜡油、棉签、胶布、别针、标识条、压舌板、听诊器、手电筒、温开水、鼻饲液(温度38～40℃)、消毒洗手液。下层:弯盘2只。停止鼻饲时用物:治疗车上层:治疗盘内纱布2块、清水、棉签、压舌板、手电筒、消毒洗手液。下层:弯盘2只。	8						
评估沟通10分	评估病人的心理状态、配合程度;检查鼻黏膜有无肿胀和炎症,有无鼻中隔偏曲、鼻息肉。	5						
	向病人或家属解释鼻饲的目的及注意事项。	5						

续表

项目	操作内容及要求	分值	考核环节					
			期末考核		实习中期		毕业考核	
			扣分	得分	扣分	得分	扣分	得分
操作步骤60分	1. 自我介绍,洗手,戴口罩;将用物携至床旁,核对床头卡,解释。	5						
	2. 检查鼻腔,摇高床头;备胶布2根,清洁鼻腔。	5						
	3. 插胃管 ①摸到剑突,并做好记号→颌下铺治疗巾。 ②打开包布,润滑胃管前端→测量胃管插管长度看好刻度(或标记)→自鼻孔缓缓插入。 ③插入10~15 cm时嘱病人做吞咽动作,继续插入至预定长度。 ④检查口腔内有无胃管盘曲,初步固定。	10						
	4. 验证胃管是否在胃内(3种方法)。	10						
	5. 固定胃管。	5						
	6. 注入鼻饲液:打开鼻饲液和温水罐盖,注入温开水→鼻饲液→温开水。	5						
	7. 盖好胃管末端;别针固定;贴胃管标识。	5						
	8. 安置病人(床头抬高要保持30 min)。	3						
	9. 消毒手,推车回处置室处理用物;洗手,记录。	2						
	10. 拔管 ①携用物至床旁、核对床头卡,解释目的及配合方法。 ②颌下置弯盘,撤除别针,撕胶布,一手将胃管末端折叠夹紧,纱布向上包裹胃管,迅速拔出。 ③清洁鼻腔,去除胶布痕迹,检查鼻腔黏膜。 ④安置病人,消毒手,推车回处置室处理用物,洗手,记录。	10						
指导5分	插管及拔管中正确指导配合操作;告知病人插管及拔管的注意事项。	5						
处理5分	处置区域合适,垃圾分类正确,方法正确,物品放置整齐有序,洗手。	5						

续表

项目	操作内容及要求	分值	考核环节					
			期末考核		实习中期		毕业考核	
			扣分	得分	扣分	得分	扣分	得分
综合评价10分	1. 练习中做到态度认真,严格遵守查对制度,操作规范,动作熟练、轻柔、准确。	5						
	2. 病人理解插管的目的,主动配合护士顺利、安全地插入胃管。操作中保持和病人交流,随时询问病人的感受,注意观察病人的病情变化。解释用语规范合理,符合操作规程,表现对病人的尊重和关心。	5						
总分		100						

考核教师签名＿＿＿＿　＿＿＿＿　＿＿＿＿
考 核 日 期＿＿＿＿　＿＿＿＿　＿＿＿＿

33 吞咽障碍病人喂食操作规范评分标准

班级＿＿＿＿　　学生学号＿＿＿＿＿　　学生姓名＿＿＿＿

项目	操作内容及要求	分值	考核环节					
			期末考核		实习中期		毕业考核	
			扣分	得分	扣分	得分	扣分	得分
准备10分	护士:衣、帽、鞋、头发整洁,洗手,戴口罩。	2						
	用物准备:食物、餐盒、勺子、温开水、水杯、小毛巾或纸巾。	8						
评估沟通10分	向病人或家属解释操作目的、注意事项。	5						
	评估病人病情、配合能力、饮食种类,评估病人进食能力、吞咽障碍程度(洼田饮水试验)。	5						
操作步骤60分	1. 核对床号、姓名,根据医嘱核对饮食种类,再次检查食物温度、食具清洁度,解释。	10						
	2. 协助病人采取健侧卧位,根据病情,床头抬高30°～60°,偏瘫侧肩部垫软枕,颌下垫小毛巾或纸巾。	10						
	3. 护士站在病人健侧,用勺取食物喂食:健侧喂食,尽量将食物送至舌根部,从3～4 ml开始,酌情增加至1勺。嘱病人反复吞咽数次,以使食物全部咽下,成人每次进食量不超过300 ml,进食后30 min内保持半卧位或30°仰卧位,不宜翻身、拍背等。	15						

续表

项目	操作内容及要求	分值	考核环节					
			期末考核		实习中期		毕业考核	
			扣分	得分	扣分	得分	扣分	得分
操作步骤60分	4. 观察病人进食情况,协助病人清洁面部,指导家属喂食的方法及注意事项。	10						
	5. 整理床单元,清理物品。	10						
	6. 洗手,摘口罩,记录首次进食情况。	5						
指导5分	告知病人在操作过程中的配合事项。	5						
处理5分	戴手套,清洗内套管,消毒;垃圾分类正确,洗手。	5						
提问5分	注意事项。	5						
综合评价5分	遵守无菌操作原则,操作方法正确,操作过程熟练,动作一次到位。	5						
总分		100						

考核教师签名_____　_____　_____

考 核 日 期_____　_____　_____

34 洗胃法操作规范评分标准

班级_____　　　学生学号_____　　　学生姓名_____

项目	操作内容及要求	分值	考核环节					
			期末考核		实习中期		毕业考核	
			扣分	得分	扣分	得分	扣分	得分
准备10分	护士:衣、帽、鞋、头发整洁,洗手,戴口罩。	2						
	用物准备:洗胃机,洗胃溶液(25~38 ℃)。治疗车上层:治疗盘、胃管、咬口器、洗胃连接管、石蜡油纱布、橡胶单、治疗巾、纱布、压舌板、手电筒、水温计、50 ml 注射器、布胶布、弯盘、听诊器、洗手液、手套、标本杯(必要时备开口器、舌钳等);治疗车下层:弯盘。	8						

项目	操作内容及要求	分值	考核环节					
			期末考核		实习中期		毕业考核	
			扣分	得分	扣分	得分	扣分	得分
评估沟通 10分	1. 评估病人的中毒情况、生命体征、意识状态及瞳孔变化、有无洗胃禁忌证、对洗胃的心理状态及配合程度。	4						
	2. 检查病人口、鼻腔黏膜情况及口中有无异味,有无义齿。	2						
	3. 检查洗胃机各部件的性能是否良好。	2						
	4. 向病人或家属解释洗胃的目的、方法、注意事项及配合要点,取舒适体位。	2						
操作步骤 60分	1. 洗手,戴口罩、将用物携至床旁、核对床头卡、解释配合要点。评估有无洗胃禁忌证,取左侧卧位。	5						
	2. 将洗胃液倒入洗胃桶内,测水温→连接电源→打开洗胃机电源开关→连接管道,检查洗胃机。	10						
	3. 摸剑突,胸前围橡胶单及治疗巾,放弯盘。	5						
	4. 备胶布→戴手套→放口含嘴→润滑胃管前端,测量长度并做标记。	10						
	5. 插管→验证胃管在胃内→固定,必要时留标本。	10						
	6. 打开洗胃机开关,先完成一个循环并清零。	5						
	7. 正确连接胃管,洗胃,先吸再冲。	5						
	8. 观察病人、洗出液及进出液量,洗至洗出液澄清、无异味。	3						
	9. 洗胃后,必要时遵医嘱胃管内注入导泻液。	2						
	10. 拔管,擦净面部,脱手套。	3						
	11. 整理床单元,协助取舒适卧位,洗手,处理,记录。	2						
指导 5分	操作中告知病人配合事项,自然亲切;告知病人洗胃后的注意事项。	5						
处理 5分	清洗洗胃机管路,洗胃机擦拭、充电、备用;垃圾分类正确,洗手。记录贵重仪器使用登记本。	5						

续表

项目	操作内容及要求	分值	考核环节					
			期末考核		实习中期		毕业考核	
			扣分	得分	扣分	得分	扣分	得分
综合评价10分	1. 严格遵守查对制度,程序正确,操作规范,动作熟练、轻柔、准确。	3						
	2. 解释用语规范合理,表现对病人的尊重和关心,保护病人的自尊和隐私。病人及家属理解洗胃目的,愿意接受并主动配合,且达到目的。	2						
	3. 操作中保持和病人交流,随时询问病人的感受,注意观察病人病情变化。	3						
	4. 毒物或胃潴留物被有效清除,病人痛苦减轻,症状缓解,康复信心增强。	2						
总分		100						

考核教师签名＿＿＿＿＿＿　＿＿＿＿＿＿　＿＿＿＿＿＿

考核日期＿＿＿＿＿＿　＿＿＿＿＿＿　＿＿＿＿＿＿

35 导尿法(女病人)操作规范评分标准

班级＿＿＿＿＿＿　　学生学号＿＿＿＿＿＿＿　　学生姓名＿＿＿＿＿＿＿

项目	操作内容及要求	分值	考核环节					
			期末考核		实习中期		毕业考核	
			扣分	得分	扣分	得分	扣分	得分
准备10分	护士:衣、帽、鞋、头发整洁,洗手,戴口罩。	2						
	评估用物:治疗车上层备治疗盘、非无菌手套、弯盘。操作用物:一次性无菌导尿包、无菌手套、生理盐水、集尿袋、小橡胶单和中单、大毛巾、消毒溶液等。弯盘1只、便盆及便盆布。	8						
评估沟通10分	1. 携评估用物至床旁,核对病人。	2						
	2. 向病人及家属解释导尿的目的及注意事项。	2						
	3. 关闭门窗、调节室温、屏风遮挡(非单人病房)。	2						

项目	操作内容及要求	分值	考核环节					
			期末考核		实习中期		毕业考核	
			扣分	得分	扣分	得分	扣分	得分
评估 沟通 10分	4. 评估病人的病情、临床诊断、意识状态、配合程度、心理状况、生活自理能力。松开床尾、检查膀胱充盈状况。戴手套,评估会阴清洁情况,尿道口周围皮肤黏膜;脱手套,处理用物,消毒手。	4						
操作 步骤 60分	1. 洗手,戴口罩,核对导尿包是否过期。携用物至病人床旁,再次核对,解释导尿的目的及配合要点。	5						
	2. 垫单置于病人臀下,协助病人摆体位,充分暴露外阴部。将对侧裤腿脱下,盖在近侧腿上,对侧腿上盖被子,近侧腿上盖毛巾。	3						
	3. 置一弯盘于会阴下方,治疗车上打开导尿包外包装,置塑料弯盘于床上,撕开碘附棉球包,置于弯盘内。	2						
	4. 左手戴手套,消毒外阴部。初次消毒:阴阜、对侧大阴唇、近侧大阴唇、对侧小阴唇、近侧小阴唇、尿道口、阴道口、肛门。消毒小阴唇时,用左手示指及拇指分开两侧大阴唇。	10						
	5. 消毒后,将弯盘移至床尾,脱手套。塑料弯盘及镊子撤至治疗车下层。	2						
	6. 在病人两腿间打开导尿包内包装,导尿包的第一角向对侧上方打开,再依次打开各角,避免跨越无菌区(先远侧后近侧)。	3						
	7. 戴无菌手套→铺洞巾→注水试充气囊→确认无渗漏再抽出→接引流袋。	5						
	8. 用碘附棉球润滑尿管前端,置尿管于方盘内,剩余棉球置于弯盘内。	5						
	9. 左手暴露尿道口,右手持镊子夹取碘附棉球,再次消毒会阴。 第二次消毒顺序:尿道口、对侧小阴唇、近侧小阴唇、尿道口。左手始终暴露尿道口,不可松开。	10						
	10. 插尿管:右手持血管钳夹持尿管轻轻插入尿道 4～6 cm,见尿再插 2～3 cm(非气囊尿管插入 1～2 cm)。	5						

项目	操作内容及要求	分值	考核环节					
			期末考核		实习中期		毕业考核	
			扣分	得分	扣分	得分	扣分	得分
操作步骤60分	11. 左手固定尿管,右手注水 10～20 ml,向外轻拉,接引流袋。	3						
	12. 撤去用物,脱手套。标识导尿管及尿袋,尿袋由腿下穿过,挂于床边。	2						
	13. 整理床单元,协助病人取舒适卧位。	3						
	14. 消毒手,处理,洗手,脱口罩,记录。	2						
指导5分	操作中告知病人配合事项,自然、亲切。告知病人排尿或留置尿管的注意事项。	5						
处理5分	处置区域合适,方法正确,垃圾分类正确,物品放置整齐有序,洗手,摘口罩。	5						
综合评价10分	1. 严格遵守查对制度和无菌操作原则,操作过程无污染。用物齐备,操作方法和步骤正确、熟练、病人安全、舒适。	3						
	2. 练习中做到态度认真,解释用语规范合理,符合操作规程,表现对病人的尊重和关心,保护病人的自尊、隐私。	2						
	3. 操作中保持和病人交流,随时询问病人的感受,注意观察病人病情变化。	3						
	4. 病人和家属了解导尿的目的、方法、配合要点,情绪稳定,主动配合。	2						
总分		100						

考核教师签名_____　_____　_____

考　核　日　期_____　_____　_____

36 大量不保留灌肠操作规范评分标准

班级_____   学生学号_____   学生姓名_____

项目	操作内容及要求	分值	期末考核 扣分	期末考核 得分	实习中期 扣分	实习中期 得分	毕业考核 扣分	毕业考核 得分
准备 10 分	护士:衣、帽、鞋、头发整洁,洗手,戴口罩。	2						
	评估用物:手套、弯盘、手消毒液。治疗室用物:量杯、水温计、冷开水、20%肥皂水(或其他灌肠液)。治疗盘:灌肠桶(内盛灌肠溶液)、肛管、弯盘、手套、石蜡油、棉签、血管钳、卫生纸、一次性治疗巾;弯盘、便盆及便盆布;床旁放输液架。	8						
评估沟通 10 分	评估病人病情、腹部有无包块、胀气、排便情况,有无灌肠禁忌证。戴手套,检查肛周皮肤及黏膜状况,脱手套,洗手,安置病人。	5						
	向病人或家属解释目的及注意事项,协助排尿,准备输液架。	5						
操作步骤 60 分	1. 携用物至病人床旁,核对床号、姓名,与病人交流,并告知配合要点。	5						
	2. 关闭门窗,调节室温,注意保暖,遮挡屏风,摆好体位,垫一次性巾单。	5						
	3. 灌肠桶挂于输液架上,液面距肛门 40~60 cm,臀旁放弯盘 1 只。	5						
	4. 戴手套,润滑并连接肛管,排气,夹管。	5						
	5. 左手分开两臀,显露肛门,右手拿肛管距前端 2~3 cm,轻轻插入 7~10 cm,与病人交流,告知配合要点。	10						
	6. 左手固定,右手松开血管钳,观察病人反应,询问病人感受,注意液面下降情况并进行调整。	5						
	7. 右手反折肛管末端(或用止血钳夹管),左手在肛门处用纸包绕肛管,拔管,拿好肛管前端,用纸擦肛门。	10						

续表

项目	操作内容及要求	分值	考核环节					
			期末考核		实习中期		毕业考核	
			扣分	得分	扣分	得分	扣分	得分
操作步骤60分	8. 分离肛管→脱手套置于车下弯盘内→取下灌肠桶,置于治疗车下→告知保留的时间及注意事项。	5						
	9. 协助排便→撤去巾单→整理床单元→协助病人穿裤,取舒适卧位。	5						
	10. 开窗通风,洗手,处理并记录。	5						
指导5分	对病人进行疾病、灌肠相关的健康指导。	5						
处理5分	处置区域合适,方法正确,垃圾分类正确,物品放置整齐有序,洗手。	5						
综合评价10分	1. 严格遵守查对制度,用物齐备,操作程序正确、熟练,病人安全、舒适。	3						
	2. 态度认真,解释用语规范合理,符合操作规程,表现对病人的尊重和关心,保护病人的自尊、隐私。	2						
	3. 操作中保持和病人交流,随时询问病人感受,注意观察病人的病情变化。	3						
	4. 病人和家属了解灌肠的目的、方法、配合要点,情绪稳定,主动配合。病人灌肠后大便排出。	2						
总分		100						

考核教师签名＿＿＿＿＿＿　＿＿＿＿＿＿　＿＿＿＿＿＿

考 核 日 期＿＿＿＿＿＿　＿＿＿＿＿＿　＿＿＿＿＿

37 保留灌肠操作规范评分标准

班级_____　　　　学生学号_____　　　　学生姓名_____

项目	操作内容及要求	分值	考核环节					
			期末考核		实习中期		毕业考核	
			扣分	得分	扣分	得分	扣分	得分
准备10分	护士:衣、帽、鞋、头发整洁,洗手,戴口罩。	2						
	操作用物:手套、弯盘、手消毒液。 治疗室:50 ml注射器、量杯(溶液<200 ml)、加温桶。 治疗车上层:治疗盘、一次性治疗碗、50 ml针筒、12号肛管、温开水(5～10 ml)、弯盘、手套、石蜡油、棉签、血管钳、卫生纸数张、一次性中单、水温计、手消毒液;治疗车下层:弯盘、便盆及便盆布。	8						
评估沟通10分	评估病人的病情、生命体征、肠道病变部位、临床诊断、评估意识、心理状态及理解程度,评估病人排便、肛周皮肤黏膜状况。脱手套,洗手,安置病人。	5						
	解释灌肠的目的、操作过程、注意事项,协助排尿。	5						
操作步骤60分	1. 携用物至病人床旁,再次核对,护士立于病床右侧,与病人交流,并告知配合要点。	5						
	2. 关闭门窗,调节室温,屏风遮挡,摆好体位,垫一次性巾单(臀部抬高约10 cm)。	5						
	3. 液面距肛门<30 cm,臀旁放弯盘1只,戴手套,润滑并连接肛管,排气夹管,将肛管插入肛门。	10						
	4. 左手固定,右手松开血管钳,观察病人反应,灌注药液结束,注入温开水5～10 ml。	10						
	5. 右手反折肛管末端,拔管,左手在肛门处纸包绕肛管,轻揉肛门,擦肛门。	5						
	6. 拿好肛管前段,分离肛管,置于车下弯盘内,50 ml注射器置于治疗车下,脱去手套。	5						
	7. 协助撤去一次性巾单,协助病人穿裤,取舒适卧位。	5						
	8. 整理床单元,开窗通风,消毒手。	5						

项目	操作内容及要求	分值	考核环节					
			期末考核		实习中期		毕业考核	
			扣分	得分	扣分	得分	扣分	得分
操作步骤 60分	9. 处置室处理用物,洗手,脱口罩。	5						
	10. 1 h后协助排便,观察大便情况,撤出小枕。开窗通风,洗手,记录(灌肠时间,灌肠液的种类、量,病人的反应)。	5						
指导 5分	对病人进行疾病、灌肠的相关健康指导。	5						
处理 5分	处置区域合适,方法正确,垃圾分类正确,物品放置整齐有序,洗手。	5						
综合评价 10分	1. 严格遵守查对制度,用物齐备,操作方法和步骤正确、熟练,病人安全、舒适。	3						
	2. 态度认真,解释用语规范合理,符合操作规程,表现对病人的尊重和关心,保护病人的自尊、隐私。	2						
	3. 操作中保持和病人交流,随时询问病人感受,注意观察病人的病情变化。	3						
	4. 病人和家属了解灌肠的目的、方法、配合要点,情绪稳定,主动配合,达到治疗目的。	2						
总分		100						

考核教师签名_____ _____ _____
考 核 日 期_____ _____ _____

38 床上使用便器操作规范评分标准

班级_____ 学生学号_____ 学生姓名_____

项目	操作内容及要求	分值	考核环节					
			期末考核		实习中期		毕业考核	
			扣分	得分	扣分	得分	扣分	得分
准备 10分	护士:衣、帽、鞋、头发整洁,洗手、戴口罩。	2						
	操作用物:便器(便盆或尿壶)、棉签、手套、卫生纸、手消毒液,必要时带留取标本容器。	8						
评估 沟通 10分	1. 床旁核对,解释目的及注意事项,取得配合。	5						
	2. 检查便器表面有无破损、裂痕,病人心功能、血压、活动度、肌力以及排便情况,洗手。	5						
操作 步骤 60分	1. 携用物至病人的床前再核对、关闭门窗,屏风遮挡,解释操作配合要点。	5						
	2. 协助病人脱裤至膝上,衣服背面卷起,取合适体位(屈膝仰卧位)。	10						
	3. 一手托起病人腰骶部,另一手将便盆放于病人臀下,将卫生纸遮挡在阴阜以防尿液污湿床单或衣服。询问病人有无不适主诉,如有便秘等及时处理。	10						
	4. 观察排泄物性状、颜色和量,有异常及时通知医生。	10						
	5. 观察受压部位皮肤,卫生纸轻擦肛门或会阴部,必要时温水冲洗。	10						
	6. 协助病人取合适体位,开窗通风,手消毒。	10						
	7. 整理用物,洗手,记录。	5						
指导 10分	告知病人在操作过程中的配合要点。	10						
处理 5分	正确处理排泄物,消毒便器,洗手。	5						
综合 评价 5分	态度认真,操作方法和步骤正确、熟练,病人安全、舒适。解释用语规范合理,符合操作规程,表现对病人的尊重和关心,保护病人的自尊、隐私和保暖。	5						
总分		100						

考核教师签名_____

考核日期_____ _____ _____

39 雾化吸入操作规范评分标准

班级＿＿＿＿＿＿ 学生学号＿＿＿＿＿＿ 学生姓名＿＿＿＿＿＿

项目	操作内容及要求	分值	考核环节					
			期末考核		实习中期		毕业考核	
			扣分	得分	扣分	得分	扣分	得分
操作 10分	护士:衣、帽、鞋、头发整洁,洗手,戴口罩。	2						
	用物准备:雾化吸入装置、雾化吸入药物(根据医嘱配制)、弯盘、治疗巾、纸巾、EDA、按需备插座。检查雾化吸入装置的性能。	8						
评估 沟通 10分	1. 询问了解病人的过敏史、用药史、病人呼吸状况及配合能力。评估选择适合的雾化吸入方法。	5						
	2. 告知病人治疗目的、药物名称、配合方法等以取得配合,洗手。	5						
操作 步骤 60分	1. 根据医嘱配制药物,第二人核对无误后,将药物置入雾化器内。	10						
	2. 携带用物至床边,向病人解释配合要点后,协助病人取合适体位(以坐位和半卧位为宜),颌下铺治疗巾。	10						
	3. 接通电源,调节适宜的雾量(氧气驱动者,接上氧源,调节氧流量 6～8 L/min),将口含嘴放入病人口中,或将面罩置于口鼻部,指导吸入。	10						
	4. 观察病人吸入药物后的反应及效果。	5						
	5. 治疗毕,取下口含嘴或面罩,关雾化器(或氧气)开关,协助病人漱口,擦干病人面部。	10						
	6. 协助病人取舒适卧位,整理床单元,洗手。	10						
	7. 返回处置室,用物处理,洗手,摘口罩,记录。	5						
指导 5分	告知操作的目的、配合要点及意义、注意事项。	5						

续表

项目	操作内容及要求	分值	考核环节					
			期末考核		实习中期		毕业考核	
			扣分	得分	扣分	得分	扣分	得分
用物处理 5分	处置区域合适,垃圾分类正确。口含嘴或面罩一人一套,防止交叉感染。超声雾化螺纹管浸泡消毒。洗手,记录。	5						
综合评价 5分	动作轻巧、熟练、准确,步骤正确,病人感觉舒适。	5						
提问 5分	注意事项。	5						
总分		100						

考核教师签名＿＿＿＿＿＿＿ ＿＿＿＿＿＿ ＿＿＿＿＿＿

考 核 日 期＿＿＿＿＿＿ ＿＿＿＿＿＿ ＿＿＿＿＿＿

40 口服给药操作规范评分标准

班级＿＿＿＿＿＿＿ 学生学号＿＿＿＿＿＿＿＿＿ 学生姓名＿＿＿＿＿＿＿

项目	操作内容及要求	分值	考核环节					
			期末考核		实习中期		毕业考核	
			扣分	得分	扣分	得分	扣分	得分
准备 10分	护士:衣、帽、鞋、头发整洁,洗手,戴口罩。	2						
	用物准备:药车、服药本、药卡、饮水管、水壶(内盛温开水)、弯盘、手消毒液等。	8						
评估沟通 10分	评估:病情、年龄、意识、用药史、不良反应史及治疗情况;病人的吞咽能力、方式和安全性,有无口腔疾病;病人的配合及遵医行为;对药物的相关知识了解程度。	5						
	向病人或家属解释口服药物的作用、注意事项和配合要点以取得病人配合。	5						

续表

项目	操作内容及要求	分值	期末考核		实习中期		毕业考核	
			扣分	得分	扣分	得分	扣分	得分
操作步骤60分	1. 药物准备需双人核对,严格三查七对。	10						
	2. 携用物及药物至床前,解释药物名称、作用,选择合适的服药体位,再次核对药物。	10						
	3. 取药:每位病人的所有药物一次取离药车,每次只取一位病人的药物。	5						
	4. 协助服药:确保服药到口。若病人不在或因故不能服药,应将药物带回放入延迟服药柜,并做好交班。管饲病人要先将药物碾碎,再注入 20 ml 温开水溶解。碘剂可放入食物中食用。	20						
	5. 观察用药后的反应,指导家属服药时间、技巧和注意事项。	5						
	6. 整理床单元,清理药杯,洗手。	5						
	7. 清洁发药车,洗手,摘口罩,记录。	5						
指导5分	解释口服药物的作用、用法及注意事项。	5						
处理5分	处置区域合适,方法正确,垃圾分类正确,物品放置整齐有序,洗手,记录。	5						
综合评价10分	1. 严格遵守查对制度,操作方法和步骤正确、熟练,病人安全。	3						
	2. 态度认真,解释用语规范合理,表现对病人的尊重和关心。	2						
	3. 操作中保持和病人交流,随时询问病人感受,注意观察病人的病情变化。	3						
	4. 病人和家属了解服药的目的、方法、配合要点,情绪稳定,主动配合。	2						
总分		100						

考核教师签名＿＿＿＿＿＿　＿＿＿＿＿＿　＿＿＿＿＿＿

考 核 日 期＿＿＿＿＿＿　＿＿＿＿＿＿　＿＿＿＿＿＿

41 皮内注射操作规范评分标准

班级＿＿＿＿＿＿　　学生学号＿＿＿＿＿＿＿　　学生姓名＿＿＿＿＿＿

项目	操作内容及要求	分值	考核环节					
			期末考核		实习中期		毕业考核	
			扣分	得分	扣分	得分	扣分	得分
准备10分	护士：衣、帽、鞋、头发整洁，洗手，戴口罩。	2						
	治疗车上层：(1)注射盘内有盛无菌持物钳的无菌容器、皮肤消毒液(75%乙醇)、无菌棉签、无菌纱布或棉球、砂轮、弯盘、启瓶器。(2)无菌盘、1 ml注射器、4½号针头、药液(按医嘱准备)、做药物过敏试验时备皮试急救盒(0.1%盐酸肾上腺素、1 ml注射器)、医嘱卡、快速手消毒液。治疗车下层：锐器盒、生活垃圾桶、医用垃圾桶。	8						
评估沟通10分	评估病人的病情、治疗情况、用药史、过敏史、家族史、意识状态、是否空腹、心理状态、对用药的认知、配合程度及病人注射部位的皮肤情况。	5						
	向病人或家属解释皮内注射的注意事项、配合要点、药物作用及副作用。	5						
操作步骤60分	1. 核对病人的姓名、床号、床头卡。询问过敏史，选择注射位置(前臂内侧前1/3，避开血管)，解释操作的目的及配合要点，洗手，回治疗室。	10						
	2. 摆药，核对药液，检查药液、注射器、针头质量；二人核对。	10						
	3. 铺无菌盘，打开治疗巾，配制皮试液(根据医嘱及药物说明书配制皮试液)，放入无菌盘，写铺盘时间，处理用物。	10						
	4. 携用物至床旁，双向核对床头卡、腕带。	5						
	5. 选择注射部位，消毒皮肤(75%乙醇消毒皮肤一次，乙醇过敏者选择其他消毒液，可疑阳性者可做生理盐水对照试验)，取出药液，再次核对。	10						
	6. 正确注射：一手固定注射部位皮肤，另一手持注射器5°刺入，针头斜面完全进入皮内，固定针栓，推药液0.1 ml，拔针。	5						
	7. 密切观察反应；20 min后看结果；安置病人、消毒手。	5						
	8. 用物处理，洗手，摘口罩，记录。	5						

续表

项目	操作内容及要求	分值	考核环节					
			期末考核		实习中期		毕业考核	
			扣分	得分	扣分	得分	扣分	得分
指导5分	告知病人注射后的注意事项。	5						
处理5分	用物处置区域合适,方法正确,垃圾分类正确,物品放置整齐有序,洗手。	5						
综合评价10分	1. 严格执行无菌操作原则、注射原则及查对制度,操作方法和步骤正确、熟练,病人安全。	2						
	2. 注射器型号选择合适,注射部位准确,剂量准确,结果判断准确。	2						
	3. 能做到态度认真,解释用语规范合理,表现对病人的尊重和关心。	2						
	4. 操作中保持和病人交流,随时询问病人感受,注意观察病人的病情变化。	2						
	5. 病人和家属了解服药的目的、方法、配合要点,情绪稳定,主动配合。	2						
总分		100						

考核教师签名＿＿＿＿＿　＿＿＿＿＿　＿＿＿＿＿

考 核 日 期＿＿＿＿＿　＿＿＿＿＿　＿＿＿＿＿

42 皮下注射操作规范评分标准

班级＿＿＿＿＿　　学生学号＿＿＿＿＿＿　　学生姓名＿＿＿＿＿

项目	操作内容及要求	分值	考核环节					
			期末考核		实习中期		毕业考核	
			扣分	得分	扣分	得分	扣分	得分
	护士:衣、帽、鞋、头发整洁,洗手,戴口罩。	2						
准备10分	治疗车上层:(1) 注射盘内有盛无菌持物钳的无菌容器、皮肤消毒液(2%碘酊、75%乙醇或0.5%碘附)、无菌棉签、无菌纱布或棉球、砂轮、弯盘、启瓶器。(2) 无菌盘、1～2 ml注射器、5～6号针头、药液(按医嘱准备)、医嘱卡、快速手消毒液。治疗车下层:锐器盒,生活垃圾桶,医用垃圾桶。	8						

续表

项目	操作内容及要求	分值	考核环节					
			期末考核		实习中期		毕业考核	
			扣分	得分	扣分	得分	扣分	得分
评估沟通10分	评估病人的病情、治疗情况、用药史、过敏史、家族史、意识状态、肢体活动能力、对用药的认知及配合程度;评估注射部位的皮肤及皮下组织状况。	5						
	向病人及家属解释皮下注射的目的、方法、注意事项、配合要点、药物作用及副作用。	5						
操作步骤60分	1. 洗手,带 EDA,核对床头卡、选择注射位置(上臂三角肌下缘、腹部、后背及大腿外侧)。消毒手,回治疗室。	10						
	2. 摆药,检查、核对药液,检查注射器、针头质量,需二人核对。	5						
	3. 铺无菌盘,打开治疗巾,抽吸药液,排气,放入无菌盘,写铺盘时间,处理用物。	5						
	4. 携用物至床旁,核对床头卡、腕带,向病人解释注射目的及配合要点。	5						
	5. 选择注射部位(经常注射者,应更换部位,轮流注射,同一部位间隔 2.5 cm 以上)。消毒皮肤(注射胰岛素者不可用碘酊消毒),取出药液,核对 EDA。	10						
	6. 正确注射:一手固定注射皮肤,另一手持注射器30°~40°,针头斜面向上快速将针头1/3~2/3 刺入皮下,固定针栓,抽动活塞无回血缓慢注入药液。	10						
	7. 注射毕,干棉签按针眼,迅速拔针,按压片刻,观察反应。	5						
	8. 安置病人(注射胰岛素者,嘱咐按时进餐),洗手。	5						
	9. 用物处理,洗手,摘口罩,记录。	5						
指导5分	告知病人注射后的目的、注意事项。	5						
处理5分	处置区域合适,方法正确,垃圾分类正确,物品放置整齐有序,洗手。	5						

项目	操作内容及要求	分值	考核环节					
			期末考核		实习中期		毕业考核	
			扣分	得分	扣分	得分	扣分	得分
综合评价10分	1. 严格执行无菌操作原则、注射原则及查对制度。操作方法和步骤正确、熟练,病人安全。	2						
	2. 注射器型号选择合适,注射部位、剂量准确,正确掌握药液注射速度。	2						
	3. 能做到态度认真,解释用语规范合理,表现对病人的尊重和关心。	2						
	4. 操作中保持和病人交流,随时询问病人感受,注意观察病人的病情变化。	2						
	5. 病人和家属了解服药的目的、方法、配合要点,情绪稳定,主动配合。	2						
总分		100						

考核教师签名_____ _____ _____

考 核 日 期_____ _____ _____

 43 肌内注射操作规范评分标准

班级_____　　学生学号_____　　学生姓名_____

项目	操作内容及要求	分值	考核环节					
			期末考核		实习中期		毕业考核	
			扣分	得分	扣分	得分	扣分	得分
准备10分	护士:衣、帽、鞋、头发整洁,洗手,戴口罩。	2						
	用物:治疗车上层:(1)注射盘内有盛无菌持物钳的无菌容器、皮肤消毒液(2%碘酊、75%乙醇或0.5%碘附)、无菌棉签、无菌纱布或棉球、砂轮、弯盘、启瓶器。(2)无菌盘、2~5 ml注射器、6~7号针头、药液(按医嘱准备)、医嘱卡、快速手消毒液。治疗车下层:锐器盒、生活垃圾桶、医用垃圾桶。	8						

项目	操作内容及要求	分值	考核环节					
			期末考核		实习中期		毕业考核	
			扣分	得分	扣分	得分	扣分	得分
评估 沟通 10分	评估:病人的病情、治疗情况、用药史、过敏史;病人的意识状态、肢体活动能力、对用药的认知及配合程度;病人注射部位的皮肤及肌肉组织状况。	5						
	向病人及家属解释肌内注射目的、方法、注意事项、配合要点、药物作用及副作用,洗手。	5						
操作 步骤 60分	1. 带EDA至床边,核对床头卡,双向核对;选择注射位置,消毒手,回治疗室。	10						
	2. 摆药,检查、查对药液、注射器、针头质量,需二人核对。	5						
	3. 铺无菌盘,打开治疗巾,抽吸药液,排气,放入无菌盘,写铺盘时间,处理用物。	5						
	4. 携用物至床旁,双向核对床头卡、腕带。	5						
	5. 选择注射部位,消毒皮肤,取出药液,再次核对医嘱。	10						
	6. 正确注射:一手固定注射皮肤,另一手持注射器90°,针头迅速刺入针头的2/3左右,固定针栓,抽动活塞无回血缓慢注入药液,观察反应。	10						
	7. 注射毕,用干棉签按针眼,迅速拔针,按压片刻拔针。药瓶核对后弃去。	5						
	8. 安置病人,洗手。	5						
	9. 用物处理,洗手,摘口罩,记录。	5						
指导 5分	告知病人注射后的目的、注意事项。	5						
处理 5分	用物处置区域合适,方法正确,垃圾分类正确,物品放置整齐有序,洗手。	5						
综合 评价 10分	1. 严格执行无菌操作原则、注射原则以及查对制度。操作方法正确、熟练。	2						
	2. 注射器型号选择合适,注射部位、剂量准确,正确掌握药液的注射速度。	2						
	3. 态度认真,解释用语规范合理,注意无痛注射。病人满意主动配合。	2						
	4. 操作中保持和病人交流,随时询问病人感受,注意观察病人的病情变化。	2						
	5. 病人和家属了解服药的目的、方法、配合要点,情绪稳定,主动配合。	2						
总分		100						

考核教师签名_____ _____ _____

考 核 日 期_____ _____ _____

44 静脉注射操作规范评分标准

班级＿＿＿＿＿＿＿＿ 学生学号＿＿＿＿＿＿＿＿ 学生姓名＿＿＿＿＿＿＿＿

项目	操作内容及要求	分值	考核环节					
			期末考核		实习中期		毕业考核	
			扣分	得分	扣分	得分	扣分	得分
准备 10分	护士：衣、帽、鞋、头发整洁，洗手，戴口罩。	2						
	治疗车上层：注射盘内有无菌容器盛无菌持物钳、皮肤消毒液（2％碘酊、75％乙醇或0.5％碘附）、无菌棉签、无菌纱布或棉球、砂轮、弯盘、启瓶器、止血带、一次性垫巾、胶布、无菌盘、注射器（规格视药量而定）、6～9号针头、药液（按医嘱准备）、医嘱卡、手消毒液。治疗车下层：锐器盒，生活垃圾桶，医用垃圾桶。	8						
评估 沟通 10分	评估病人的病情、治疗情况、用药史、过敏史、意识状态、肢体活动能力、对用药的认知及配合程度、穿刺部位的皮肤状况、静脉充盈度及管壁弹性。	5						
	向病人或家属解释静脉注射目的、方法、注意事项、配合要点、药物作用及副作用，洗手。	5						
操作步骤 60分	1. 携用物至床旁，核对病人的床头卡，与病人交流，选择静脉，洗手，回治疗室，戴口罩。	10						
	2. 根据医嘱生成加药单、输液卡，检查药液质量，摆药，二人核对。	5						
	3. 铺无菌盘，打开治疗巾，抽吸药液或配制好药液，排气后放于无菌治疗巾内，写铺盘时间，处理用物。	5						
	4. 携用物至床旁，再次双向核对床头卡、腕带；解释配合要点。	5						
	5. 安置病人于舒适卧位，选择并暴露注射部位，穿刺部位下垫一次性垫巾。	5						
	6. 常规消毒注射部位皮肤，直径大于5 cm，距穿刺点上方6 cm扎止血带。	10						
	7. 再次核对，排尽空气，绷皮进针，见回血推药，观察。	10						
	8. 注射完毕拔针、无菌棉签按压，再次核对后，协助取舒适卧位，观察用药反应。	5						
	9. 整理床单元，分类处置用物，洗手，记录，脱口罩。	5						

续表

项目	操作内容及要求	分值	考核环节					
			期末考核		实习中期		毕业考核	
			扣分	得分	扣分	得分	扣分	得分
指导 5分	告知病人注射的目的、注意事项。	5						
处理 5分	用物处置区域合适,方法正确,垃圾分类正确,物品放置整齐有序,洗手。	5						
综合 评价 10分	1. 严格执行无菌操作原则、注射原则以及查对制度。操作方法正确、熟练。	2						
	2. 注射器型号选择合适,注射部位、剂量准确,正确掌握药液的注射速度。	2						
	3. 态度认真,解释用语规范合理,注意无痛注射,病人满意,主动配合。	2						
	4. 操作中保持和病人交流,随时询问病人感受,注意观察病人的病情变化。	2						
	5. 病人和家属了解服药的目的、方法、配合要点,情绪稳定,主动配合。	2						
总分		100						

考核教师签名＿＿＿＿＿＿　＿＿＿＿＿＿　＿＿＿＿＿

考　核　日　期＿＿＿＿＿＿　＿＿＿＿＿＿　＿＿＿＿＿

45 微量注射泵使用操作规范评分标准

班级＿＿＿＿＿　　学生学号＿＿＿＿＿＿＿　　学生姓名＿＿＿＿＿＿

项目	操作内容及要求	分值	考核环节					
			期末考核		实习中期		毕业考核	
			扣分	得分	扣分	得分	扣分	得分
准备 10分	护士:衣、帽、鞋、头发整洁,洗手,戴口罩。	2						
	用物准备:除按静脉注射的用物准备外,另备注射泵、注射泵延长管、抽吸5～10 ml生理盐水的注射器。	8						
评估 沟通 10分	向病人及家属解释输液泵使用目的及注意事项;协助排尿,准备输液架。	5						
	评估病人身体状况、输液情况,检查注射泵性能,病室内电源插座是否与电源插头吻合,洗手。	5						

续表

项目	操作内容及要求	分值	考核环节					
			期末考核		实习中期		毕业考核	
			扣分	得分	扣分	得分	扣分	得分
操作步骤60分	1. 在治疗室检查注射泵性能,已配制好的药液两人核对后置于无菌盘内。	5						
	2. 携用物至病人床旁,核对床号、姓名、床头卡,解释配合要点。	5						
	3. 固定注射泵于输液架上或床架上,接电源,开电源开关。	5						
	4. 备胶布,将抽取药液的注射器连接延长管,排气,检查气泡,将注射器装入座中、加药单贴于注射泵上。	10						
	5. 消毒肝素帽、设定输注速度等参数(两人核对签名),再次检查气泡,将延长管与输液通路连接,按启动键,观察通畅情况,胶布固定,观察生命体征及反应。	10						
	6. 安置病人于舒适体位,交代注意事项,消毒手,记录注射药巡回卡。	5						
	7. 推车回处置室处理用物;洗手,记录护理记录单。	5						
	8. 加强巡视,观察病人注射情况和用药反应。	5						
	9. 注射完毕,核对床头卡;按停止键,关机,分离延长管与留置针,调节常规输液速度。	5						
	10. 消毒手,记录注射药巡回卡,推车回处置室处理用物,洗手,摘口罩,记录护理记录单。	5						
指导10分	告知病人使用注意事项及目的。	10						
处理5分	用物处置区域合适,方法正确,物品放置整齐有序,洗手。	5						
综合评价5分	遵守查对制度和无菌操作原则;操作过程熟练,动作一次到位。解释用语规范合理,符合操作规程,表现对病人的尊重和关心。	5						
总分		100						

考核教师签名＿＿＿＿＿　＿＿＿＿＿　＿＿＿＿＿

考 核 日 期＿＿＿＿＿　＿＿＿＿＿　＿＿＿＿＿

46 静脉输液操作规范评分标准

班级_____ 学生学号_____ 学生姓名_____

项目	操作内容及要求	分值	期末考核		实习中期		毕业考核	
			扣分	得分	扣分	得分	扣分	得分
准备 10分	护士:衣、帽、鞋、头发整洁,洗手,戴口罩。	2						
	治疗车上层:注射盘用物一套、弯盘、液体及药物(按医嘱准备)、加药用的注射器及针头、止血带、胶布(或输液敷贴、静脉小垫枕)、一次性垫巾、瓶套、砂轮、启瓶器、输液器一套、输液贴、输液卡、输液记录单、手消毒液。 治疗车下层:锐器盒,生活垃圾桶,医用垃圾桶。	8						
评估沟通 10分	评估病人的年龄、病情、意识状态及营养状况等,心理状态及肢体活动能力、对用药的认知及配合程度,病人穿刺部位的皮肤状况、静脉充盈度及管壁弹性。	5						
	向病人或家属解释静脉输液的目的、方法、注意事项、配合要点、药物作用及副作用。协助排尿,准备输液架,洗手。	5						
操作步骤 60分	1. 根据医嘱生成加药单、输液卡,二人核对药液,检查药液质量。	5						
	2. 贴加药单,套网套,消毒瓶塞,按医嘱配制药液。	5						
	3. 再次检查药液和消毒瓶塞,连接输液器,关闭调节器,准备输液物品,洗手。	5						
	4. 携用物至病人床旁,核对床号、姓名,输液瓶挂于输液架上,排气至输液器与针头连接处,检查并确认无气泡。备胶布3~4条。	5						
	5. 协助病人取舒适卧位,选择好穿刺部位,垫小枕,穿刺点上6 cm处扎止血带,碘附消毒穿刺点皮肤,直径5 cm,2次,待干。	10						
	6. 再次排气,确认无气泡,去护针帽,一手固定皮肤,一手持针穿刺,见回血后再进针少许。松开止血带,放开输液管,观察输液点滴是否通畅,胶带固定头皮针。	10						

项目	操作内容及要求	分值	考核环节					
			期末考核		实习中期		毕业考核	
			扣分	得分	扣分	得分	扣分	得分
操作步骤60分	7. 将输液肢体放置舒适,再次查对,手消毒后,规范调节输液滴速。	5						
	8. 处置用物,加强巡视,观察病人输液情况和输液反应。	5						
	9. 输液完毕,核对床头卡,轻揭胶带,干棉球轻压穿刺点上方,快速拔针,按压片刻,安置病人。	5						
	10. 洗手,处理用物,记录。	5						
指导5分	用药指导及输液过程中注意事项。	5						
处理5分	用物处置区域合适,方法正确,垃圾分类正确,物品放置整齐有序,洗手。	5						
综合评价10分	1. 严格执行无菌操作原则、注射原则以及查对制度。操作方法和步骤正确、熟练,符合操作规程,病人安全。	2						
	2. 局部无肿胀、疼痛,未出现输液反应。	2						
	3. 解释用语规范合理,治疗性沟通有效,病人感到安全,主动配合。	2						
	4. 操作中保持和病人交流,随时询问病人感受,注意观察病人的病情变化。	2						
	5. 病人和家属了解服药的目的、方法、配合要点,情绪稳定,主动配合。	2						
总分		100						

考核教师签名＿＿＿＿＿＿＿　＿＿＿＿＿＿＿　＿＿＿＿＿＿＿

考　核　日　期＿＿＿＿＿＿＿　＿＿＿＿＿＿＿　＿＿＿＿＿＿＿

47 **静脉留置针操作规范评分标准**

班级_____ 学生学号_____ 学生姓名_____

项目	操作内容及要求	分值	考核环节					
			期末考核		实习中期		毕业考核	
			扣分	得分	扣分	得分	扣分	得分
准备 10分	护士:衣、帽、鞋、头发整洁,洗手,戴口罩。	2						
	治疗车上层:注射盘用物一套、弯盘、液体及药物(按医嘱准备)、加药用的注射器及针头、止血带、胶布(或输液敷贴、静脉小垫枕)、一次性垫巾、瓶套、砂轮、启瓶器、输液器一套、输液贴、输液卡、输液记录单、手消毒液。另备一套静脉留置针,封管液(无菌生理盐水或稀释肝素液)。 治疗车下层:锐器盒,生活垃圾桶,医用垃圾桶。	8						
评估 沟通 10分	1. 评估病人的年龄、病情、意识状态、营养状况、心理状态及肢体活动能力、对用药的认知及配合程度,穿刺部位的皮肤状况、静脉充盈度及管壁弹性。	5						
	2. 向病人或家属解释静脉输液的目的、方法、注意事项、配合要点、药物作用及副作用。协助排尿,准备输液架,洗手。	5						
操作 步骤 60分	1. 核对已加药物药名、浓度、剂量,检查溶液有无浑浊、沉淀或絮状物等。	5						
	2. 携用物至病人床旁,核对床号、姓名,备胶布2~3条,输液瓶挂于输液架上排气至输液器与针头连接处,检查确认无气泡,检查留置针和贴膜有效期,打开外包装,填写时间及标识。	5						
	3. 协助病人取舒适卧位,选择好穿刺部位,垫小枕,穿刺点上10 cm处扎止血带,碘附消毒穿刺点皮肤,直径8~10 cm,2次,待干。	5						
	4. ①将头皮针头接于留置针肝素帽内,排气,确认无气泡,再次核对病人及药物。 ②取出留置针,顺时针旋转针芯(松动外套管),去除针套。 ③一手固定皮肤,一手持针穿刺,见回血后将针芯后退少许,以针芯为支撑,将针沿静脉方向推进,直至将外套管全部送入静脉内,按住针柄,抽出针芯。 ④松开止血带,放开输液调节器,观察输液点滴是否通畅,贴膜固定。	20						

续表

项目	操作内容及要求	分值	考核环节					
			期末考核		实习中期		毕业考核	
			扣分	得分	扣分	得分	扣分	得分
操作步骤60分	5. U型固定留置针尾部及头皮针,贴膜和留置针分别标识时间并签名。	5						
	6. 将输液肢体放置舒适,再次查对,手消毒后,规范调节输液滴速,记输液卡,告知病人输液过程中的注意事项。	5						
	7. 处置用物,加强巡视,观察病人输液情况和输液反应。	5						
	8. 封管液正确,用物合适→夹闭输液器连接头皮针末端→脉冲式方法推注,边推边退针头,直至全部退出→立即卡紧夹闭开关。	5						
	9. 消毒手,记录巡回卡,处理用物。	5						
指导5分	告知病人所输药物的相关内容,告知病人输液中的注意事项及留置针保护的注意事项。	5						
处理5分	处置区域合适,垃圾分类正确,洗手。	5						
综合评价10分	1. 严格执行无菌操作原则、注射原则以及查对制度。操作中无污染无差错。	2						
	2. 操作方法和步骤正确、熟练,符合操作规程,病人安全。	2						
	3. 局部无肿胀、疼痛,未出现输液反应。	2						
	4. 解释用语规范合理,治疗性沟通有效,病人安全,情绪稳定,主动配合。	2						
	5. 操作中保持和病人交流,随时询问病人感受,注意观察病人的病情变化。	2						
总分		100						

考核教师签名＿＿＿＿＿　＿＿＿＿＿　＿＿＿＿＿

考 核 日 期＿＿＿＿＿　＿＿＿＿＿　＿＿＿＿＿

48 静脉输液更换药物操作规范评分标准

班级＿＿＿＿＿　　　学生学号＿＿＿＿＿＿＿＿　　　学生姓名＿＿＿＿＿＿＿

项目	操作内容及要求	分值	考核环节					
			期末考核		实习中期		毕业考核	
			扣分	得分	扣分	得分	扣分	得分
准备 10分	护士：衣、帽、鞋、头发整洁,洗手,戴口罩。	2						
	用物准备：治疗盘、弯盘、EDA、补液（必要时带网套）、快速手消毒剂。	8						
评估 沟通 10分	输液情况、穿刺部位、输液疗效及不良反应。	5						
	向病人或家属解释目的及注意事项。	5						
操作 步骤 60分	1. 洗手、戴口罩,解释更换药物的名称、作用、注意事项。	10						
	2. 检查、核对药物：输液瓶签有加药时间及签名、有核对者签名。	10						
	3. 再次对光检查药液质量。	5						
	4. 床边 EDA 等两种方法核对无误,扫描执行输液。	10						
	5. 更换药物,准确调节滴速,向病人或家属告知药物作用、注意事项。	10						
	6. 观察穿刺处有无渗血、渗液,输液器内有无气泡,点滴是否通畅。	10						
	7. 推车回处置室处理用物,洗手。	5						
指导 10分	告知病人所输药物的相关内容,告知病人输液中的注意事项。	10						
处理 5分	处置区域合适,方法正确,垃圾分类正确,物品摆放有序,洗手。	5						
评价 5分	严格查对制度,操作过程熟练,沟通语言规范有效。	5						
总分		100						

考核教师签名＿＿＿＿＿＿＿　＿＿＿＿＿＿＿　＿＿＿＿＿

考 核 日 期＿＿＿＿＿＿　＿＿＿＿＿＿　＿＿＿＿＿

49 输液泵操作规范评分标准

班级＿＿＿＿＿　　学生学号＿＿＿＿＿＿　　学生姓名＿＿＿＿＿＿

项目	操作内容及要求	分值	期末考核 扣分	期末考核 得分	实习中期 扣分	实习中期 得分	毕业考核 扣分	毕业考核 得分
准备 10分	护士:衣、帽、鞋、头发整洁,洗手,戴口罩。	2						
	用物准备:输液泵及电源转换器,专用输液器,输液架,拟输入溶液(遵医嘱),治疗盘(碘附、棉签),瓶套,弯盘,输液巡回卡,胶布,必要时备静脉输液用物。	8						
评估 沟通 10分	检查输液泵性能,看室内插座是否与电源插头吻合。	5						
	向病人或家属解释目的及注意事项。	5						
操作 步骤 60分	1. 携用物至床旁,再次核对床头卡,固定输液泵于输液架上,接电源,给液体排气,检查气泡,关闭输液器调节器,打开输液泵门,装入输液器,关闭输液泵门。	10						
	2. 设定输入容量、速度等参数,再次检查气泡,消毒留置针接头,接上输液器,打开输液器调节器。	10						
	3. 开电源开关,按"启动"键,观察通畅情况,必要时重新调节速度,若出现报警,针对原因处理后,再按启动键。观察生命体征及反应。	10						
	4. 安置病人,交代注意事项。	5						
	5. 洗手,记录输液巡回卡。推车回处置室处理用物,洗手,记录护理记录单。	5						
	6. 输液结束,核对床头卡,按"停止"键,关机。	5						
	7. 分离输液器与留置针输液泵,输液泵及输液器均置于治疗车下层,安置病人,洗手,记录输液巡回卡。	10						
	8. 推车回处置室,处理用物,擦拭输液泵,充电备用。洗手,摘口罩,记录护理记录单。	5						
指导 10分	告知病人输液过程中如何活动,告知病人和家属不要轻易调节速度。	10						
处理 5分	处置区域合适,方法正确,垃圾分类正确,物品摆放有序,洗手。	5						
综合 评价 5分	1. 遵守无菌操作原则。2. 严格查对制度,操作过程熟练,沟通语言规范有效。	5						
总分		100						

考核教师签名＿＿＿＿　＿＿＿＿　＿＿＿＿

考 核 日 期＿＿＿＿　＿＿＿＿　＿＿＿＿

50 静脉输液药物配制操作规范评分标准

班级_____　　学生学号_____　　学生姓名_____

项目	操作内容及要求	分值	考核环节					
			期末考核		实习中期		毕业考核	
			扣分	得分	扣分	得分	扣分	得分
准备 10分	护士:衣、帽、鞋、头发整洁,洗手,戴口罩。	2						
	用物准备:药物、加药单、药液、砂轮、注射器、棉签、安尔碘消毒液、剪刀、利器盒、弯盘、震荡仪。	8						
评估 沟通 10分	环境符合无菌技术原则。	5						
	所用药品、物品在有效期之内。	5						
操作 步骤 60分	1. 核对医嘱。	5						
	2. 双人核对加药单。	5						
	3. 手消毒或洗手。	5						
	4. 治疗台面清洁,加药区域符合无菌操作要求。	5						
	5. 将输液器具、药品、注射器和消毒物品放置在平坦的治疗台面;多份药品摆放时,进行有效分隔,防止药品混淆。	10						
	6. 检查药液质量,贴加药单。	5						
	7. 核对加药单与所备药物是否相符。	5						
	8. 检查药品质量(三查七对)。	5						
	9. 按照无菌技术原则添加药液。	10						
	10. 加药后再次检查药液。加药单上注明配制时间、配制者姓名或工号。	5						
处理 5分	处置区域合适,方法正确,垃圾分类正确,物品摆放有序,洗手。	5						
提问 5分	注意事项。	5						
综合 评价 10分	1. 遵守无菌操作原则及查对原则。	5						
	2. 操作过程熟练,药物配制剂量准确。	5						
总分		100						

考核教师签名_____　_____　_____

考核　日　期_____　_____　_____

51 静脉留置针维护操作规范评分标准

班级＿＿＿＿＿　　学生学号＿＿＿＿＿＿　　学生姓名＿＿＿＿＿＿

项目	操作内容及要求	分值	考核环节					
			期末考核		实习中期		毕业考核	
			扣分	得分	扣分	得分	扣分	得分
准备 10分	护士：衣帽整洁,修剪指甲,洗手,戴口罩。	5						
	用物准备：(1)治疗盘、碘附、棉签、胶布、无菌治疗碗内两块无菌纱布、无菌镊子、无菌治疗巾内一具吸有生理盐水或肝素盐水的5 ml注射器、透明敷贴、一次性治疗巾、弯盘。(2)其他：治疗卡、手消毒液、医用垃圾桶、生活垃圾桶、锐器盒。	5						
评估 6分	核对留置时间是否在96 h内。	2						
	向患者解释静脉留置针维护的目的,取得配合。	2						
	观察穿刺点周围皮肤及敷贴情况。	2						
操作 步骤 65分	1. 备齐用物。	2						
	2. 核对床号、姓名、住院号。评估患者静脉留置针是否在96 h之内,穿刺点周围的皮肤及敷贴情况,如果超出96 h则拔出,如果敷贴需要更换解释更换的目的并取得配合。	5						
	3. 洗手,戴口罩。	3						
	4. 携用物至患者床旁,再次核对。	3						
	5. 备胶布,铺治疗巾。	5						
	6. 从下向上(或顺着穿刺方向)小心地拆除原有敷贴和胶布,避免牵拉导管。	5						
	7. 用碘附消毒棉签在穿刺点稍作停留后,由中心向外螺旋式消毒皮肤,消毒范围直径至少8 cm,消毒两次。	5						
	8. 用碘附棉签消毒导管体外部分,消毒两次。	5						
	9. 待干后,用透明敷贴作无张力封闭式固定。	5						
	10. 取无菌纱布放于治疗巾上,用碘附棉签消毒肝素帽。取无菌纱布包裹肝素帽。	5						

续表

项目	操作内容及要求	分值	考核环节					
			期末考核		实习中期		毕业考核	
			扣分	得分	扣分	得分	扣分	得分
操作步骤 65分	11. 取注射器连接在肝素帽上,抽回血。	5						
	12. 用生理盐水或肝素盐水冲管,并脉冲式正压封管。	4						
	13. 注明穿刺及更换的日期、时间、责任人,并固定导管体外部分。	4						
	14. 整理床单位,协助患者取舒适体位,询问患者需要。	4						
	15. 分类处理用物。	3						
	16. 洗手,取口罩。	2						
处理 4分	用物处置区域合适,方法正确,垃圾分类正确,物品放置整齐有序,洗手。	4						
提问 5分	注意事项。	5						
综合评价 10分	1. 严格执行无菌操作原则、注射原则以及查对制度。操作方法正确、熟练。	3						
	2. 态度认真,解释用语规范合理,注意无痛注射,病人满意、主动配合。	3						
	3. 病人和家属了解服药的目的、方法、配合要点,情绪稳定,主动配合。	4						
总分		100						

考核教师签名_____ _____ _____

考 核 日 期_____ _____ _____

52 密闭式静脉输血技术操作规范评分标准

班级_____   学生学号_____   学生姓名_____

项目	操作内容及要求	分值	考核环节					
			期末考核		实习中期		毕业考核	
			扣分	得分	扣分	得分	扣分	得分
准备10分	护士:衣、帽、鞋、头发整洁,洗手,戴口罩。	2						
	用物准备:治疗车上层:0.9%生理盐水、同型血液、抗过敏药物、血型检验报告单、输血器。治疗盘:输液贴、止血带、安尔碘、棉签、弯盘、网套、输液架、输血卡、手消毒液、一次性手套。治疗车下层:锐器盒,止血带浸泡桶,或生活垃圾桶、医用垃圾桶。	8						
评估沟通10分	评估病人的病情、治疗情况(作为合理输血的依据),血型、输血史及过敏史、输血前相关检验指标(作为输血时查对及用药的参考),心理状态及对输血相关知识的了解程度(为护理及健康教育提供依据),病人穿刺部位的皮肤状况、静脉充盈度及管壁弹性。	5						
	向病人或家属解释输血的目的、注意事项、配合要点。病人知情同意:病人或家属在充分了解输血后的潜在危害后,填写输血治疗同意书,由家属、病人、医生分别签字方可实施输血治疗。	5						
操作步骤60分	1. 严格查对制度,准备输液架,正确选择静脉,解释输血目的及配合要点。	5						
	2. 根据医嘱生成输血单,二人核对血液质量、交叉配血报告。	5						
	3. 打开输血器包装,检查输血器有效期、有无漏气,关闭调节器,输血器连接生理盐水预充管路,检查有无渗漏,备齐物品,消毒手。	5						
	4. 两人携用物至床旁,再次核对。	5						
	5. 取下输血器外包装;核对,药液挂于输液架上;排气至输血器与针头连接处,检查并确认无气泡,针头向下。	5						
	6. 穿刺点上6 cm处扎止血带,消毒直径5 cm。	5						

续表

项目	操作内容及要求	分值	考核环节					
			期末考核		实习中期		毕业考核	
			扣分	得分	扣分	得分	扣分	得分
操作步骤 60分	7. 再次排气,确认无气泡;再次核对病人。	5						
	8. 静脉穿刺成功,固定,两名护士再次核对,血液连接经冲洗输血器。	5						
	9. 检查血液质量和血袋无渗漏后连接头皮针,并观察是否通畅。	5						
	10. 调节滴速,观察输血不良反应,床边血型醒目标识。	5						
	11. 输血完毕,使用生理盐水冲洗输血器。	5						
	12. 使用后放入医疗废物袋(黄色垃圾袋)内,保留使用后的血袋,24 h后送血库处理。	5						
处理 5分	处置区域合适,方法正确,垃圾分类正确,物品摆放有序,洗手。	5						
提问 5分	注意事项。	5						
综合评价 10分	1. 遵守无菌操作原则,操作熟练、准确。	4						
	2. 在配血、取血及输血中严格查对制度,准确无误。	2						
	3. 病人获得输血的相关知识,主动配合。注意观察病人的反应。	2						
	4. 在输血过程中,无血液浪费现象。	2						
总分		100						

考核教师签名_____　_____　_____

考核 日 期_____　_____　_____

53 一次性输血器使用操作规范评分标准

班级_____   学生学号_____   学生姓名_____

项目	操作内容及要求	分值	期末考核		实习中期		毕业考核	
			扣分	得分	扣分	得分	扣分	得分
准备 10分	护士:衣、帽、鞋、头发整洁,洗手,戴口罩。	2						
	用物准备:一次性输血器,0.9%氯化钠注射液。	8						
评估 10分	环境符合无菌技术原则,检查产品包装密封性完好。	5						
	检查有效期,核对产品型号。	5						
操作步骤 65分	1. 打开包装,将输血器连接0.9%氯化钠,以达到冲洗的目的。	5						
	2. 排尽输血器内的空气,排气时应尽量避免挤压莫菲氏滴管,莫菲氏滴管产生大量的混入液体内的气泡。	10						
	3. 莫菲氏滴管内的液面高度应以2/3为宜,最低不可低于1/2高度。	10						
	4.连续输用不同供血者的血液时,中间应用生理盐水冲洗输血管道后再继续输注。	10						
	5. 根据病情和医嘱调节滴速。	5						
	6. 严密观察病情变化,有无输血不良反应等。	5						
	7. 输血完毕,使用生理盐水冲洗输血器。	5						
	8. 使用后放入医疗废物袋(黄色垃圾袋)内。	5						
	9. 保留使用后的血袋,24 h后送血库处理,洗手,摘口罩。	5						
处理 5分	处置区域合适,方法正确,垃圾分类正确,物品摆放有序,洗手。	5						
综合评价 10分	遵守无菌操作原则,遵守输血查对制度,输血器符合标准要求。	10						
总分		100						

考核教师签名_____ _____ _____

考 核 日 期_____ _____ _____

54 PICC 穿刺术操作规范评分标准

班级＿＿＿＿＿ 学生学号＿＿＿＿＿＿ 学生姓名＿＿＿＿＿

项目	操作内容及要求	分值	考核环节					
			期末考核		实习中期		毕业考核	
			扣分	得分	扣分	得分	扣分	得分
准备 6分	护士：着装整洁，符合要求。	3						
	用物准备：治疗盘、棉签、弯盘、1％活力碘、75％乙醇、无菌手套、10 cm×20 cm 透明贴膜、20 ml 注射器 2 支、无菌包装肝素帽、250 ml 生理盐水 1 瓶、1％利多卡因、1 ml 注射器 1 支、无菌胶布、3M 胶布、PICC 穿刺包〔内盛无菌治疗巾 3 块、孔巾、小药杯 2 个（内各盛无菌棉球 10 个）、弯血管钳、纱布 4 块、弯盘〕皮尺、止血带、弹力绷带。无粉无菌手套 2 副、藻酸盐敷料 1 张及 X 光片申请单、知情同意书。	3						
评估 10分	1. 评估病情、年龄、血管条件、意识状态、治疗需求、心理反应及合作程度。	3						
	2. 了解既往静脉穿刺史，有无相应静脉的损伤及穿刺肢体功能状态。	3						
	3. 评估是否需要借助影像技术帮助辨认和选择血管，有医生负责与患者签署知情同意书。	4						
操作 步骤 65分	1. 核对医嘱，准备用物。	2						
	2. 核对患者床号、姓名、住院号，评估患者。	2						
	3. 洗手，戴口罩。携用物至床旁，再次核对。	2						
	4. 协助患者取合适体位。	2						
	5. 选择合适的静脉，在预期穿刺部位以上扎止血带，选择贵要静脉为最佳穿刺血管。	2						
	6. 松开止血带。	2						
	7. 测量导管置入长度：患者平卧，上臂外展与躯干呈 90°（上腔静脉测量法或一字形测量法），测量臂围基础值，记录测量数值。新生儿及小儿应测量双臂围。	2						
	8. 打开 PICC 穿刺包，戴无菌手套。	2						

续表

项目	操作内容及要求	分值	考核环节					
			期末考核		实习中期		毕业考核	
			扣分	得分	扣分	得分	扣分	得分
操作步骤 65分	9. 助手协助将第一块治疗巾垫在患者手臂下,准备0.5%或1%活力碘及75%乙醇棉球。应用无菌技术准备肝素帽、抽吸生理盐水、无菌胶布、透明贴膜。	2						
	10. 消毒穿刺点,以穿刺点为中心消毒,先用75%乙醇,避开穿刺点,再用0.5%或1%活力碘以穿刺点为中心各消毒3遍,上下直径20 cm,左右至整个臂围。脱手套。	3						
	11. 穿无菌手术衣,戴无菌手套。	2						
	12. 铺治疗巾和孔巾,建立无菌区。	2						
	13. 助手协助打开外包装,无菌方式打开PICC导管套件和三支注射器,抽吸生理盐水,无菌胶布、贴膜敷料置于无菌区。	3						
	14. 预冲导管、连接器、肝素帽管腔及导管外部。	2						
	15. 助手在上臂消毒区外扎止血带。	2						
	16. 实施静脉穿刺:穿刺进针角度为15°~30°,直刺血管,见回血立即放低穿刺角度,推入导入针,确保导入鞘管的尖端也处于静脉内,再送套管。	2						
	17. 从导引管套内取出穿刺针:松开止血带,左手食指固定导入鞘,避免移位,中指轻压在套管尖端处的血管上,从导入鞘管中抽出穿刺针。	2						
	18. 置入PICC导管:将导管逐渐送入静脉,用力要均匀缓慢。	2						
	19. 退出导引套管:当导管置入预计长度时,即可退出导入鞘,指压套管端静脉稳定导管,从静脉内退出套管。	2						
	20. 撤出导引钢丝,一手固定导管,一手移去导丝,动作轻柔。	2						
	21. 修剪导管,体外保留5~7 cm。安装减压套筒及连接器。	2						

项目	操作内容及要求	分值	考核环节					
			期末考核		实习中期		毕业考核	
			扣分	得分	扣分	得分	扣分	得分
操作步骤 65 分	22. 用注射器抽吸回血,用生理盐水 20 ml 脉冲式冲管,并正压封管,安装肝素帽。	2						
	23. 撤出孔巾,清理穿刺点周围的血迹。	2						
	24. 穿刺点上方藻酸盐敷料加压,体外导管设置呈"S"形,无张力粘贴透明贴膜,并用胶布固定连接器和肝素帽,标明穿刺日期和责任人。	2						
	25. 撤出治疗巾及弯盘等。	2						
	26. 询问患者需要,协助患者取舒适卧位,整理床单位。	2						
	27. 处理用物。	2						
	28. 洗手,脱口罩。	2						
	29. 记录。	2						
	30. X 线检查确定导管尖端位置。	2						
	31. 完善 PICC 置管记录表,包括导管型号、穿刺静脉名称、置管长度、外露长度、胸片结果、穿刺日期及粘贴条形码,完善《PICC 护理手册》,交患者妥善保管。	3						
处理 4 分	用物处理有序,符合规范要求。	4						
提问 5 分	注意事项。	5						
综合评价 10 分	1. 操作认真、严谨,有科学的态度,遵循操作原则规范。	5						
	2. 动作熟练、稳重。	5						
总分		100						

考核教师签名_____ _____ _____

考 核 日 期_____ _____ _____

55 PICC 维护技术操作规范评分标准

班级_____　　学生学号_____　　　学生姓名_____

项目	操作内容及要求	分值	考核环节					
			期末考核		实习中期		毕业考核	
			扣分	得分	扣分	得分	扣分	得分
准备10分	护士:着装整洁,符合要求。	5						
	用物准备:(1) 75%酒精、0.5%活力碘、剪刀、20 ml 注射器、肝素帽、10 cm×12 cm 无菌透明贴膜、卷尺、胶布、弯盘、无菌手套护理包(内有治疗碗 2 个、棉球数个、6 cm×9 cm 纱布 2 块、2 cm×2 cm 纱布 2 块、无菌镊子 2 把、无菌巾 1 块);(2) 快速手消毒剂、医用垃圾桶、生活垃圾桶。	5						
评估6分	询问,了解患者身体状况。	2						
	观察 PICC 置管处局部情况,查看维护记录单的内容。	2						
	向患者解释 PICC 维护的目的,取得患者配合。	2						
操作步骤65分	1. 查对 PICC 维护手册(了解导管刻度、穿刺点局部情况以及上次维护的时间)。	3						
	2. 核对腕带,讲解目的,取得合作。评估穿刺点及周围皮肤情况以及导管位置,询问酒精过敏史(如有过敏史另备生理盐水清洁)。	4						
	3. 测量臂围(肘关节上方 10 cm,儿童 5 cm),与原资料核对。	2						
	4. 洗手(或使用快速手消毒剂)、戴口罩;备齐用物至患者床旁,拉起对侧床栏,协助患者移向对侧,并指导其头偏向对侧。	5						
	5. 暴露换药部位,沿外露导管尾端向穿刺点方向揭取贴膜避免带出导管;检查导管刻度以及穿刺点局部状况,发现异常及时给予相应处理。	5						
	6. 使用快速手消毒剂消毒手,准备胶布。	3						
	7. 检查护理包,打开护理包,备酒精、碘附棉球,戴无菌手套,嘱患者抬手,铺无菌巾于手臂下,取一块纱布包裹 3 接头处。	4						

项目	操作内容及要求	分值	考核环节					
			期末考核		实习中期		毕业考核	
			扣分	得分	扣分	得分	扣分	得分
操作步骤 65分	8. 穿刺点消毒：用酒精棉球清洗穿刺点周围皮肤（避开穿刺点约 1 cm 和导管）3 遍，在残余胶布痕迹处停留，浸润以穿刺点为中心活力碘消毒 2 遍，并在穿刺点处停留稍许；范围为上下直径 20 cm、左右至臂缘；活力碘消毒外露导管 3 遍再以穿刺点为中心活力碘消毒 1 遍，操作过程中询问患者局部感觉情况，做好健康教育。	7						
	9. 导管－预冲无菌接头，取下无菌接头，先使用活力碘后使用酒精棉球螺旋消毒导管开口处（擦拭约 3 s），更换全新无菌接头，20 ml生理盐水脉冲＋正压封管。	7						
	10. 再次核对导管的刻度，将体外导管摆放合适，注意摆放角度，以免打折；脱手套。	5						
	11. 消毒剂待干，以穿刺点为中心无张力性粘贴透明贴膜覆盖体外部分导管（由中心向外）。	4						
	12. 直行一条胶布（10 cm 左右），再交叉一条胶布固定导管（10 cm 左右），避免导管左右移动。在贴膜原装胶布上记录导管的刻度，记录为××（0）cm；更换贴膜时间及姓名置于贴膜边缘处，妥善固定无菌接头（三条胶布合一）。	6						
	13. 撤去治疗巾，告知患者下次维护时间，做好宣教。	4						
	14. 询问有无需要，整理床单位。	3						
	15. 清理用物，洗手、取口罩；记录。	3						
处理 4分	用物整理有序，符合规范要求。	4						
提问 5分	注意事项。	5						
综合评价 10分	1. 操作认真、严谨，有科学的态度，遵循消毒隔离规范。	5						
	2. 态度认真，解释用语规范合理，注意无痛注射，病人满意、主动配合。	5						
总分		100						

考核教师签名_____　_____　_____

考核日期_____　_____　_____

56 单人心肺复苏操作规范评分标准

班级_____ 学生学号_____ 学生姓名_____

项目	操作内容及要求	分值	考核环节					
			期末考核		实习中期		毕业考核	
			扣分	得分	扣分	得分	扣分	得分
准备 10分	护士:衣帽整洁。	2						
	用物准备:纱布2块	8						
评估 呼救 20分	1. 评估环境安全,迅速进入抢救位置:操作者双膝跪地(或站立床旁),在病人一侧;要求上腿与病人肩平齐,两腿之间相距一拳,膝部与病人一拳距离。	5						
	2. 判断意识:呼叫病人,轻拍病人肩部,确认意识丧失;立即呼救,寻求他人帮助。	5						
	3. 床放平,将病人放置于仰卧位,如是软床,胸下垫胸外按压板;去枕、去上身盖被,解衣领及松裤带。	5						
	4. 判断动脉搏动:操作者示指和中指指尖触及病人气管正中部(相当于喉结的部位),近侧旁开两指,至胸锁乳突肌前缘凹陷处。同时观察病人是否没有呼吸或不能正常呼吸(即无呼吸或仅仅是喘息)。判断时间5～10 s,不超过10 s。	5						
操作 步骤 60分	1. 口述病人无自主呼吸、心跳。	10						
	2. 胸外心脏按压 ①部位:两乳头连线与胸骨交点。 ②手法:一手掌根部放于按压部位,另一手重叠于此手背上,两手指紧紧相扣,只以掌根部接触按压部位,双臂位于病人胸骨的正上方,双肘关节伸直,用上身重量垂直下压。 ③幅度:使胸骨下陷至少5 cm,迅速放松,保证每次按压后胸廓回弹,反复进行。 ④按压频率:至少100次/分;按压:人工呼吸=30：2。 按压时,必须观察病人反应及脸色的改变。	20						
	3. 开放气道(常用仰头抬颏法) 按需清理呼吸道;口对口人工呼吸2次。自己的嘴唇包封病人的口外部,吹气,时间约1秒,直至胸部有明显起伏;吹气后应立即开放鼻孔,待病人呼气,同时观察胸廓起伏。	10						

续表

项目	操作内容及要求	分值	期末考核		实习中期		毕业考核	
			扣分	得分	扣分	得分	扣分	得分
操作步骤60分	4. 按压与人工呼吸共5个循环;以按压开始,吹气结束。5个循环结束再次评估呼吸、脉搏、面色。	10						
	5.若已恢复自发性呼吸及脉搏,将病人身体摆放成复原卧式,整理病人衣裤及床单元,洗手,记录。	10						
处理5分	处置区域合适,垃圾分类正确,妥善处理用物,洗手,记录。	5						
评价5分	动作熟练、敏捷、准确,有爱伤意识。	5						
总分		100						

考核教师签名_____ _____ _____

考 核 日 期_____ _____ _____

57 双人心肺复苏操作规范评分标准

班级_____ 学生学号_____ 学生姓名_____

项目	操作内容及要求	分值	期末考核		实习中期		毕业考核	
			扣分	得分	扣分	得分	扣分	得分
准备10分	护士:衣帽整洁。	2						
	用物准备:纱布2块,简易呼吸囊一套,床旁备氧气装置一套。	8						
评估10分	评估环境安全,评估病人意识,判断病人脉搏、呼吸,安置病人体位。	10						
操作步骤70分	甲:判断意识,呼叫病人,轻拍病人肩部,确认意识丧失;立即呼救,寻求他人帮助。	5						
	甲:床放平,将病人放置于仰卧位,如是软床,胸下垫胸外按压板;去枕、去盖被;解衣领及松裤带。	5						

续表

项目	操作内容及要求	分值	考核环节					
			期末考核		实习中期		毕业考核	
			扣分	得分	扣分	得分	扣分	得分
操作步骤 70 分	甲:判断颈动脉搏动:操作者示指和中指指尖触及病人气管正中部(相当于喉结的部位),近侧旁开两指,至胸锁乳突肌前缘凹陷处。同时看是否有呼吸或是否能正常呼吸(即无呼吸或仅仅是喘息),判断时间 5～10 s,不超过 10 s。口述病人无自主呼吸、心跳。	5						
	乙:听到呼救后携简易呼吸囊迅速至病人床边,将简易呼吸器连接氧源,将氧流量调至 8～10 升/分,使储氧袋充满;取下床头栏,开放气道(常用托下颌法),按需清理呼吸道。	10						
	甲:胸外心脏按压 30 次,要点如下: ①部位:两乳头连线与胸骨交点。 ②手法:一手掌根部放于按压部位,另一手重叠于此手背上,两手指紧紧相扣,只以掌根部接触按压部位,双臂位于病人胸骨的正上方,双肘关节伸直,用上身重量垂直下压。 ③幅度:使胸骨下陷至少 5 cm,迅速放松,保证每次按压后胸廓回弹。 ④按压频率:至少 100 次/分;按压:人工呼吸＝30:2。 ⑤按压时,必须同时观察病人反应及脸色的改变。 ⑥计数心率最后 5 次,必须让乙能听到,以便及时给予辅助呼吸;连续按压间断。	10						
	乙:在每一次听到 30 的整数倍时,给予辅助呼吸 2 次,要点如下: ①托下颌法开放气道:操作者双手托下颌骨下方,将颏部向前上抬起,使下颌角与耳垂的连线垂直于床面。 ②左手托下颌维持,右手用面罩扣住口鼻,再左手"CE"手法固定面罩,右手五指同时挤压球囊中部,使球体下陷 1/2～2/3,吸:呼＝1:(1.5～2),连续 2 次。 ③挤压过程中观察:病人胸部上升与下降是否随着压缩球体而起伏;经由面罩透明部分观察病人嘴唇与面部颜色的变化。挤压 2 次后诉" * 个循环"。 ④甲、乙:如此重复 5 次(30:2)共 2 min。	10						

项目	操作内容及要求	分值	考核环节					
			期末考核		实习中期		毕业考核	
			扣分	得分	扣分	得分	扣分	得分
操作步骤 70 分	乙:在甲再评估的同时,做好继续心脏按压的准备,体位合适,两手放在正确的按压部位。 甲:5 个循环结束再次评估呼吸、脉搏、面色,告知呼吸、心跳未恢复,继续抢救。 乙:心脏按压,要点同上。 甲:辅助通气 2 次后诉"一个循环"。 甲、乙:如此重复 5 个循环(30∶2)共约 2 min。	10						
	乙:再次评估呼吸、脉搏、面色。 甲:在乙判断的同时应做好继续心肺复苏的准备,体位合适,两手放在正确的按压部位。乙口述自主呼吸、心跳恢复,两人共同整理病人衣服、体位,整理床单元,口述抢救成功。 甲、乙:口述,洗手,记录。	10						
	若已恢复自主呼吸及脉搏,将病人身体摆放成复原卧式,整理衣裤及床单元,洗手,记录。	5						
处理 5 分	处置区域合适,垃圾分类正确,妥善处理用物,洗手,记录。	5						
评价 5 分	动作熟练、敏捷、准确,有爱伤意识,两人配合默契。	5						
总分		100						

考核教师签名＿＿＿＿＿　＿＿＿＿＿＿　＿＿＿＿＿

考 核 日 期＿＿＿＿＿＿　＿＿＿＿＿＿　＿＿＿＿＿

58 简易呼吸囊使用操作规范评分标准

班级_____ 学生学号_____ 学生姓名_____

项目	操作内容及要求	分值	考核环节					
			期末考核		实习中期		毕业考核	
			扣分	得分	扣分	得分	扣分	得分
准备 15分	护士:衣帽整洁。	5						
	连接面罩及储气袋的简易呼吸囊一个。床边:氧源、吸氧装置全套。	10						
评估 5分	评估病人的病情,呼叫病人,向家属解释操作的目的。	5						
操作步骤 65分	1. 跑步将用物携至病房,核对床头卡,看监护仪,呼叫病人,站立床头。	5						
	2. 连接氧源,氧流量在 8～10 L/min,使储气袋充盈(若无氧源,去除储气袋),呼吸囊置于床头柜上。	5						
	3. 去床头栏,病人去枕平卧,用双手托颌法开放气道,检查口、鼻腔有无分泌物及义齿,必要时予以清除。	5						
	4. 一手固定病人下颌不变,另一手取简易呼吸囊。	5						
	5. 一手"CE"手法固定面罩,即示指与拇指构成"C",固定并扣紧面罩,其余三指勾住下颌骨,保持气道开放状态,另一手挤压球体。	10						
	6. 挤压球体时应注意:抓住球体中部,五指同时挤压球囊,使球体下陷 1/2～2/3,潮气量 500～600 ml,频率:成人 8～12 次/分,儿童 14～20 次/分,按压与放松比为 1:(1.5～2),若有自主呼吸,同步按压。	10						
	7. 挤压过程中观察病情:胸部起伏情况、口唇颜色改善情况、氧饱和度情况。	10						
	8. 确认病情平稳,停止简易呼吸囊使用,接上鼻导管,根据病情调整氧流量。	10						
	9. 病人垫枕头,上床头栏,安置病人。	5						
处理 5分	处置区域合适,方法正确,垃圾分类正确,用物摆放有序,洗手,记录。	5						
评价 10分	操作熟练,动作迅速、准确、有效。	10						
总分		100						

考核教师签名_____ _____ _____

考核日期_____ _____ _____

59 **除颤仪标准操作规范评分标准**

班级_____ 学生学号_____ 学生姓名_____

项目	操作内容及要求	分值	考核环节					
			期末考核		实习中期		毕业考核	
			扣分	得分	扣分	得分	扣分	得分
准备 10分	护士:衣、帽、鞋、头发整洁,洗手,戴口罩。	2						
	用物准备:性能良好的除颤仪、导电胶、心电监测导联线及电极、抢救车、纱布、弯盘。	8						
评估 沟通 10分	评估病人身体状况,心律失常类型、意识状态。	5						
	检查除颤仪的性能及蓄电池充电情况。	5						
操作 步骤 60分	1. 将用物携至床旁,核对床头卡,打开电源。	5						
	2. 病人去枕平卧于硬板床。暴露病人胸部,观察并判断病人心律失常的类型。	10						
	3. 一手持导电胶,一手持两个电极,电极板均匀涂抹导电胶,选择合适的能量,充电,单相波采用360 J,双相波采用150~200 J。观察心电图后请大家让开。	10						
	4. 放置电极板于合适位置,两手同时按下两个电极板上的放电键,2分钟CPR后,观察病人心电图改变,如果室颤/室扑持续出现,继续重复步骤。	10						
	5. 操作完毕,将能量开关回复至零位。	5						
	6. 纱布清洁皮肤,安置病人,监测心率、心律,并遵医嘱用药。	10						
	7. 消毒手,记录(包括除颤仪使用登记本),除颤仪插电源充电备用。	5						
	8. 整理用物,洗手,摘口罩。	5						
指导 10分	给病人进行心理疏导,告知病人需继续监护,卧床休息。	10						
处理 5分	处置区域合适,垃圾分类正确,洗手。	5						
综合 评价 5分	病人的心律失常得到及时发现和有效控制;操作熟练,根据病人个体情况正确调节能量;病人安全,无皮肤灼伤等并发症发生。	5						
总分		100						

考核教师签名_____ _____ _____

考核日期_____ _____ _____

60 心电监护仪使用操作规范评分标准

班级_____　　学生学号_____　　学生姓名_____

项目	操作内容及要求	分值	考核环节					
			期末考核		实习中期		毕业考核	
			扣分	得分	扣分	得分	扣分	得分
准备 10分	护士:衣、帽、鞋、头发整洁,洗手、戴口罩。	2						
	用物准备:治疗车上层:心电监护仪(全套)、导联线、电极片、监护记录单、弯盘、皮肤清洁砂纸、电插板;下层:弯盘。	8						
评估沟通 10分	1. 检查监护仪性能,看室内插座是否与电源插头吻合。	2						
	2. 评估手臂皮肤有无破溃,有无受过外伤及手术。	2						
	3. 看胸前区皮肤,观察有无破溃疤痕,是否清洁。	2						
	4. 手指:避免挑选破溃、涂指甲油或灰指甲手指。	2						
	5. 向病人或家属解释目的及注意事项。	2						
操作步骤 60分	1. 自我介绍、洗手,戴口罩,将用物携至床旁、核对床头卡,解释配合要点。	5						
	2. 监护仪放床头柜,连接电源,打开开关。	5						
	3. 将 SpO_2 传感器套在病人手指上。	5						
	4. 绑血压计袖带:位于肘上2指,松紧程度以能够插入1~2指为宜,感应位置在肘上方,按测量键;设定测量间隔时间。	10						
	5. 暴露胸部,正确粘贴电极片(必要时放置电极片处用75%乙醇清洁),连接心电导联线,选择波形清晰的导联(Ⅱ导),调节振幅。	10						
	6. 根据医嘱或病人病情设定 R、HR、Bp、SpO_2 报警上下限,选择心电监护导联,打开报警系统。	5						
	7. 调至主屏,监测异常心电;安置病人,给予健康教育,消毒手,记录数值。	5						
	8. 推车回处置室,处理用物;洗手,记录。	5						
	9. 撤心电监护用物:治疗车、弯盘一只内置湿、干纱布各一。核对病人,与病人交流;关机、撤除袖带、指脉氧指套、导联线、电极。纱布清洁皮肤,安置病人,消毒手。	5						
	10. 推车回处置室,处理用物,洗手,摘口罩,记录护理记录单。	5						

续表

项目	操作内容及要求	分值	考核环节					
			期末考核		实习中期		毕业考核	
			扣分	得分	扣分	得分	扣分	得分
指导 10分	告知病人使用监护仪的目的及使用监护过程中的注意事项。	10						
处理 5分	监护仪导联线用含氯消毒液擦拭,屏幕用清洁纱布擦拭,记录贵重仪器使用登记本,充电备用,洗手。	5						
综合评价 5分	操作过程熟练,动作一次到位,床单元整齐。	5						
总分		100						

考核教师签名＿＿＿＿＿＿＿ ＿＿＿＿＿＿ ＿＿＿＿＿＿

考 核 日 期＿＿＿＿＿＿ ＿＿＿＿＿＿ ＿＿＿＿＿＿

61 环甲膜穿刺技术操作规范评分标准

班级＿＿＿＿＿＿ 学生学号＿＿＿＿＿＿＿ 学生姓名＿＿＿＿＿＿

项目	操作内容及要求	分值	考核环节					
			期末考核		实习中期		毕业考核	
			扣分	得分	扣分	得分	扣分	得分
准备 10分	护士:着装整洁,符合要求。	5						
	用物准备:无菌手套、治疗盘(碘附、棉签、局部麻醉药)、20 ml注射器或16号针头2～5个,必要时备支气管留置给药管(可用输尿管或导管代替)。	5						
评估 2分	评估环境适宜。	2						
操作步骤 73分	1. 判断患者意识:呼叫患者确认患者是否出现呼吸困难。	5						
	2. 快速检查是否没有呼吸或不能正常呼吸(即:无呼吸或仅仅是喘息)。	5						
	3. 记时间,立即呼救,寻求其他医务人员帮助。	5						
	4. 协助患者取去枕仰卧位,肩背部垫高,尽可能使颈部后仰,不能耐受者,可取半卧位。	5						
	5. 确定穿刺点,即甲状软骨下缘与环状软骨弓上缘之间与颈部正中线交界处。(甲状软骨V型切迹下2～3 cm处的凹陷,即为环甲膜穿刺位置)	6						

续表

项目	操作内容及要求	分值	考核环节					
			期末考核		实习中期		毕业考核	
			扣分	得分	扣分	得分	扣分	得分
操作步骤73分	6. 消毒穿刺部位,直径10~15 cm。	3						
	7. 戴无菌手套,检查穿刺针是否通畅。	5						
	8. 穿刺部位用2%普鲁卡因麻醉。危急情况下可不用麻醉。	5						
	9. 以左手拇指和食指固定环甲膜两侧,右手持16号粗针在环甲膜上垂直刺入,出现落空感表示针尖进入喉腔。	6						
	10. 用注射器回抽有空气或挤压双侧胸部有气体逸出,即穿刺成功,垂直固定穿刺针。	10						
	11. 如有出血,穿刺点周围用消毒干棉球压迫。	4						
	12. 术后:根据情况可经穿刺针接氧气管给患者输氧,待情况稳定后,尽早行气管插管或气管切开。	5						
	13. 脱手套,分类处理用物。	3						
	14. 洗手,取口罩。	3						
	15. 记录。	3						
提问5分	注意事项。	5						
综合评价10分	穿刺部位正确。	5						
	动作轻稳,符合操作规范。	5						
总分		100						

考核教师签名_____

考核日期_____ _____ _____

62 自然咳痰病人痰标本采集操作规范评分标准

班级_____　　学生学号_____　　学生姓名_____

项目	操作内容及要求	分值	考核环节					
			期末考核		实习中期		毕业考核	
			扣分	得分	扣分	得分	扣分	得分
准备10分	护士:衣、帽、鞋、头发整洁,洗手、戴口罩。	2						
	环境:安静、整洁,床旁备温开水。治疗车上层:无菌痰液采样瓶或集痰器,手消毒剂;下层:弯盘。	8						

项目	操作内容及要求	分值	考核环节					
			期末考核		实习中期		毕业考核	
			扣分	得分	扣分	得分	扣分	得分
评估沟通 10分	评估病人的年龄、病情、治疗、排痰情况,病人的心理状态、配合程度。	5						
	向病人或家属解释目的及注意事项。	5						
操作步骤 60分	1. 核对医嘱,标本瓶粘贴标签,科华系统扫描一次性培养皿(痰杯)标签,标签写明病区、床号。	5						
	2. 洗手,戴口罩,将用物携至床旁,EDA 等两种方法核对。	10						
	3. 协助病人取合适卧位,协助病人温开水漱口。	10						
	4. 鼓励病人深吸气后用力咳出呼吸道深部的痰液。痰黏不易咳出者遵医嘱予雾化吸入后将痰液咳出(标本量不少于 1 ml)。	10						
	5. 协助漱口、取舒适卧位。	10						
	6. 推车回处置室,处理用物,消毒手。	5						
	7. 发标本。	5						
	8. 洗手,摘口罩,记录,立即送检。	5						
指导 10分	告知病人咳痰后勤漱口,保持口腔清洁。	10						
处理 5分	处置区域合适,方法正确,垃圾分类正确,用物摆放有序,洗手。	5						
综合评价 5分	1. 操作过程熟练,沟通到位。 2. 痰标本采集符合要求、及时送检。	5						
总分		100						

考核教师签名_____ _____ _____

考 核 日 期_____ _____ _____

63 难于自然咳痰、不配合、人工气道病人痰标本采集操作规范评分标准

班级＿＿＿＿＿＿ 学生学号＿＿＿＿＿＿＿ 学生姓名＿＿＿＿＿＿

项目	操作内容及要求	分值	考核环节					
			期末考核		实习中期		毕业考核	
			扣分	得分	扣分	得分	扣分	得分
准备 10分	护士:衣、帽、鞋、头发整洁,洗手、戴口罩。	2						
	环境安静、整洁。 集痰器,床边备负压吸引器,灭菌注射用水,手消毒剂,弯盘。	8						
评估 沟通 10分	评估病人的年龄、病情、治疗、排痰情况,病人的心理状态、配合程度。	5						
	向病人或家属解释目的及注意事项。	5						
操作 步骤 60分	1. 核对医嘱,标本瓶粘贴标签,科华系统扫描一次性培养皿(痰杯)标签,标签写明病区、床号。	5						
	2. 洗手,戴口罩,将用物携至床旁,EDA 等两种方法核对。	10						
	3. 根据病变部位取合适卧位并叩击背部。	10						
	4. 吸引器连接痰液收集器,抽吸痰液 2～5 ml于收集器内(按吸痰流程)。灭菌注射用水冲洗连接管。	10						
	5. 观察面色、呼吸情况,取舒适卧位。	10						
	6. 推车回处置室,处理用物,消毒手。	5						
	7. 科华系统签发标本。	5						
	8. 洗手,摘口罩,记录,立即送检。	5						
指导 10分	有效咳嗽排痰的指导;协助翻身拍背,指导配合要点。	10						
处理 5分	处置区域合适,垃圾分类正确,洗手。	5						
综合 评价 5分	1. 操作过程熟练,沟通到位,病人配合。 2. 痰标本采集符合要求、及时送检。	5						
总分		100						

考核教师签名＿＿＿＿＿ ＿＿＿＿＿ ＿＿＿＿＿

考 核 日 期＿＿＿＿＿ ＿＿＿＿＿ ＿＿＿＿＿

64 床边支气管镜吸痰病人痰标本采集操作规范评分标准

班级_____ 学生学号_____ 学生姓名_____

项目	操作内容及要求	分值	期末考核 扣分	期末考核 得分	实习中期 扣分	实习中期 得分	毕业考核 扣分	毕业考核 得分
准备 10分	护士:衣、帽、鞋、头发整洁,洗手、戴口罩。	2						
	环境:清洁、安静,遮挡病人,温度适宜,有电源插座。 物品:吸氧装置、吸引器、痰液收集器、急救车、心电监护、治疗车(铺无菌治疗巾,无菌手套2副、10 ml注射器2副、无菌药碗内盛生理盐水,遵医嘱备2%利多卡因、肾上腺素)。	8						
评估沟通 10分	评估病人的病情、肝功能、出凝血时间等检验结果。 评估病人进食情况(术前禁食、禁水4 h)、有义齿者先取下。	5						
	向病人或家属解释目的及注意事项,采集呼吸道分泌物和标本以协助诊断和治疗,取得病人配合。	5						
操作步骤 60分	1. 自我介绍、洗手,戴口罩、将用物携至床旁、核对床头卡、解释。	5						
	2. 遵医嘱。	5						
	3. 连接心电监护。	5						
	4. 协助医生咽喉部麻醉。病人全身放松、协助医生插入气管镜。	5						
	5. 及时提供痰液收集器、协助医生留取标本。	10						
	6. 严密观察病情及吸出液体的量及性质。	5						
	7. 标本采集后及时送检。	5						
	8. 安置舒适的卧位、整理床单元、告知病人尽量咳出气道内分泌物。	10						
	9. 观察有无气胸、出血等并发症的发生。	5						
	10. 终末处理、洗手、记录。	5						
指导 10分	指导病人休息,尽量咳出气道内分泌物,检查后2小时方可进食、进水。	10						
处理 5分	处置区域合适,方法正确,垃圾分类正确,物品摆放有序,洗手。	5						
综合评价 5分	熟练配合医生通过气管镜留取痰液,密切观察病情及并发症,动作轻稳,注意保护病人安全。及时送检。	5						
总分		100						

考核教师签名_____ _____

考 核 日 期_____ _____

65 咽拭子采集操作规范评分标准

班级_____　　　学生学号_____　　　学生姓名_____

项目	操作内容及要求	分值	考核环节					
			期末考核		实习中期		毕业考核	
			扣分	得分	扣分	得分	扣分	得分
准备 6分	护士:着装整洁,符合要求。	3						
	用物准备:治疗盘、无菌咽拭子培养管、压舌板、纱布、盛有温开水的水杯、弯盘、手电筒。	3						
评估 10分	1. 评估患者的病情、口腔黏膜和咽部感染情况。	5						
	2. 向患者解释目的,取得配合。	5						
操作 步骤 60分	1. 核对医嘱及标本条码信息。	2						
	2. 携治疗盘(内放置压舌板、手电筒、弯盘),床边核对床号、姓名、住院号、手腕带。评估患者,解释操作目的,并取得患者配合。嘱患者张口,检查口腔黏膜和咽部感染情况。	8						
	3. 洗手,戴口罩。	2						
	4. 备齐用物携至患者床旁,再次核对:患者、床头卡、手腕带,解释,以取得合作。	2						
	5. 协助患者取舒适体位。	2						
	6. 协助患者用温水漱口。	2						
	7. 戴手套,核对标本标签。	3						
	8. 嘱患者发"啊"音,用压舌板轻压舌面,暴露咽部。	4						
	9. 取出培养管中的拭子,轻柔、迅速地擦拭咽腭弓、咽及扁桃体。	4						
	10. 将拭子插入试管中,塞紧瓶塞,注意防止污染标本,影响检验结果。	4						
	11. 根据患者需要,给予漱口或口腔护理。	4						
	12. 再次核对标本标签。注明标本留取的日期、时间。	4						
	13. 用纱布擦净患者口唇,脱手套。	4						
	14. 协助患者取舒适卧位,整理床单位。	3						
	15. 做好解释指导,询问需要。	3						
	16. 分类处理用物。	4						
	17. 洗手、脱口罩。按要求及时送检。	3						
	18. 记录。	2						
处理 4分	整理用物,废弃物分类正确。	4						
提问 10分	注意事项。	10						

项目	操作内容及要求	分值	考核环节					
			期末考核		实习中期		毕业考核	
			扣分	得分	扣分	得分	扣分	得分
综合评价10分	1. 操作规范、动作熟练、轻柔、准确。	3						
	2. 体现人文关怀。	3						
	3. 患者/家属知晓告知事项,对服务满意。	4						
总分		100						

考核教师签名_____　_____　_____

考　核　日　期_____　_____　_____

+　66 末梢血糖测试操作规范评分标准

班级_____　学生学号_____　学生姓名_____

项目	操作内容及要求	分值	考核环节					
			期末考核		实习中期		毕业考核	
			扣分	得分	扣分	得分	扣分	得分
准备10分	护士:衣、帽、鞋、头发整洁,洗手、戴口罩。	2						
	用物准备:治疗盘、75%酒精、棉签、血糖仪、匹配的血糖试纸、穿刺针、血糖记录单、笔、表、手消毒液、弯盘、利器盒。	8						
评估沟通10分	评估血糖情况、饮食情况、有无酒精过敏史,双手手指皮肤的颜色、温度、污染及感染情况。	5						
	向病人或家属解释目的及注意事项,取得病人配合。	5						
操作步骤60分	1. 核对病人床号、姓名。自我介绍,向病人做好解释工作。	5						
	2. 安置病人舒适体位,进行采血前指导,将手臂下垂10~15 s,75%酒精擦拭采血部位。	5						
	3. 自试纸瓶中取出一片试纸,手指不可触及试纸测试区,试纸正面朝上插入血糖仪,血糖仪代码与所使用的试纸的代码相同。	10						
	4. 取出试纸后随手将试纸瓶盖紧。	5						
	5. 使用充血技术,酒精已挥发,采血部位正确。	5						
	6. 皮肤穿刺后,采用自然流出法取血或轻轻推压手指指前端1/3处,让血慢慢溢出。	10						

续表

项目	操作内容及要求	分值	考核环节					
			期末考核		实习中期		毕业考核	
			扣分	得分	扣分	得分	扣分	得分
操作步骤60分	7. 当显示屏显示滴血信号时,将血滴在试纸测试区,并一次性充满该区域,棉签按压手指至不出血为止。	5						
	8. 几秒或数十秒后,从血糖仪读出血糖值并记录。	5						
	9. 取出试纸,仪器自动关机。	5						
	10. 安置病人舒适体位,用物处理,洗手,记录。	5						
指导10分	向病人及家属解释目的及注意事项等。	10						
处理5分	处置区域合适,方法正确,垃圾分类正确,物品摆放有序,洗手,记录。	5						
综合评价5分	操作过程熟练、规范,沟通自然。	5						
总分		100						

考核教师签名＿＿＿＿＿＿ ＿＿＿＿＿＿ ＿＿＿＿＿＿

考 核 日 期＿＿＿＿＿＿ ＿＿＿＿＿＿ ＿＿＿＿＿＿

67 动脉采血操作规范评分标准

班级＿＿＿＿＿＿ 学生学号＿＿＿＿＿＿ 学生姓名＿＿＿＿＿＿

项目	操作内容及要求	分值	考核环节					
			期末考核		实习中期		毕业考核	
			扣分	得分	扣分	得分	扣分	得分
准备10分	护士:着装整洁,符合要求。	5						
	用物准备:注射盘内盛碘附、棉签、剪刀、专用动脉采血器、一次性治疗巾、弯盘、医嘱单、动脉血气分析条形码标签。	5						
评估6分	评估患者的体温、凝血功能、吸氧状况或呼吸机参数的设置。	2						
	评估穿刺部位皮肤及动脉搏动情况。	2						
	向患者解释动脉采血的目的及穿刺方法,取得患者配合。	2						

项目	操作内容及要求	分值	考核环节					
			期末考核		实习中期		毕业考核	
			扣分	得分	扣分	得分	扣分	得分
操作步骤 65分	1. 核对医嘱及标本容器上的条形码,准备用物。	2						
	2. 核对患者床号、姓名、住院号,评估患者,向患者解释动脉血标本采集的目的,取得患者配合。	5						
	3. 洗手、戴口罩。	2						
	4. 备齐用物携至患者床旁,再次核对。	2						
	5. 协助患者取舒适体位,暴露采血部位。	2						
	6. 垫治疗巾于穿刺部位下。	2						
	7. 正确摆放穿刺部位体位。	2						
	8. 皮肤消毒至少8 cm,待干。	5						
	9. 检查动脉采血针并剪开口端,专用针头检查好撕开口端,密封针套放在治疗巾上。	5						
	10. 戴无菌手套。	3						
	11. 右手持采血针针筒顶端将其取出,不可触及除项端以外的部分,然后用左手大拇指和食指夹住,右手取下乳头上的保护接头,接上专用针头。保证左手食指和中指无菌。	5						
	12. 取一根干棉签夹在左手小拇指和无名指上,再次核对。	5						
	13. 取到所需血量后左手用棉签按住穿刺点,右手拔针,指导患者或家属正确按压。	3						
	14. 立即将针头插入密封针套内,用手来回搓动标本,使之与抗凝剂混匀。	3						
	15. 注明采集时间及是否用氧。	2						
	16. 再次核对,标本核对无误后,贴条形码于采血针上,立即送检。	2						
	17. 协助按压穿刺部位5~10 min至无出血。	3						
	18. 撤去治疗巾,脱手套。	2						
	19. 协助患者取舒适卧位,询问需要。	2						
	20. 整理床单位。	4						
	21. 处理用物,洗手,脱口罩。	2						
	22. 记录。	2						
处理 4分	用物处置区域合适,方法正确,垃圾分类正确,物品放置整齐有序,洗手。							
提问 5分	注意事项。	5						

续表

项目	操作内容及要求	分值	考核环节					
			期末考核		实习中期		毕业考核	
			扣分	得分	扣分	得分	扣分	得分
综合评价10分	1. 严格执行无菌操作原则、注射原则及查对制度,操作方法和步骤正确、熟练,病人安全。	3						
	2. 能做到态度认真,解释用语规范合理,表现对病人的尊重和关心。	3						
	3. 操作中保持和病人交流,随时询问病人感受,注意观察病人的病情变化。	4						
总分		100						

考核教师签名_____ _____ _____

考 核 日 期_____ _____ _____

68 更换引流袋/瓶操作规范评分标准

班级_____ 学生学号_____ 学生姓名_____

项目	操作内容及要求	分值	考核环节					
			期末考核		实习中期		毕业考核	
			扣分	得分	扣分	得分	扣分	得分
准备10分	护士:衣、帽、鞋、头发整洁,洗手,戴口罩。	2						
	用物准备:治疗盘、治疗巾、弯盘、碘附、棉签、手套、无菌引流袋/瓶、血管钳、记号笔、手消毒液、黄色垃圾袋、弯盘。	8						
评估沟通10分	至床边,查对病人,自我介绍,向病人或家属解释更换引流袋/瓶的目的及注意事项,取得配合。	5						
	评估病人的年龄、病情、治疗、意识和配合能力,引流液的量、颜色、性状和流速,术部敷料有无渗血、渗液,家属对引流管知识的知晓度。	5						
操作步骤60分	1. 暴露引流管与引流袋/瓶连接处。	5						
	2. 引流管下铺治疗巾、置弯盘。	5						
	3. 用血管钳夹紧引流管近端,以防引流液漏出。	5						
	4. 分离引流管与引流袋/瓶接头,分离时注意用力的方向,防止拔出引流管。	10						
	5. 由内向外消毒引流管口及外周,将新的引流袋/瓶与引流管连接。	10						
	6. 松开血管钳,观察引流情况,确认引流通畅。	10						

续表

项目	操作内容及要求	分值	考核环节					
			期末考核		实习中期		毕业考核	
			扣分	得分	扣分	得分	扣分	得分
操作步骤 60分	7. 固定引流袋/瓶,注意留有足够的长度,方便病人翻身活动。	5						
	8. 撤除治疗巾、弯盘,整理床单位,调整至利于引流的体位,手消毒。	5						
	9. 整理用物,洗手,记录。	5						
指导 5分	告知病人管道的相关注意事项。	5						
处理 10分	将换下引流袋内引流液倾倒后放入黄色垃圾袋,洗手,记录。	10						
综合评价 5分	操作过程熟练,沟通自然,引流放置位置安全、通畅。	5						
总分		100						

考核教师签名_____ _____ _____

考 核 日 期_____ _____ _____

69 负压引流球液体倾倒操作规范评分标准

班级_____ 学生学号_____ 学生姓名_____

项目	操作内容及要求	分值	考核环节					
			期末考核		实习中期		毕业考核	
			扣分	得分	扣分	得分	扣分	得分
准备 10分	护士:衣、帽、鞋、头发整洁,洗手、戴口罩。	2						
	操作用物:治疗盘、手消毒液、无菌纱布、PE手套2副、标本袋1(病房)、血管钳、医疗废物垃圾袋、黄色垃圾袋、弯盘。	8						
评估沟通 10分	至床边,查对病人,自我介绍,向病人或家属解释倾倒负压引流球的目的及注意事项,取得配合。	5						
	评估有无进餐或治疗,幕帘遮挡病人。评估病人伤口敷料情况,引流管是否妥善固定,引流管是否密闭,引流液的色、质、量,标识是否清晰准确。	5						

项目	操作内容及要求	分值	考核环节					
			期末考核		实习中期		毕业考核	
			扣分	得分	扣分	得分	扣分	得分
操作步骤60分	1. 备齐用物推治疗车至床边,协助病人舒适卧位,站在引流管一侧。	5						
	2. 拆开纱布备用。	5						
	3. 用血管钳夹紧引流管近端,以防引流液漏出。	5						
	4. 血管钳夹住引流管近伤口端(或用手反折引流管前段)。	5						
	5. 戴手套,打开负压球底部软塞,使球体充盈。	5						
	6. 关闭负压球软塞,记录引流液的量。	5						
	7. 再次打开负压球软塞,倾倒引流液于PE手套内,手套打结,置于标本袋内,放入黄垃圾袋。	5						
	8. 挤压负压球至1/3(−7 kPa)或遵医嘱低负压(挤压负压球至1/2),维持负压,关闭负压球软塞。	5						
	9. 用无菌纱布擦拭引流球周围液体,脱手套入黄垃圾袋,手消毒。	5						
	10. 挤压引流管,观察引流管负压引流情况。	5						
	11. 撤除用物,整理床单元,手消毒。	5						
	12. 整理用物,洗手,摘口罩,记录。	5						
指导5分	告知病人管道的相关注意事项。	5						
处理10分	处置区域合适,方法正确,垃圾分类正确,洗手,摘口罩,记录。	10						
评价5分	操作过程熟练,沟通自然,引流放置位置安全、通畅。	5						
总分		100						

考核教师签名_____　_____　_____

考 核 日 期_____　_____　_____

70 负压引流袋更换操作规范评分标准

班级＿＿＿＿＿＿　　学生学号＿＿＿＿＿＿＿　　学生姓名＿＿＿＿＿＿

项目	操作内容及要求	分值	考核环节					
			期末考核		实习中期		毕业考核	
			扣分	得分	扣分	得分	扣分	得分
准备 10分	护士：衣、帽、鞋、头发整洁，洗手、戴口罩。	2						
	操作用物：治疗盘，负压引流袋、止血钳1把、手消毒液、PE手套1副、纸、笔、黄色垃圾袋、弯盘。	8						
评估沟通 10分	至床边，查对病人，自我介绍，向病人或家属解释倾倒负压引流袋的目的及注意事项，取得配合。	5						
	评估病人治疗、是否进餐，幕帘遮挡病人。查看病人胃管置入深度、鼻贴是否妥善固定，引流液的色、质、量，标识是否清晰准确。	5						
操作步骤 60分	1. 备齐用物，推治疗车至床边，解释配合要点。协助病人取舒适卧位，站在引流管一侧。	5						
	2. 将胃管用止血钳夹闭，取出一次性无菌负压引流袋，连接各管。	5						
	3. 戴手套，用血管钳夹紧引流管近端，分离胃管与负压引流袋，观察引流液量。	10						
	4. 连接无菌负压袋，保持引流袋的负压状态。	10						
	5. 倾倒引流袋放入感染性垃圾袋中。脱手套，手消毒。	5						
	6. 观察引流情况是否通畅，鼻贴是否固定妥当，置入深度是否与标签一致，引流袋上注明启用日期与时间。	5						
	7. 观察引流液的颜色、性质及量。	5						
	8. 观察病人的生命体征、主诉，有无因引流液较多而引起的低钾、低钠、脱水等电解质紊乱的表现。	5						
	9. 安置病人舒适体位，整理床单元。	5						
	10. 整理用物，洗手，记录。	5						
指导 5分	告知病人管道的相关注意事项。	5						

项目	操作内容及要求	分值	考核环节					
			期末考核		实习中期		毕业考核	
			扣分	得分	扣分	得分	扣分	得分
处理 10分	处置区域合适,方法正确,垃圾分类正确,洗手,摘口罩,记录。	10						
综合评价 5分	操作过程熟练,沟通自然,引流放置位置安全、通畅。	5						
总分		100						

考核教师签名_____ _____ _____
考 核 日 期_____ _____ _____

71 气管切开套管内套管更换及清洗操作规范评分标准

班级_____ 学生学号_____ 学生姓名_____

项目	操作内容及要求	分值	考核环节					
			期末考核		实习中期		毕业考核	
			扣分	得分	扣分	得分	扣分	得分
准备 10分	护士:衣、帽、鞋、头发整洁,洗手、戴口罩。	2						
	操作用物:治疗车、治疗盘、一次性换药包1套(弯盘2个、换药钳子2个)、与病人匹配的消毒气管套管内套管(内置消毒扁纱带)、2%安尔碘、消毒棉球、生理盐水棉球、棉签、手套、无菌剪刀1把、无菌纱布2包、气囊测压表、手消毒液、必要时备隔离衣。	8						
评估沟通 10分	至床旁进行查对,向病或家属解释目的及注意事项,取得配合。	5						
	评估病人的病情、意识、呼吸形态、痰液、血氧饱和度和配合程度及气管切开伤口情况,气管套管种类、型号和带气囊气切套管(气囊压力、气囊有无破损和气道内有无异物)。	5						
操作步骤 65分	1. 携用物至床前,再次核对,协助病人取合适体位(去枕或后仰),暴露颈部。	5						
	2. 听诊双侧呼吸音是否相等,消毒手,充分吸痰,观察气道是否通畅。	5						
	3. 检查气管切开套管位置,带气囊气切套管测量气囊压力(维持在 25~30 cmH$_2$O),戴一次性 PE 手套。	5						

313

项目	操作内容及要求	分值	考核环节					
			期末考核		实习中期		毕业考核	
			扣分	得分	扣分	得分	扣分	得分
操作步骤65分	4. 取出内套管置弯盘内:左手轻轻按压外套管,防止将外套管带出,右手旋转内套管,把内套缺口旋至外套固定点,按照气管套管的弧度将内套管缓慢取出,脱手套。	10						
	5. 消毒外套管、打开已消毒的内套管包装、戴无菌手套。 取出内套管:左手持气管切开内套管的包装,右手取消毒的内套管,遵循无菌原则。	10						
	6. 将内套管置入:左手按压外套管以固定套管,右手持气管切开内套管沿其弧度置入,注意使切口与外套管处的突出部分重合,使内套管切口与外套管突出部位分离,以固定内套,防止脱出,旋转内套管。	10						
	7. 按气管切开伤口换药法进行气管切开处换药。	5						
	8. 用扁纱带固定好气管套管,松紧度1横指,再次检查气管切开套管位置及气囊压力。	5						
	9. 观察病人的呼吸、血氧饱和度,痰液颜色、性质和量,气管切开伤口情况,套管是否通畅取出,脱手套。	5						
	10. 协助病人取合适体位,整理床单元,观察与记录。	5						
指导5分	告知病人在操作过程中的配合事项。	5						
处理5分	戴手套,清洗内套管,消毒;垃圾分类正确,洗手。	5						
综合评价5分	遵守无菌操作原则,操作方法正确,操作过程熟练,规范,动作一次到位。	5						
总分		100						

考核教师签名＿＿＿＿＿＿　＿＿＿＿＿＿　＿＿＿＿＿＿

考 核 日 期＿＿＿＿＿＿　＿＿＿＿＿＿　＿＿＿＿＿＿

72 气管切开伤口换药操作规范评分标准

班级_____ 学生学号_____ 学生姓名_____

项目	操作内容及要求	分值	考核环节					
			期末考核		实习中期		毕业考核	
			扣分	得分	扣分	得分	扣分	得分
准备 10分	护士:衣、帽、鞋、头发整洁,洗手、戴口罩。	2						
	操作用物:治疗车、治疗盘、一次性换药包1套(弯盘2个、换药钳子2个)、2%安尔碘、消毒棉球、生理盐水棉球、棉签、手套、无菌剪刀1把、无菌纱布2包、扁纱带、气囊压力监测仪、手消毒液、必要时备隔离衣。	8						
评估 沟通 10分	评估环境清洁,适宜操作,核对医嘱,洗手,戴口罩,EDA等两种方法核对。向病人或家属解释操作目的、注意事项。	5						
	评估病人病情、意识和配合程度及气管切开伤口情况、套管有无脱出迹象,敷料污染情况,颈部皮肤情况,有无特殊菌种感染。	5						
操作 步骤 65分	1. 再次核对,协助病人取合适体位(去枕或后仰)、暴露颈部,解释操作配合要点。	5						
	2. 消毒手、换药前充分吸痰,观察气道是否通畅,检查气管切开套管位置,有气囊者测量气管切开气囊压力(维持在25~30 cmH$_2$O)。	5						
	3. 戴手套,取下污染纱布,观察分泌物的颜色、性质、量。	5						
	4. 用1把换药钳子夹取2%安尔碘消毒棉球由外向内依次消毒皮肤及气管切开伤口周围,消毒范围为切开周围15 cm。	10						
	5. 用生理盐水棉球擦净气管套管口上的分泌物。	10						
	6. 用另一把无菌换药钳子夹取剪好开口的无菌纱布垫于气管套管下,完全覆盖气管切开伤口,动作轻柔,用无菌纱布依次保护好颈周围皮肤,用扁纱带固定好气管套管,松紧度1横指。	10						
	7. 再次检查气管切开套管位置及气囊压力(维持在25~30 cmH$_2$O)。	5						
	8. 操作过程中随时观察病人病情变化,保持呼吸道通畅。	5						
	9. 脱手套,协助病人取合适体位,整理床单元。	5						
	10. 清理用物,洗手,记录。	5						
指导 5分	告知病人在操作过程中的配合事项。	5						

续表

项目	操作内容及要求	分值	考核环节					
			期末考核		实习中期		毕业考核	
			扣分	得分	扣分	得分	扣分	得分
处理 5分	戴手套,清洗内套管,消毒;垃圾分类正确,洗手。	5						
综合评价 5分	遵守无菌操作原则,换药方法正确,操作过程熟练,动作一次到位。	5						
总分		100						

考核教师签名_____ _____ _____
考 核 日 期_____ _____ _____

73 负压球造负压操作规范及评分标准

班级_____ 学生学号_____ 学生姓名_____

项目	操作内容及要求	分值	考核环节					
			期末考核		实习中期		毕业考核	
			扣分	得分	扣分	得分	扣分	得分
准备 10分	护士:衣、帽、鞋、头发整洁,洗手、戴口罩。	2						
	操作用物:治疗盘内备无菌手套、纱布、血管钳、量杯、弯盘。	8						
评估沟通 10分	至床边,查对病人,向病人或家属解释负压球造负压的目的及注意事项,取得配合。	5						
	评估病人伤口敷料情况,负压球高度超过 1/2($\leqslant -10\ kPa$)。	5						
操作步骤 65分	1. 血管钳夹闭负压引流管。	5						
	2. 戴手套,打开负压球排液口的气塞。	5						
	3. 倾倒负压球内液体,观察并测量引流液,纱布擦拭排液口。	10						
	4. 挤负压球空 1/3($\geqslant -13\ kPa$)。	10						
	5. 关闭负压球排液口的气塞。	10						
	6. 脱手套,松开血管钳。	10						
	7. 妥善固定各种管道,观察有无漏气、引流管是否通畅。	10						
	8. 协助病人取舒适卧位。整理用物,洗手,摘口罩。	5						

项目	操作内容及要求	分值	考核环节					
			期末考核		实习中期		毕业考核	
			扣分	得分	扣分	得分	扣分	得分
指导 5分	告知病人管道的相关注意事项。	5						
处理 5分	终末处理方法正确,垃圾分类正确,洗手记录。	5						
综合 评价 5分	操作过程熟练,沟通自然,病人负压引流球在位、通畅。	5						
总分		100						

考核教师签名_____　_____　_____

考　核　日　期_____　_____　_____

74 负压吸引器造负压操作规范及评分标准

班级_____　　学生学号_____　　学生姓名_____

项目	操作内容及要求	分值	考核环节					
			期末考核		实习中期		毕业考核	
			扣分	得分	扣分	得分	扣分	得分
准备 10分	护士:衣、帽、鞋、头发整洁,洗手、戴口罩。	2						
	操作用物:治疗盘内备无菌手套、纱布、血管钳、安尔碘消毒液、无菌棉签、床边备痰盂,必要时备量杯、弯盘。	8						
评估 沟通 10分	至床边,查对病人,向病人或家属解释负压吸引器造负压的目的及注意事项,取得配合。	5						
	评估病人伤口敷料情况,负压吸引器高度超过1/2。	5						
操作 步骤 65分	1. 血管钳夹闭负压引流管(连接口 5～10 cm处)。	5						
	2. 戴手套,分离连接管置于纱布上。	5						
	3. 观察引流液的色、质、量。	5						
	4. 打开出口气塞倾倒引流液,纱布擦拭后关闭。	10						
	5. 脱手套,洗手,安尔碘消毒进口处。	10						
	6. 挤压成负压状态并连接引流管(-1.6 kPa)。	10						

续表

项目	操作内容及要求	分值	考核环节					
			期末考核		实习中期		毕业考核	
			扣分	得分	扣分	得分	扣分	得分
操作步骤 65分	7. 松开血管钳,妥善固定各种管道,观察有无漏气、引流管是否通畅。	10						
	8. 协助病人取舒适卧位,整理用物,洗手,摘口罩,记录。	10						
健康指导 5分	告知病人或家属管道的相关注意事项。	5						
处理 5分	终末处理,垃圾分类正确,洗手,记录。	5						
综合评价 5分	操作过程熟练,沟通自然,病人负压引流器在位、通畅。	5						
总分		100						

考核教师签名_____ _____ _____

考 核 日 期_____ _____ _____

75 胃肠减压操作规范评分标准

班级_____　　学生学号_____　　学生姓名_____

项目	操作内容及要求	分值	考核环节					
			期末考核		实习中期		毕业考核	
			扣分	得分	扣分	得分	扣分	得分
准备 10分	护士:着装整齐,符合要求规范。核对医嘱。	5						
	用物准备:1. 治疗盘中无菌治疗巾内:一次性50 ml注射器2具、无菌纱布3~4块、治疗碗内放石蜡油纱布1块、无菌镊一把;2. 无菌治疗巾外:胃肠减压器、内装清水的小水杯、一次性无菌手套、一次性胃管、一次性治疗巾、棉签、胶布、剪刀、别针、听诊器(必要时)、手电筒、弯盘、胃管标识、手消毒剂、医用垃圾桶、生活垃圾桶。	5						

| 项目 | 操作内容及要求 | 分值 | 考核环节 | | | | | |
| | | | 期末考核 | | 实习中期 | | 毕业考核 | |
			扣分	得分	扣分	得分	扣分	得分
评估 6分	1. 评估患者的病情、意识状态及合作程度,了解患者既往有无插管经历。	2						
	2. 评估有无鼻部病史,观察鼻腔有无红肿、炎症、鼻中隔弯曲等,询问有无活动性义齿,了解有无食管静脉曲张。评估腹部体征及胃肠功能恢复情况。	2						
	3. 向患者解释胃肠减压的操作目的及方法,以取得患者的配合。	2						
操作 步骤 59分	1. 核对医嘱。床边核对,核对患者床、姓名、住院号,评估患者,检查患者鼻腔情况,向患者解释胃肠减压的方法及目的。	5						
	2. 洗手,戴口罩,携用物至患者床旁,再次核对,备胶布。	4						
	3. 协助患者采取合适体位,铺治疗巾。取棉签蘸清水清洁并湿润右侧鼻腔。	3						
	4. 打开无菌盘,检查胃管,置胃管于无菌盘内,戴无菌手套。	3						
	5. 检查胃管是否通畅,测量胃管长度(一般为前额发际到胸骨剑突处或耳垂经鼻尖至胸骨剑突的距离,成人 45～55 cm,婴幼儿 14～18 cm),做好标记。	3						
	6. 取石蜡油纱布块润滑胃管前端,一手持纱布托住胃管,另一手将胃管沿右侧鼻腔插入咽喉部,动作应缓慢轻柔,插入 15 cm 时嘱患者做吞咽动作,顺势将胃管送下。根据患者具体情况进行插管:①清醒患者:嘱患者吞咽,顺势将胃管向前推进,直至预定长度;②昏迷患者:左手将患者头部托起,使下颌靠近胸骨柄,增大咽喉部通道的弧度,使管端沿后壁滑行,插入胃管至预定长度,初步固定。	7						
	7. 插管过程中密切观察患者病情,若患者出现呼吸困难、发绀、呛咳等,表明胃管误入气管,应立即拔管;若出现恶心、呕吐,应暂停插入,嘱患者深呼吸;插入不畅时,检查胃管是否盘曲口中。	7						
	8. 检查胃管是否在胃内,确认胃管在胃内方法如下:①接注射器抽吸,有胃液被抽出;②用注射器从胃管注入 10 ml 空气,然后将听诊器置于上腹部,能听到气过水声;③将胃管末端放入盛水碗内,无气泡逸出。	5						

续表

项目	操作内容及要求	分值	考核环节					
			期末考核		实习中期		毕业考核	
			扣分	得分	扣分	得分	扣分	得分
操作步骤 59分	9. 确认胃管在胃内后,用胶布将胃管固定在颊部。	2						
	10. 检查负压吸引器。	3						
	11. 打开负压吸引器包装,排尽空气,连接胃管,观察引流通畅情况与引流液的颜色、性质及量,妥善固定负压吸引器。	3						
	12. 协助患者清洁口腔、鼻腔、面颊;撤去治疗巾,贴管道标识。	3						
	13. 脱手套。整理床单位,协助患者取舒适体位。询问患者需要。	3						
	14. 处理用物。洗手,取口罩。	3						
	15. 记录。	2						
	完成时间限 12 min 以内。	3						
指导患者 6分	1. 告知患者胃肠减压的目的、方法及注意事项。 2. 告知患者留置胃肠减压期间禁止饮水和进食,保持口腔清洁。 3. 告知患者及家属防止胃管脱出的措施。	6						
整理 4分	用物整理有序,符合规范要求。	4						
提问 5分	注意事项。	5						
综合评价 10分	1. 操作认真、严谨,有科学的态度;遵循操作规范。 2. 动作熟练、轻巧、稳重、准确。	10						
总分		100						

考核教师签名_____　_____　_____

考 核 日 期_____　_____　_____

76 脑室引流操作护理操作规范评分标准

班级_____   学生学号_____   学生姓名_____

项目	操作内容及要求	分值	考核环节					
			期末考核		实习中期		毕业考核	
			扣分	得分	扣分	得分	扣分	得分
准备 10分	护士:着装整齐,符合规范要求。	5						
	用物准备:①治疗盘、皮尺、电筒、碘附、棉签、弯盘、剪刀、胶布、一次性无菌脑室引流装置(或无菌引流袋)、无菌换药包(无菌纱布、无菌镊、血管钳、一次性无菌治疗巾、弯盘或碗)手套、绷带。②医嘱与医嘱执行单、管道标识、手消毒液、生活垃圾桶、医用垃圾桶、利器盒、护理记录单。	5						
评估 6分	1. 评估患者病情、意识、瞳孔、生命体征及头痛、呕吐情况。评估伤口渗出情况,脑室引流管内液面有无波动,引流液颜色、性状、量。	2						
	2. 告诉患者家属脑室引流的目的,取得配合。	2						
	3. 测量脑室引流袋悬挂的高度。	2						
操作 步骤 59分	1. 核对医嘱,备齐用物。核对床号、姓名、住院号。评估患者,解释目的。	3						
	2. 洗手,戴口罩。携用物至患者床旁,再次核对。	3						
	3. 查看管道标识,测量引流袋悬挂高度,做好标记。	3						
	4. 取合适体位,戴手套。垫治疗巾于脑室引流管与引流袋连接口下适宜处,取血管钳夹闭引流管连接口适当处。	3						
	5. 取一次性无菌引流袋,检查有效期及有无破损、漏气等,剪开引流袋外包装,拧紧接口处塑料帽,将引流袋悬挂于已测量的高度(或与原高度一致),一般应高于侧脑室面10～20 cm,以维持正常颅内压。	6						
	6. 取无菌纱布包裹无菌引流袋与脑室引流管的连接处并分离。	4						
	7. 将引流袋连接管前端向上提起,使引流液全部流入引流袋内,将换下的引流袋放入医用垃圾桶。	5						

项目	操作内容及要求	分值	考核环节					
			期末考核		实习中期		毕业考核	
			扣分	得分	扣分	得分	扣分	得分
操作步骤 59分	8. 消毒脑室引流管接口处周围,并取无菌纱布包裹。	5						
	9. 取一次性无菌引流袋,去除连接塑料帽。将新引流袋与脑室引流管连接牢固。	5						
	10. 妥善固定引流袋,松血管钳,观察引流是否通畅,引出脑脊液量、颜色、性质、速度。	5						
	11. 撤治疗巾,更换头部无菌治疗巾。	3						
	12. 脱手套。	3						
	13. 协助患者取舒适卧位,整理床单位,行相关知识宣教,询问患者需要。	3						
	14. 分类处理用物。洗手,取口罩。	3						
	15. 记录。	2						
	完成时间限 10 min 以内。	3						
指导患者 6分	1. 指导患者按要求取卧位。 2. 引流袋高度不能随意调动及移动。 3. 保持伤口敷料清洁、干燥,不可抓挠伤口。	6						
整理 4分	用物整理有序,符合规范要求。	4						
提问 5分	注意事项。	5						
综合评价 10分	1. 操作认真、严谨,有科学的态度,遵循操作规范。 2. 动作熟练、轻巧、稳重、准确。	10						
总分		100						

考核教师签名＿＿＿＿＿＿　＿＿＿＿＿＿　＿＿＿＿＿＿

考 核 日 期＿＿＿＿＿＿　＿＿＿＿＿＿　＿＿＿＿＿＿

77 胸腔闭式引流护理操作规范评分标准

班级＿＿＿＿＿＿＿ 学生学号＿＿＿＿＿＿＿ 学生姓名＿＿＿＿＿＿＿

项目	操作内容及要求	分值	考核环节					
			期末考核		实习中期		毕业考核	
			扣分	得分	扣分	得分	扣分	得分
准备 5分	护士:着装整洁,符合要求。	2						
	用物准备:治疗盘、棉签、弯盘、剪刀、胶布、碘附、一次性胸腔闭式引流瓶、无菌换药碗内盛无菌纱布2块及无菌镊、无菌生理盐水500 ml、止血钳2把、治疗巾、一次性手套、记录单、手消毒液、医用垃圾桶、生活垃圾桶。	3						
评估 10分	1. 评估患者生命体征及病情变化。	2						
	2. 评估引流液颜色、性质、量。	2						
	3. 评估伤口敷料有无渗出液,有无皮下气肿。	3						
	4. 观察长管内水柱波动,正常为4～6 cm,咳嗽时有无气泡溢出。	3						
操作 步骤 60分	1. 核对医嘱。	2						
	2. 核对患者床号、姓名、住院号,评估患者,解释目的,取得合作。	3						
	3. 洗手、戴口罩,备齐用物。	2						
	4. 查看胸腔闭式引流瓶的有效期,检查有无破损、漏气。	3						
	5. 取出引流瓶,按取无菌溶液方法将500 ml的生理盐水倒入胸腔引流瓶内。	5						
	6. 将无菌引流瓶连接管与水瓶长管紧密连接,使长管没入液面3～4 cm,平视观察胸腔引流瓶内液体平面,用胶布做好标记,并注明日期及液体量。取无菌纱布将另一端包裹好。	5						
	7. 携用物至患者床旁,再次核对。	2						
	8. 协助患者取舒适卧位,查看管道标识,捏紧引流管的远端,向胸腔方向挤压,再缓慢放松引流管,防止引流瓶中液体倒吸,观察水柱波动情况及管道是否通畅。	5						
	9. 将治疗巾垫于引流管下,取2把止血钳双重夹闭引流连接管适宜处。	3						

项目	操作内容及要求	分值	考核环节					
			期末考核		实习中期		毕业考核	
			扣分	得分	扣分	得分	扣分	得分
操作步骤 60分	10. 戴手套,取半卧位。用无菌纱布包裹并分离胸腔引流管与引流连接管的连接处。	3						
	11. 将胸腔引流瓶连接管前端向上提起,使引流液全部流入引流瓶内,观察引流液颜色、性质、量,将换下的引流瓶放入医用垃圾桶。	3						
	12. 消毒胸腔引流管连接处,用无菌纱布包裹。	3						
	13. 确认胸腔引流管与水封瓶连接管紧密连接,将胸腔引流瓶置于安全处,松血管钳。	2						
	14. 挤压胸腔引流管,嘱患者深呼吸,观察引流瓶内水柱波动及有无气泡溢出等情况,保持引流瓶低于胸腔 60~100 cm。	5						
	15. 撤治疗巾,脱手套。	2						
	16. 整理床单位,指导患者,询问需要。	2						
	17. 处理用物。	2						
	18. 洗手、取口罩。	2						
	19. 记录。	3						
	操作时间:15 min。	3						
处理 5分	协助患者取舒适卧位,整理床单位。	1						
	洗手、摘口罩、记录(引流管是否通畅及引流液的性状、颜色、量、引流速度,患者的意识状态、瞳孔、生命体征)。	2						
	健康指导:①按要求卧位保持引流的通畅,避免引流管受压扭曲;②引流袋位置不能随意移动;③保持伤口敷料清洁,不可抓挠伤口。	2						
指导患者 5分	鼓励患者咳嗽、深呼吸及变换体位,并告知正确咳嗽、深呼吸、变换体位的方法。	2						
	告知患者胸腔引流的注意事项及配合方法。	3						
提问 5分	注意事项。	5						

续表

项目	操作内容及要求	分值	考核环节					
			期末考核		实习中期		毕业考核	
			扣分	得分	扣分	得分	扣分	得分
综合评价 10分	1. 用物齐全,严格执行无菌技术操作。	3						
	2. 操作中胸管、胸瓶无污染。	2						
	3. 准确记录胸液的性状、量、颜色,有无气泡逸出。	3						
	4. 操作时动作平稳、熟练、准确。	2						
总分		100						

考核教师签名＿＿＿＿＿　＿＿＿＿＿　＿＿＿＿＿

考 核 日 期＿＿＿＿＿　＿＿＿＿＿　＿＿＿＿＿

78 "T"管引流护理操作规范评分标准

班级＿＿＿＿＿　　　学生学号＿＿＿＿＿＿　　　学生姓名＿＿＿＿＿

项目	操作内容及要求	分值	考核环节					
			期末考核		实习中期		毕业考核	
			扣分	得分	扣分	得分	扣分	得分
准备 5分	护士:着装整洁,符合要求。	2						
	用物准备:治疗盘、无菌换药碗内盛无菌纱布两块、镊子、止血钳、治疗巾、纸胶布、碘附、引流袋、棉签、剪刀、弯盘、无菌手套、手消毒液、标签、生活垃圾桶、医用垃圾桶。	3						
评估 10分	评估患者的病情、生命体征,观察患者有无发热、腹痛。	3						
	评估患者皮肤、巩膜黄染消退情况、引流管周围皮肤有无胆汁侵蚀。	4						
	观察切口渗出情况,挤压引流管判断引流是否通畅。	3						
操作步骤 60分	1. 两人核对医嘱。	2						
	2. 床边核对床号、姓名、住院号;评估患者;了解患者病情,告知目的,取得患者配合。	5						
	3. 洗手,戴口罩。	2						

项目	操作内容及要求	分值	考核环节					
			期末考核		实习中期		毕业考核	
			扣分	得分	扣分	得分	扣分	得分
操作步骤 60分	4. 携至患者床旁,再次核对,注意保护患者隐私。	3						
	5. 取合适体位,挤压T管,观察通畅情况,暴露T管及右腹部。	5						
	6. 放治疗巾于引流管下方,用止血钳夹闭引流管近端。	2						
	7. 取一次性引流袋,检查有效期及有无破损和漏气等,剪开外包装,检查引流袋出口是否拧紧,用别针固定于床边。	5						
	8. 再次核对,戴手套。取无菌纱布包裹T管与引流袋连接管的连接处,分离引流袋。	5						
	9. 将引流袋连接管前端向上提起,使引流液全部流入引流袋内,观察引流液的颜色、性质及量,将换下的引流袋放入医用垃圾桶内。	5						
	10. 消毒T管连接口及周围,用无菌纱布包裹。	5						
	11. 去除引流袋连接端塑料帽,将引流袋与T管连接牢固,松开止血钳。	3						
	12. 观察有无引流液流出,引流袋应低于T管引流口平面。	5						
	13. 撤治疗巾,取下手套。	2						
	14. 再次核对。协助患者取舒适卧位,整理床单位,询问患者需要,告知患者保护T管的注意事项。	3						
	15. 清理用物,洗手,脱口罩,记录。	3						
	操作时间:完成时间3 min以内。	5						
处理 5分	协助患者取舒适的体位。	2						
	整理床单位,用物分类处置。	2						
	脱手套、洗手、取口罩、记录。	1						
指导患者 5分	告知患者卧床、离床活动时放置引流管的位置及保护T管的措施。	3						
	告知患者出现不适及时通知医护人员。	2						
提问 5分	注意事项。	5						

续表

项目	操作内容及要求	分值	考核环节					
			期末考核		实习中期		毕业考核	
			扣分	得分	扣分	得分	扣分	得分
综合评价10分	患者舒适,引流通畅,无污染。	4						
	符合无菌操作,动作轻巧、稳重、准确。	3						
	展现护士风采和素养,护患沟通有效。	3						
总分		100						

考核教师签名＿＿＿＿＿＿＿ ＿＿＿＿＿＿ ＿＿＿＿＿

考 核 日 期＿＿＿＿＿＿ ＿＿＿＿＿＿ ＿＿＿＿＿

79 膀胱冲洗操作规范评分标准

班级＿＿＿＿＿＿ 学生学号＿＿＿＿＿＿＿ 学生姓名＿＿＿＿＿＿

项目	操作内容及要求	分值	考核环节					
			期末考核		实习中期		毕业考核	
			扣分	得分	扣分	得分	扣分	得分
准备5分	护士:着装整洁,符合要求。	2						
	用物准备:①治疗盘内备:治疗碗(内盛消毒棉球数个,镊子1把)、纱布2块、冲洗溶液、一次性输液器、血管钳1把、一次性治疗巾1块、无菌治疗巾1块、一次性手套、弯盘;②快速手消毒剂、医用垃圾桶、生活垃圾桶;③酌情备输液架1个,治疗车下层放置便器及便器巾、屏风等。	3						
评估10分	评估患者的病情,自理能力及合作情况等。	3						
	评估患者尿液的性状,有无尿频、尿急、尿痛、膀胱憋尿感,是否排尽尿液及尿管通畅情况。	4						
	向患者及家属解释有关膀胱冲洗的目的、方法、注意事项及配合要点。	3						
操作步骤60分	1. 核对医嘱。	3						
	2. 核对床号、姓名、住院号(核对手腕带),评估患者,酌情排空膀胱。	3						
	3. 洗手,戴口罩。	3						

项目	操作内容及要求	分值	考核环节					
			期末考核		实习中期		毕业考核	
			扣分	得分	扣分	得分	扣分	得分
操作步骤60分	4. 备齐用物并携至患者床旁,再次核对。垫一次性治疗巾于患者臀下,垫无菌治疗巾于引流袋与尿管接头处。	5						
	5. 核对冲洗液并倒挂于输液架上(使瓶内液面距床面 60 cm),排气。	2						
	6. 戴手套,夹闭导尿管。将导尿管气囊腔反折,并用止血钳夹闭导尿管及气囊腔末端处,以导尿管和气囊腔交叉点以下 1.5 cm 处为穿刺点,消毒范围约 5 cm。	5						
	7. 再次排气,核对后进行穿刺,并用无菌纱布包裹穿刺处。	4						
	8. 松开血管钳,打开输液器开关,调节输液速度(一般为 80～100 滴/分钟)。	3						
	9. 悬挂膀胱冲洗牌及治疗卡。待患者有尿意或滴入 200～300 ml 液体后,关闭活塞,保留冲洗液约 30 min 后,开放引流管,放出引流液。	2						
	10. 在持续冲洗过程中,观察患者的反应及冲洗液的量及颜色,评估冲洗液入量和出量,询问患者膀胱有无憋胀感。	5						
	11. 冲洗完毕,再次核对,取下冲洗管,妥善固定引流袋,位置低于膀胱,以利引流尿液。	4						
	12. 清洁外阴,脱手套。	2						
	13. 协助患者取舒适卧位,将呼叫器置于易取处,询问患者需要。	2						
	14. 整理床单位。	2						
	15. 处理用物。	3						
	16. 洗手,取口罩。	4						
	17. 记录(冲洗液的名称、冲洗量、引流液的性质、冲洗过程中患者的反应)。	5						
	操作时间:完成时间 10 min 以内。	3						
处理5分	整理床单位,用物分类处置。	2						
	脱手套、洗手、取口罩、记录。	3						

续表

项目	操作内容及要求	分值	考核环节					
			期末考核		实习中期		毕业考核	
			扣分	得分	扣分	得分	扣分	得分
指导患者 5分	向患者及其家属解释膀胱冲洗的目的及护理方法,并鼓励其主动配合。	1						
	向患者说明摄取足够水分的重要性,每天饮水应维持在2 000 ml左右,以产生足够的尿量冲洗尿路,达到预防感染发生的目的。	2						
	指导患者冲洗时深呼吸,尽量放松,以减少疼痛,若患者出现腹痛、腹胀、膀胱剧烈收缩等应及时告诉护士,暂停冲洗。	2						
提问 5分	注意事项。	5						
综合评价 10分	1. 与患者交流态度和蔼,注意保护隐私,保暖,人文关怀,流程熟练。	3						
	2. 动作轻巧、规范、稳重,严格查对制度,清—污观念强、无菌观念强。	3						
	3. 导尿管放置无并发症。	4						
总分		100						

考核教师签名_____ _____ _____

考 核 日 期_____ _____ _____

80 听诊胎心音操作规范评分标准

班级_____ 学生学号_____ 学生姓名_____

项目	操作内容及要求	分值	考核环节					
			期末考核		实习中期		毕业考核	
			扣分	得分	扣分	得分	扣分	得分
准备 5分	护士:着装整洁,符合要求。	2						
	用物准备:治疗车、治疗盘、听诊器、屏风、PDA。	3						

续表

项目	操作内容及要求	分值	考核环节					
			期末考核		实习中期		毕业考核	
			扣分	得分	扣分	得分	扣分	得分
评估 10分	1. 评估孕妇孕周大小、胎方位、胎动情况及腹部形状。	3						
	2. 评估孕妇自理能力、合作程度及耐受力，了解妊娠史及本次妊娠情况。	2						
	3. 评估局部皮肤情况。	2						
	4. 向患者解释听诊胎心音的目的、方法、注意事项及配合要点，取得患者配合。	3						
操作 步骤 60分	1. 核对医嘱。	3						
	2. 核对患者床号、姓名、住院号，评估患者。	5						
	3. 洗手，戴口罩。	4						
	4. 备齐用物携至患者床旁，再次核对。	3						
	5. 协助孕妇仰卧于床上，暴露腹部，用被盖盖好上身部位。	5						
	6. 触清胎方位。	5						
	7. 将听诊器置于适当位置： (1) 枕先露位于孕妇脐下方(左或右)； (2) 臀先露位于近脐部上方(左或右)； (3) 横位时位于脐周围。	5						
	8. 听到胎心搏动声，同时看表，计数1 min，记录数据，正常胎心120～160次/分，选择宫缩后间歇期听诊。操作过程中注意观察孕妇有无异常情况，及时处理。	8						
	9. 将胎心情况告知孕妇。	2						
	10. 协助孕妇整理衣裤，盖好盖被。	4						
	11. 协助孕妇取舒适体位。	5						
	12. 处理用物。	3						
	13. 洗手，取口罩。	3						
	14. 记录。	3						
	操作时间：完成时间5 min以内。	2						
处理 5分	用物整理有序，符合规范要求。	5						
指导 5分	1. 告知孕妇正常胎心率的范围(120～160次/分)及听诊意义。	5						
	2. 指导孕妇自我监测胎动。							

续表

项目	操作内容及要求	分值	考核环节					
			期末考核		实习中期		毕业考核	
			扣分	得分	扣分	得分	扣分	得分
提问 10分	注意事项。	10						
综合评价 5分	1. 沟通流畅、操作规范、病人舒适。	2						
	2. 操作认真、严谨,有科学的态度。	2						
	3. 动作熟练、轻巧、稳重、准确。	1						
总分		100						

考核教师签名_____　_____　_____

考核日期_____　_____　_____

81 早产儿暖箱护理规范评分标准

班级_____　　学生学号_____　　学生姓名_____

项目	操作内容及要求	分值	考核环节					
			期末考核		实习中期		毕业考核	
			扣分	得分	扣分	得分	扣分	得分
准备 8分	护士:着装整洁,符合要求。	3						
	用物准备:暖箱、婴儿床单、体温表、润滑剂、湿纸巾、纸尿裤、手足保护套。	5						
评估 10分	1. 评估患儿胎龄、日龄、体重、生命体征。	10						
	2. 评估患儿精神反应及皮肤完整性。							
	3. 告知患儿家属使用暖箱的目的。							
操作步骤 57分	1. 核对医嘱,准备用物。	3						
	2. 核对患儿床号、姓名、住院号,评估患儿。	3						
	3. 调节室温。	2						
	4. 洗手,戴口罩。	2						
	5. 准备暖箱,在水槽中加入蒸馏水至标记处。	3						
	6. 接通电源,检查暖箱各项指标运行状态是否完好。	3						

项目	操作内容及要求	分值	考核环节					
			期末考核		实习中期		毕业考核	
			扣分	得分	扣分	得分	扣分	得分
操作步骤 57 分	7. 铺好床单,根据医嘱及早产儿出生时体重与出生日数设置温湿度,暖箱湿度为 55%～65%,暖箱温度在 32～36℃。预热暖箱。	10						
	8. 再次核对患儿信息。将患儿穿单衣系尿布,必要时戴好手足保护套,放入调节好温度的暖箱中,关好暖箱门。	5						
	9. 密切观察患儿面色、呼吸、心率、体温变化,随体温变化调整暖箱温度,并指导患儿家属做好记录。	5						
	10. 每 4 h 记录 1 次暖箱温度,交接班时需交接暖箱温度及使用情况。	5						
	11. 各项治疗护理应尽量在箱内集中进行,避免过多搬动刺激患儿。	3						
	12. 水槽内蒸馏水每天更换 1 次,每天用清水擦拭暖箱内外。	3						
	13. 整理用物,洗手,取口罩。	3						
	14. 记录:患儿入箱的一般情况及暖箱的温湿度等。	5						
	操作时间:完成时间限 15 min 以内。	2						
处理 5 分	用物整理有序,符合规范要求。	5						
指导 5 分	告知家属不可随意调节暖箱温度,不可随意开暖箱门。	5						
提问 10 分	注意事项。	10						
综合评价 5 分	1. 暖箱温度湿度适宜,患儿体温保持稳定。	2						
	2. 操作时动作轻柔、熟练、操作规范。	3						
总分		100						

考核教师签名_____ _____ _____

考　核　日　期_____ _____ _____

82 新生儿脐部护理规范评分标准

班级_____ 学生学号_____ 学生姓名_____

项目	操作内容及要求	分值	考核环节					
			期末考核		实习中期		毕业考核	
			扣分	得分	扣分	得分	扣分	得分
准备 8分	护士：着装整洁，符合要求。	3						
	用物准备：治疗盘、75％乙醇、3％双氧水、棉签、一次性无菌手套、弯盘、清洁衣裤。	5						
评估 10分	1. 评估新生儿生命体征、精神状况。	3						
	2. 评估脐部及周围皮肤情况：有无红肿、渗血、渗液、异常气味。	4						
	3. 告知家属脐部护理的目的。	3						
操作步骤 54分	1. 核对医嘱，备齐用物。	2						
	2. 床边核对，核对新生儿手腕带（或胸牌）信息，与家属沟通，评估新生儿。评估环境。	10						
	3. 洗手，戴口罩。	2						
	4. 调节室温（或核实辐射台温度），为患儿沐浴。暴露新生儿脐部。	10						
	5. 左手拇指和食指绷紧脐部周围皮肤，右手持棉签先用3％双氧水环形清洗脐带根部数次，用干棉签擦拭，用75％乙醇消毒，脐部不包裹，保持干燥。	12						
	6. 发现异常及时告知医生给予处理。	2						
	7. 酌情更换尿裤。	2						
	8. 再次核对新生儿信息。	2						
	9. 整理婴儿床铺，对新生儿家属进行指导。	2						
	10. 分类处理用物。	2						
	11. 洗手，取口罩。记录。	5						
	操作时间：完成时间限5 min以内。	3						
处理 5分	用物整理有序，符合规范要求。	5						
指导 5分	告知患者家属保持脐部干燥，勿强行剥落脐带，发现异常及时报告。	5						
提问 10分	注意事项。	10						

项目	操作内容及要求	分值	考核环节					
			期末考核		实习中期		毕业考核	
			扣分	得分	扣分	得分	扣分	得分
综合评价 8分	1. 操作程序正确,无遗漏,无颠倒。	2						
	2. 操作时动作轻柔、熟练,操作规范。	3						
	3. 沟通流畅,指导到位。	3						
总分		100						

考核教师签名_____ _____ _____

考 核 日 期_____ _____ _____

83 光疗技术操作规范评分标准

班级_____   学生学号_____   学生姓名_____

项目	操作内容及要求	分值	考核环节					
			期末考核		实习中期		毕业考核	
			扣分	得分	扣分	得分	扣分	得分
准备 8分	护士:着装整洁,符合要求。	3						
	用物准备:光疗箱、遮光布帘、护眼罩、胶布、尿裤、绷带、剪刀、体温表、润滑油、湿纸巾、清洁抹布。	5						
评估 10分	1. 评估黄疸的范围及程度、黄疸消退的情况。	4						
	2. 评估生命体征及胆红素检查结果。	3						
	3. 告知家长实施光照疗法的目的及必要性。	3						
操作步骤 62分	1. 核对医嘱,备齐用物。	2						
	2. 核对患者床号、姓名、住院号,评估患儿。	3						
	3. 备好光疗箱,抹去灯管浮灰,水槽中加蒸馏水。	5						
	4. 接通电源,检查光疗箱,调节光疗箱湿度在 $55\% \sim 65\%$,调节室温,冬季保持在 $30\,℃$,夏季保持在 $28\,℃$。	5						
	5. 洗手,戴口罩。	2						
	6. 测量体温、体重并记录。	4						

项目	操作内容及要求	分值	考核环节					
			期末考核		实习中期		毕业考核	
			扣分	得分	扣分	得分	扣分	得分
操作步骤62分	7. 修剪指甲,裸露患儿,清洁皮肤,戴防护眼罩,遮盖会阴,将患儿放入蓝光箱。	10						
	8. 再次核对患儿信息后在光疗箱外挂遮光布帘,开启蓝光灯。	4						
	9. 分类处理用物。	2						
	10. 记录入箱时间及灯管开启时间。	5						
	11. 患儿入温箱后,单面蓝光箱每2 h翻身一次,2~4 h测体温一次。保持体温在36~37 ℃为宜,如患儿体温超过38.5 ℃,要暂停光疗,待体温恢复正常后再继续。	5						
	12. 观察患儿精神反应、呼吸、脉搏、皮肤完整性、四肢肌张力有无变化及黄疸进展程度并记录。	5						
	13. 光照过程中如果患儿出现烦躁、嗜睡、高热、皮疹、呕吐、拒奶、腹泻及脱水等症状,及时报告医生,做好相应的处理。	5						
	14. 记录患儿出箱的时间及灯管使用的时间。	3						
	操作时间:完成时间限15 min以内。	2						
指导患者5分	告知患儿家属患儿皮肤不要涂抹爽身粉或油剂。	5						
处理5分	用物整理有序,符合规范要求。	5						
提问5分	注意事项。	5						
综合评价5分	1. 操作方法和步骤正确、熟练,符合规程。2. 注意观察病人的病情变化。	5						
总分		100						

考核教师签名_____ _____ _____

考核日期_____ _____ _____

84 血糖监测操作规范评分标准

班级_____   学生学号_____   学生姓名_____

项目	操作内容及要求	分值	考核环节					
			期末考核		实习中期		毕业考核	
			扣分	得分	扣分	得分	扣分	得分
准备 6分	护士:着装整洁,符合要求。	3						
	用物准备:治疗盘、血糖仪、采血针、血糖试纸、75%乙醇、棉签、弯盘、治疗巾、手套、手消毒剂、医用垃圾桶、生活垃圾桶、锐器盒。	3						
评估 10分	1. 评估患者病情、末梢循环、皮肤情况、意识状态、合作程度及进食时间。 2. 检查血糖仪的性能、试纸有效期。 3. 向患者解释血糖监测的目的及配合事项,取得患者合作。	10						
操作步骤 59分	1. 核对医嘱,准备用物。	3						
	2. 核对床号、姓名、住院号,评估患者。	5						
	3. 检查血糖仪的性能,血糖试纸的有效期,检查血糖试纸与血糖仪编号是否一致。	5						
	4. 洗手,戴口罩。	3						
	5. 携用物至床旁,再次核对。	3						
	6. 协助患者取舒适体位,铺一次性治疗巾于预监测手下。	3						
	7. 先用75%酒精棉签消毒预检测手指,将血糖试纸插入血糖仪中,手指向上直立待干。	5						
	8. 戴手套,再次核对。	4						
	9. 在消毒手指扎针。将血糖试纸吸附垫与血液充分接触,使试纸测试区完全变成红色,等待结果。	10						
	10. 按压穿刺点,读取并告知患者监测结果,记录。	5						
	11. 撤出试纸,撤去治疗巾,取手套。	3						
	12. 整理床单位,协助患者取舒适卧位。实施健康宣教。	4						
	13. 处理用物,洗手,脱口罩,记录。	3						
	操作时间:完成时间限5 min以内。	3						

续表

项目	操作内容及要求	分值	考核环节					
			期末考核		实习中期		毕业考核	
			扣分	得分	扣分	得分	扣分	得分
指导患者 10 分	1. 告知患者监测的结果及目的。	10						
	2. 指导患者穿刺后按压时间为 1~2 min。							
	3. 对需要长期监测血糖的患者,教会患者血糖监测的方法。							
处理 5 分	处置区域合适,方法正确,垃圾分类正确,物品摆放有序,洗手,记录。	5						
提问 5 分	注意事项。	5						
综合评价 5 分	操作过程熟练、规范,沟通自然。	5						
总分		100						

考核教师签名＿＿＿＿＿＿＿　＿＿＿＿＿＿＿　＿＿＿＿＿＿＿
考 核 日 期＿＿＿＿＿＿＿　＿＿＿＿＿＿＿　＿＿＿＿＿＿＿

85 造口护理操作规范评分标准

班级＿＿＿＿＿＿　　学生学号＿＿＿＿＿＿＿　　学生姓名＿＿＿＿＿＿＿

项目	操作内容及要求	分值	考核环节					
			期末考核		实习中期		毕业考核	
			扣分	得分	扣分	得分	扣分	得分
准备 7 分	护士:着装整齐,符合要求。	2						
	用物准备: ①治疗盘内:温水、柔软纸巾、剪刀、造口量度表及笔、造口袋、一次性手套、一次性治疗巾,根据情况备皮肤保护膜、防漏膏、造口护理粉,必要时备屏风。 ②治疗盘外:手消毒液、医嘱单、生活垃圾桶、黄色垃圾桶、PDA。	5						
评估 10 分	1. 评估患者病情、意识、自理能力、合作程度、心理状态、家庭支持程度、经济状况。	10						
	2. 评估患者/家属对造口护理方法和知识的掌握程度。							
	3. 评估患者造口类型、功能状况及有无并发症,评估周围皮肤情况。							

项目	操作内容及要求	分值	考核环节					
			期末考核		实习中期		毕业考核	
			扣分	得分	扣分	得分	扣分	得分
操作步骤58分	1. 核对医嘱。	3						
	2. 核对床号、姓名、住院号。评估患者,取得患者配合。	3						
	3. 洗手,戴口罩。	3						
	4. 备齐用物携至患者床旁,再次核对。	3						
	5. 协助患者取舒适卧位,必要时使用屏风,垫治疗巾于臀部下,置弯盘于臀边。	5						
	6. 戴手套,由上而下撕离原造口袋,观察内容物,并放入黄色垃圾桶中。	5						
	7. 用温水清洁造口及周围皮肤,擦干。必要时涂干燥粉、贴保护膜,观察造口周围皮肤及造口情况,脱手套。	5						
	8. 用造口量度表量度造口的大小及形状。在造口袋的底板上绘线,做记号。	5						
	9. 沿记号修剪造口袋底盘,使边缘光滑。撕去底盘粘贴纸,按照造口位置由下而上将造口袋贴上,用手按压底盘1～3 min,夹闭造口袋下端开口。	8						
	10. 撤去治疗巾,再次核对。	3						
	11. 协助患者取舒适卧位,整理床单位,询问患者需要。做好健康指导。	3						
	12. 处理用物。	3						
	13. 洗手,脱口罩。	3						
	14. 记录。	3						
	操作时间:完成时间限15 min以内。	3						
指导患者5分	1. 引导患者参与造口的自我管理,告知患者/家属更换造口袋的详细操作步骤,小肠造口者选择空腹时更换。	5						
	2. 告知患者/家属造口及其周围皮肤并发症的预防和处理方法。							
	3. 指导患者合理膳食,训练排便。							
处理5分	用物整理有序,符合规范要求。	5						

续表

项目	操作内容及要求	分值	考核环节					
			期末考核		实习中期		毕业考核	
			扣分	得分	扣分	得分	扣分	得分
提问 5分	注意事项。	5						
综合评价 10分	严格执行查对制度及无菌操作原则。操作方法和步骤正确、熟练,符合规程。	10						
	操作中保持和病人交流,随时询问病人感受,注意观察病人的病情变化。病人感到安全满意,情绪稳定,主动配合。							
总分		100						

考核教师签名＿＿＿＿＿ ＿＿＿＿＿ ＿＿＿＿＿
考 核 日 期＿＿＿＿＿ ＿＿＿＿＿ ＿＿＿＿＿

86 尸体料理操作规范及评分标准

班级＿＿＿＿＿　　学生学号＿＿＿＿＿＿　　学生姓名＿＿＿＿＿

项目	操作内容及要求	分值	考核环节					
			期末考核		实习中期		毕业考核	
			扣分	得分	扣分	得分	扣分	得分
准备 10分	护士:衣、帽、鞋、头发整洁,操作前洗手、戴口罩、戴手套。	2						
	治疗车上层:尸单、血管钳、剪刀、尸体识别卡3张、松节油、绷带、不脱脂棉球、衣裤、鞋、袜、梳子等。有伤口者备换药敷料。擦洗用具、手消毒液,必要时备隔离衣和手套。治疗车下层:垃圾桶,必要时备屏风。	8						
评估沟通 10分	至床边,查对死者,向家属解释尸体料理的目的,征求家属的同意,取得配合。	5						
	评估:死者诊断、治疗、抢救过程、死亡原因及时间;尸体清洁程度、有无伤口、引流管;死者家属对死亡的态度。	5						

项目	操作内容及要求	分值	考核环节					
			期末考核		实习中期		毕业考核	
			扣分	得分	扣分	得分	扣分	得分
操作步骤 70分	1. 洗手、戴口罩,填写尸体识别卡3张,备齐用物携至床旁,用屏风遮挡。	5						
	2. 请家属暂离病房或共同进行尸体料理,若家属不在,应尽快通知家属来院。	5						
	3. 撤去一切治疗用物,如输液管、氧气管、导尿管等,便于尸体护理。	5						
	4. 将床支架放平,使尸体仰卧,头下置一枕头,留一层大单遮盖尸体。	5						
	5. 清洁面部,整理遗容:洗脸,有义齿者代为装上,闭合口、眼。若眼睑不能闭合,可用毛巾湿敷或于上眼睑下垫少许棉花,使上眼睑下垂闭合。嘴不能闭紧者轻揉下颌或用四头带托起下颌。	10						
	6. 填塞孔道:用血管钳将棉花垫塞于口、鼻、耳、肛门、阴道等孔道。	10						
	7. 清洁全身:脱去衣裤,擦净全身,更衣,梳发。用松节油或酒精擦净胶布痕迹,有伤口者更换敷料,有引流管者应拔出后缝合伤口或用蝶形胶布封闭并包扎。	10						
	8. 包裹尸体:为死者穿上尸衣裤,将1张尸体识别卡系在尸体右手腕部,把尸体放进尸袋里拉锁拉好。也可用尸单包裹尸体,将第2张尸体识别卡缚在尸体胸前尸袋(尸单)上。这样便于识别及避免认错尸体。	10						
	9. 运送尸体:移尸体于平车上,盖上大单,送往太平间,置于停尸屉内或殡仪馆的车上尸箱内,将第3张尸体识别卡放尸屉外面。	5						
	10. 操作后处理:处理床单元。整理病历,完成各项记录,按出院手续办理结账。整理病人遗物交家属。	5						
处理 5分	终末处理,垃圾分类正确,洗手,记录。	5						
综合评价 5分	操作过程熟练,沟通自然,家属满意。尸体整洁,表情安详,姿势良好,易于辨认。	5						
总分		100						

考核教师签名_____ _____ _____

考 核 日 期_____ _____ _____

87 综合实验操作规范及评分标准

班级＿＿＿＿＿＿＿＿　　学生学号＿＿＿＿＿＿＿＿＿　　学生姓名＿＿＿＿＿＿＿＿

项目	操作内容及要求	分值	考核环节					
			期末考核		实习中期		毕业考核	
			扣分	得分	扣分	得分	扣分	得分
准备 10分	护士准备：衣、帽、鞋、头发整洁，操作前洗手、戴口罩、戴手套。	2						
	用物准备：按综合操作项目准备用物。	8						
评估 沟通 10分	按操作项目评估环境与病人相关情况。	5						
	向病人或家属解释操作目的、方法、配合要点，取得病人同意，病人愿意配合。	5						
综合 操作 训练 模块一 65分	无菌操作 1. 无菌持物钳的使用操作符合规范要求。	6						
	2. 无菌容器使用操作符合规范要求。	6						
	3. 取用无菌溶液操作符合规范要求。	6						
	4. 无菌包使用符合规范要求。	10						
	5. 铺无菌盘符合规范要求。	6						
	6. 戴、脱无菌手套操作符合规范要求。	6						
	隔离技术 1. 手的消毒操作符合规范要求。	5						
	2. 口罩的使用操作符合规范要求。	5						
	3. 穿脱隔离衣操作符合规范要求。	10						
	4. 避污纸的使用操作符合规范要求。	5						
综合 操作 训练 模块二 65分	1. 为病人铺备用床操作符合规范要求。	15						
	2. 测量生命体征操作符合规范要求。	20						
	3. 温水擦浴操作符合规范要求。	15						
	4. 热水袋/冰袋的使用操作符合规范要求。	15						
综合 操作 训练 模块三 65分	1. 搬运病人操作符合规范要求。	15						
	2. 大量不保留灌肠操作符合规范要求。	15						
	3. 女病人留置导尿操作符合规范要求。	20						
	4. 铺麻醉床操作符合规范要求。	15						

续表

项目	操作内容及要求	分值	考核环节					
			期末考核		实习中期		毕业考核	
			扣分	得分	扣分	得分	扣分	得分
综合操作训练模块四 65分	1. 氧气疗法符合规范要求。	15						
	2. 吸痰法符合规范要求。	15						
	3. 口腔护理符合规范要求。	20						
	4. 卧床病人更换床单法符合规范要求。	15						
综合操作训练模块五 65分	1. 皮内注射操作符合规范要求。	15						
	2. 皮下注射操作符合规范要求。	15						
	3. 肌内注射操作符合规范要求。	15						
	4. 静脉输液操作符合规范要求。	20						
处理 5分	终末处理,垃圾分类正确,洗手,记录。	5						
综合评价 10分	1. 严格执行查对制度及无菌操作原则。操作方法和步骤正确、熟练,符合规程。	2						
	2. 操作中保持和病人交流,随时询问病人感受,注意观察病人的病情变化。病人感到安全满意,情绪稳定,主动配合。	2						
	3. 病人和家属了解用药的目的、方法、配合要点,了解药物作用和不良反应。	2						
	4. 团队成员分工合理,沟通良好。	4						
总分		100						

注:五个综合训练模块,任选一个进行考核。

考核教师签名_____ _____ _____

考 核 日 期_____ _____ _____